国家卫生健康委员会"十三五"规划教材

全国高等学历继续教育（专科起点升本科）规划教材

供护理学类专业用

精神科护理学

第3版

主　　编　吕春明

副 主 编　刘麦仙　王秀清　魏钦令

人民卫生出版社

图书在版编目（CIP）数据

精神科护理学/吕春明主编.—3 版.—北京：人民卫生出版社，
2018

全国高等学历继续教育"十三五"（护理专升本）规划教材

ISBN 978-7-117-26171-5

Ⅰ.①精…　Ⅱ.①吕…　Ⅲ.①精神病学-护理学-成人高等
教育-升学参考资料　Ⅳ.①R473.74

中国版本图书馆 CIP 数据核字（2018）第 050000 号

| 人卫智网 | www.ipmph.com | 医学教育、学术、考试、健康，购书智慧智能综合服务平台 |
| 人卫官网 | www.pmph.com | 人卫官方资讯发布平台 |

精神科护理学
第 3 版

主　　编：吕春明

出版发行：人民卫生出版社（中继线 010-59780011）

地　　址：北京市朝阳区潘家园南里 19 号

邮　　编：100021

E - mail：pmph @ pmph.com

购书热线：010-59787592　010-59787584　010-65264830

印　　刷：北京人卫印刷厂

经　　销：新华书店

开　　本：850×1168　1/16　　印张：15

字　　数：374 千字

版　　次：2003 年 8 月第 1 版　　2018 年 6 月第 3 版
　　　　　2018 年 6 月第 3 版第 1 次印刷（总第 10 次印刷）

标准书号：ISBN 978-7-117-26171-5/R · 26172

定　　价：42.00 元

打击盗版举报电话：010-59787491　E-mail：WQ @ pmph.com

（凡属印装质量问题请与本社市场营销中心联系退换）

纸质版编者名单

数字负责人　吕春明

编　　者（按姓氏笔画排序）

王秀清 / 齐齐哈尔医学院护理学院　　　　张建斌 / 长治医学院附属和济医院

吕春明 / 泰山医学院护理学院　　　　　　张雪芹 / 泰山医学院护理学院

刘麦仙 / 新乡医学院第二附属医院　　　　魏钦令 / 中山大学附属第三医院

张　彬 / 泰安市妇幼保健院

编写秘书　张雪芹 / 泰山医学院护理学院

数字秘书　张　彬 / 泰安市妇幼保健院

在线课程编者名单

在线课程负责人　王秀清

编　　者（按姓氏笔画排序）

王秀清 / 齐齐哈尔医学院护理学院　　　　张建斌 / 长治医学院附属和济医院

吕春明 / 泰山医学院护理学院　　　　　　张雪芹 / 泰山医学院护理学院

刘麦仙 / 新乡医学院第二附属医院　　　　魏钦令 / 中山大学附属第三医院

张　彬 / 泰安市妇幼保健院

在线课程秘书　张雪芹 / 泰山医学院护理学院

第四轮修订说明

随着我国医疗卫生体制改革和医学教育改革的深入推进,我国高等学历继续教育迎来了前所未有的发展和机遇。为了全面贯彻党的十九大报告中提到的"健康中国战略""人才强国战略"和中共中央、国务院发布的《"健康中国2030"规划纲要》,深入实施《国家中长期教育改革和发展规划纲要(2010-2020年)》《中共中央国务院关于深化医药卫生体制改革的意见》,落实教育部等六部门联合印发《关于医教协同深化临床医学人才培养改革的意见》等相关文件精神,推进高等学历继续教育的专业课程体系及教材体系的改革和创新,探索医药学高等学历继续教育教材建设新模式,经全国高等学历继续教育规划教材评审委员会、人民卫生出版社共同决定,于2017年3月正式启动本套教材护理学专业(专科起点升本科)第四轮修订工作,确定修订原则和要求。

为了深入解读《国家教育事业发展"十三五"规划》中"大力发展继续教育"的精神,创新教学课程、教材编写方法,并贯彻教育部印发《高等学历继续教育专业设置管理办法》文件,经评审委员会讨论决定,将"成人学历教育"的名称更替为"高等学历继续教育",并且就相关联盟的更新和定位、多渠道教学模式、融合教材的具体制作和实施等重要问题进行了探讨并达成共识。

本次修订和编写的特点如下:

1. 坚持国家级规划教材顶层设计、全程规划、全程质控和"三基、五性、三特定"的编写原则。

2. 教材体现了高等学历继续教育的专业培养目标和专业特点。坚持了医药学高等学历继续教育的非零起点性、学历需求性、职业需求性、模式多样性的特点,教材的编写贴近了高等学历继续教育的教学实际,适应了高等学历继续教育的社会需要,满足了高等学历继续教育的岗位胜任力需求,达到了教师好教、学生好学、实践好用的"三好"教材目标。

3. 本轮教材从内容和形式上进行了创新。内容上增加案例及解析,突出临床思维及技能的培养。形式上采用纸数一体的融合编写模式,在传统纸质版教材的基础上配数字化内容,以一书一码的形式展现,包括在线课程、PPT、同步练习、图片等。

4. 整体优化,本轮修订增加 3 个品种,包含我国新兴学科以及护理临床操作技能,以满足新形势下的教学培养目标与需求。

本次修订全国高等学历继续教育"十三五"规划教材护理学专业专科起点升本科教材 19 种,于 2018 年出版。

第四轮教材目录

序号	教材品种	主编	副主编
1	护理研究（第3版）	陈代娣	肖惠敏　邹海欧
2	护理管理学（第3版）	张振香	刘彦慧　陈翠萍
3	护理心理学（第3版）	史宝欣	唐峥华　孙慧敏
4	护理教育学（第3版）	李小寒　罗艳华	周芸　马小琴
5	健康评估（第3版）	张彩虹	赵莉　李雪萍　李雪莉　余丽君
6	内科护理学（第3版）	胡荣　史铁英	李健芝　游兆媛　朱小平
7	外科护理学（第3版）	张美芬　孙田杰	王爱敏　尹兵　牟绍玉
8	妇产科护理学（第3版）	张秀平	王爱华　陈洁　周小兰
9	儿科护理学（第3版）	范玲　沙丽艳	杨秀玲　李智英
10	急危重症护理学（第3版）	成守珍	桑文凤　甘秀妮　郝春艳
11	老年护理学（第3版）	王艳梅	尹安春　童莉　石蕾
12	精神科护理学（第3版）	吕春明	刘麦仙　王秀清　魏钦令
13	临床营养学（第3版）	让蔚清　于康	施万英　焦凌梅
14	护理伦理学（第3版）	崔香淑　翟晓梅	张旋　范宇莹
15	护理人际沟通	刘均娥　孟庆慧	付菊芳　王涛
16	助产学	蔡文智	丁艳萍
17*	基础护理学（第2版）	杨立群　高国贞	崔慧霞　龙霖
18*	社区护理学（第3版）	涂英　沈翠珍	张小燕　刘国莲
19*	临床护理技能实训	李丹	李保刚　朱雪梅　谢培豪

注：1. * 为护理学专业专科、专科起点升本科共用教材
　　2. 本套书部分配有在线课程，激活教材增值服务，通过内附的人卫慕课平台课程链接或二维码免费观看学习

评审委员会名单

前　言

　　根据 2017 年 4 月召开的全国高等学历继续教育规划教材第四轮修订编写会精神,我们编写了第 3 版《精神科护理学》。

　　本版教材在总结上一版的反馈和使用意见基础上,继承了其主要框架和经典内容,紧扣医药学高等学历继续教育培养目标,遵循医药学高等学历继续教育规律,体现高等学历继续教育的特点,在编写中坚持三基(基本理论、基本知识、基本技能)、五性(思想性、科学性、先进性、启发性、适用性)、三特定(特定目标、特定对象、特定限制)的原则要求,力求较为系统地把国内外公认的有关精神科护理学的基本理论和知识介绍给学生。本次教材编写与上版最大区别就是增加了"融合数字资源+在线课程",内容包括同步练习题、PPT 和在线课程等,充分利用互联网资源,满足学生自主学习、碎片化学习、人机互动学习和自评自测的需求。为了启发读者阅读和提高临床分析思维能力,特将案例解析也放置于融合部分,扫描二维码即可查看。这些新的尝试,一方面有助于学习目标的达成,另一方面也是培养学生解决临床问题的能力训练,教材形式的改革,必将促进教学方法的改革。

　　本书共 14 章,第一章至第五章分别介绍精神医学与精神科护理学的发展史,精神疾病治疗和护理的基本知识和基本技能。第六章至第十三章主要介绍各类精神障碍病人的护理,如器质性精神障碍、精神分裂症、心境障碍、神经症性障碍与分离性障碍、心理因素相关的生理障碍、应激相关障碍、儿童及青少年期精神障碍、精神活性物质所致精神障碍等临床特点与护理方法。第十四章介绍社区精神卫生。参加编写人员均是精神医学临床、教学、科研一线的专家。在编写过程中,各位编委精诚合作,突出精品意识,强调知识要素的掌握。本教材条理清晰、内容新颖、实用性强,主要供护理专业专升本学生使用,也可以作为临床护理工作者和高等医学院校护理专业教师的重要参考书。

　　在本教材编写过程中,得到了各编写人员所在单位的关心、支持,在此深表谢意。由于编写时间紧,编者水平有限,难免有不妥或谬误之处,恳请各位读者提出自己的宝贵意见,使之日臻完善。

吕春明

2018 年 3 月

目 录

第一章 绪论 ································ ■ 001

第一节 相关概念 002
一、精神病学 002
二、精神障碍 002
三、精神科护理学 002

第二节 精神医学及精神科护理学发展
简史 002
一、精神医学的发展简史 002
二、精神科护理学发展简史 003

第三节 精神科护理工作 004
一、精神科护理工作的范围 004
二、精神科护理工作的特点 005
三、精神卫生立法及相关问题 006

第二章 精神障碍的基础知识 ················ ■ 008

第一节 精神障碍的病因 009
一、生物因素 009
二、心理社会因素 010

第二节 精神障碍的诊断分类 011
一、国际常用的精神障碍分类
系统 011
二、我国精神障碍分类系统 012
三、精神障碍的诊断. 013

第三节 精神障碍的常见症状 013
一、概述 013
二、认知障碍 014
三、情感障碍 021

四、意志障碍 022

五、动作与行为障碍 023

第三章 精神障碍的护理技能 ……………… 025

第一节 精神障碍的基本护理技能 026
一、治疗性护患关系的建立 026
二、精神障碍的护理观察 028
三、精神障碍的护理记录 030
四、精神障碍常用的评定量表 030

第二节 精神障碍病人的基础护理 031
一、日常生活护理 031
二、饮食护理 032
三、睡眠护理 033
四、安全护理 034
五、药物依从性护理 035

第三节 精神障碍病人康复训练护理 036
一、精神障碍病人各治疗期的
康复措施 036
二、精神障碍病人的康复步骤 036
三、精神康复的基本内容 037

第四节 精神障碍病人的组织与管理 039
一、精神障碍病人的组织 039
二、精神障碍病人的管理 039
三、分级护理管理 040

第四章 精神障碍病人急危状态的防范及护理 ……… 042

第一节 暴力行为的防范及护理 043
一、护理评估 043
二、护理诊断/问题 044
三、护理目标 044
四、护理措施 044
五、护理评价 045
六、健康教育 046

第二节 自杀行为的防范及护理 046
一、护理评估 047
二、护理诊断/问题 048
三、护理目标 048
四、护理措施 049
五、护理评价 051

六、健康教育　051

第三节　出走行为的防范及护理　052

一、护理评估　052

二、护理诊断/问题　053

三、护理目标　053

四、护理措施　053

五、护理评价　053

六、健康教育　054

第四节　噎食及吞食异物的防范及护理　054

一、噎食的防范与护理　054

二、吞食异物的防范及护理　055

第五节　木僵病人的护理　057

一、护理评估　057

二、护理诊断/问题　057

三、护理目标　058

四、护理措施　058

五、护理评价　058

六、健康教育　058

第五章　精神障碍治疗过程中的护理　060

第一节　药物治疗及护理　061

一、常用精神药物　061

二、药物治疗过程中的护理　067

第二节　心理治疗与护理　069

一、概述　069

二、心理治疗过程中的护理　071

第三节　物理治疗与护理　072

一、电休克治疗与护理　072

二、重复经颅磁刺激治疗与护理　075

第六章　器质性精神障碍病人的护理　077

第一节　概述　078

第二节　脑器质性精神障碍病人的护理　078

一、常见脑器质性精神障碍临床
特点　078

二、脑器质性精神障碍病人的
护理　082

第三节　躯体疾病所致精神障碍病人的护理　085

一、常见躯体疾病所致精神障碍

临床特点 085

二、常见躯体疾病所致精神障碍的

护理 087

第七章 精神分裂症病人的护理 ……………………● 091

第一节 精神分裂症临床特点 092

一、概述 092

二、临床表现 093

三、诊断要点 095

四、治疗与预后 097

第二节 精神分裂症病人的护理 098

一、护理评估 098

二、护理诊断/问题 099

三、护理目标 099

四、护理措施 099

五、护理评价 101

六、健康教育 101

第八章 心境障碍病人的护理 ……………………● 104

第一节 心境障碍的临床特点 105

一、概述 105

二、临床表现 105

三、诊断要点 107

四、治疗与预后 108

第二节 心境障碍病人的护理 109

一、护理评估 109

二、护理诊断/问题 109

三、护理目标 110

四、护理措施 110

五、护理评价 112

六、健康教育 112

第九章 神经症性障碍与分离性障碍病人的

护理 ……………………● 115

第一节 神经症性障碍的临床特点 116

一、焦虑障碍 116

二、恐惧性焦虑障碍 119

三、强迫障碍 121

四、躯体形式障碍 124

第二节 神经症性障碍病人的护理 126

一、护理评估 126

二、护理诊断/问题 126

三、护理目标 127

四、护理措施 127

五、护理评价 128

六、健康教育 128

第三节 分离性障碍病人的护理 129

一、分离性障碍的临床特点 130

二、分离性障碍病人的护理 132

第十章 心理因素相关生理障碍的护理 136

第一节 进食障碍 137

一、概述 137

二、进食障碍病人的护理 140

第二节 睡眠障碍 142

一、概述 142

二、睡眠障碍的护理 145

第三节 性功能障碍 146

一、概述 146

二、性功能障碍的护理 148

第十一章 应激相关障碍病人的护理 150

第一节 应激相关障碍的临床特点 151

一、概述 151

二、临床表现 152

三、诊断要点 154

四、治疗与预后 155

第二节 应激相关障碍病人的护理 156

一、护理评估 156

二、护理诊断/问题 157

三、护理目标 157

四、护理措施 158

五、护理评价 160

六、健康教育 160

第十二章　儿童及青少年期精神障碍病人的

护理 ·· ■ 162

第一节　精神发育迟滞病人的护理　163

一、概述　163

二、精神发育迟滞病人的护理　166

第二节　儿童孤独症病人的护理　169

一、概述　169

二、儿童孤独症病人的护理　171

第三节　注意缺陷与多动障碍病人的护理　173

一、概述　173

二、注意缺陷与多动障碍病人的

护理　175

第四节　品行障碍病人的护理　177

一、概述　177

二、品行障碍病人的护理　179

第五节　抽动障碍病人的护理　181

一、概述　181

二、抽动障碍病人的护理　183

第六节　儿童情绪障碍病人的护理　185

一、概述　185

二、儿童情绪障碍病人的护理　186

第十三章　精神活性物质所致精神障碍病人的

护理 ·· ■ 189

第一节　精神活性物质所致精神障碍的

临床特点　190

一、概述　190

二、临床表现　191

三、诊断要点　195

四、治疗与预防　195

第二节　精神活性物质所致精神障碍

病人的护理　197

一、护理评估　197

二、护理诊断/问题　198

三、护理目标　198

四、护理措施　198

五、护理评价　201

第十四章　社区精神卫生 ·············· ■ **203**

第一节　社区精神卫生的特点　　204
一、概述　　204
二、社区精神卫生工作　　206
第二节　精神障碍病人的社区康复　　208
一、精神障碍社区康复的基本
概念　　208
二、社区精神康复的原则与
内容　　208
三、护士在精神康复中的角色　　210
第三节　精神障碍病人的社区护理　　210
一、概述　　210
二、精神障碍病人的家庭护理　　211
三、社区个案管理　　212

参考文献 ························· ■ **215**

索引 ·························· ■ **217**

第一章 绪 论

1

01章

学习目标	
掌握	精神医学发展的四次革新运动。
熟悉	精神科护理工作的特点。
了解	精神科护理学发展简史;精神卫生法实施的背景。

第一节　相关概念

由于社会文化、经济的发展以及对精神卫生需求的增加,对精神疾病的临床医疗与护理的重点从传统的重性精神障碍,如精神分裂症,逐渐向轻性精神障碍如神经症、适应不良行为等转变;服务模式也由封闭管理转向半开放或开放式管理;精神疾病相关理论、知识和技能的应用也从精神病专科医院走进综合医院和社区卫生工作。护理人员学习精神科护理学不仅是专科护士的需要,更是每个护士强化心身统一的理念和提高整体护理质量应有的知识和技能。

一、精神病学

精神病学(psychiatry)是研究精神疾病病因、发病机理、临床表现、疾病发展规律、治疗、预防的一门学科,是临床医学的重要分支学科。精神病学的生理基础是神经科学,心理基础则与心理学、社会学、人类学密切相关。随着学科发展,精神病学又分出一些分支,如老年精神病学、儿童精神病学、司法精神病学、精神病理学和精神药理学等。

二、精神障碍

精神障碍(mental disorder)是目前国际通用的分类和诊断系统中正式采用的术语。ICD-10D的术语说明中明确指出:"障碍"不是一个精确的术语,但在这里意味着存在一系列临床上可辨认的症状或行为,并伴有痛苦和个人功能受干扰。之所以不推荐使用疾病这一名词来描述精神障碍是因为就目前的认知水平,很多精神障碍不能构成疾病的实体。

国外研究表明,25%～30%的急诊病人是由于精神方面的问题而就诊。我国目前精神病性障碍约有1600万,抑郁症病人约有3000万,精神障碍的识别率、治疗率较低,是我国精神卫生事业的巨大挑战之一。应当指出,精神(心理)健康与精神障碍并非对立的两极,而是一个移行谱。

三、精神科护理学

精神科护理学(psychiatric nursing)是研究对精神疾病病人实施科学护理的一门学科。它是精神病学的一个重要组成部分,又是护理学的一个分支,即建立在护理学基础上的一门专科护理学。

第二节　精神医学及精神科护理学发展简史

一、精神医学的发展简史

精神医学的任务一是研究各类精神疾病的病因、发病机制、临床表现、治疗和预防;二是研究社会心理因素对健康和疾病的影响。长期以来，人们对精神现象的认识程度影响着对精神障碍的态度和处理方式。

（一）古代朴素唯物主义观点在精神病学中的反映

公元前 5 世纪~公元前 4 世纪,古希腊医学家希波克拉底(Hippocrates)提出了精神病的体液病理学说,即认为心理的异常与人的体液性质密切相关的观点,来解释人的异常心理和行为。尽管由于当时科学手段的局限性,无法证实这种推论,但是已经包含了现代心理学"心理是脑的功能"这种判断的雏形。

（二）中世纪神学宗教对精神病学发展的影响

在公元 5 世纪~公元 17 世纪,即欧洲的中世纪时期,宗教神权主导着社会,精神病人被看作魔鬼附身,鞭打、火烧、禁闭作为"驱鬼"的手段横加在病人身上,照顾精神病人也被认为是异端行为。

（三）18 世纪工业革命和科学进步对精神病学的影响

17 世纪以后,工业革命开始高涨,随着科学的进步,医学也逐渐摆脱神学的束缚。18 世纪法国大革命后,法国医生皮内尔(Pinel)是第一个被任命当"疯人院"院长的医生。他认为精神病是一种需要治疗的疾病,主张给予精神病人以人的待遇。这种对心理异常者的同情和人道主义精神有着划时代的意义,精神医学发展也从黑暗走向复兴,这被认为是精神医学的首次革新运动。

（四）19 世纪末现代精神病学的兴起

19 世纪末,德国精神病学家克雷丕林(Kraepelin)总结了前人观察研究的成果,从临床和病理解剖的观点第一次对精神障碍进行分类,创立了"描述性精神医学"。明确区分了两种精神疾病,早发性痴呆(现称精神分裂症)和躁狂抑郁性精神病(现称心境障碍),因此被人们称为现代精神病学之父。

进入 20 世纪后,弗洛伊德突破了器质性病因论研究的瓶颈,创立了精神分析理论,将精神医学带入"心因性病因论"的研究范畴,被认为是精神医学的第二次革新运动。

20 世纪 50 年代,英国医生琼斯(Jones)推行"治疗性社区"以缩短病人住院时间,推广非机构化服务,促进病人回归社会。对精神病人的防治工作也从医院扩大到社区,社区精神卫生运动的开展被认为是精神医学的第三次革新运动。

1953 年抗精神病药物被发现并广泛应用于治疗精神疾病,人们开始研究精神疾病发病的生物学机制,生物精神医学的发展是精神医学的第四次革新运动。

二、精神科护理学发展简史

精神科护理学是随着精神医学和护理学的进步而发展起来的。在中世纪,精神病人被视为魔鬼附身,采用禁锢、酷刑来驱魔,病人多被监禁或被残害,根本谈不上任何护理。

1860 年,南丁格尔(Nightingale)在英国伦敦创建了世界上第一所正规的护士学校,由此开创了专业性的护理工作。1873 年,美国的琳达·理查兹(Linda Richards)从护士学校毕业后从事精神病人的照护,并制订了精神科护理计划,她被称为美国精神科护理人员的先驱。

1882 年在美国马萨诸塞州的马克林医院建立了第一所培养精神科护士的学校,主要学习对精神病人保护和管理的技巧,护理功能仅限于照顾病人的身体和改善病人的生活环境。

20 世纪 30 年代至 50 年代,精神疾病的治疗有了快速发展,许多躯体治疗的方法在精神医学领域广泛应用,如深度睡眠疗法、胰岛素休克疗法和电抽搐疗法,特别是抗精神病药物的出现,从根本上改变了精神科治疗手段的困境。这些治疗技术的开展需要护士具备内外科的护理知识和技能。

随着现代医学模式的建立,精神科护理学已经成为培养护士的一门重要课程,学生无论在哪类卫生机构或临床科室服务,都需要学习精神科护理学课程。在专科医院,医护人员从重视精神障碍的症状"痊愈"向社会功能康复转变;从封闭式管理向半开放或开放式管理转变,从被动收治病人向主动开展精神疾病的预防和早期干预转变。精神卫生服务也从专科医院向综合医院、社区-家庭发展。

相关链接　　　　　世界精神卫生日

　　　　"世界精神卫生日"是由世界精神病学协会(World Psychiatric Association WPA)在 1992 年发起的,时间是每年的 10 月 10 日。世界各国每年都为"精神卫生日"准备丰富的主题活动。2000 年我国首次组织世界精神卫生日活动。

第三节　精神科护理工作

一、精神科护理工作的范围

精神科护理工作的内容一般包括基础护理、危机状态的防范与护理、特殊治疗的护理等,本书均有章节专门介绍,此处仅介绍精神科护理的工作范围,包括预防保健、治疗、康复及健康教育等多层次服务。

(一)预防保健

预防保健工作主要在社区进行,同时也可以在学校、工厂等场所。护士针对社区居民的生活环境、人口特点、教育水平、职业背景等方面的特点,运用心理学和精神医学知识开展精神卫生和精神障碍的指导与咨询工作,满足人们对心理健康的需要,促进公众心理健康水平,预防精神障碍的发生。

(二)治疗性护理

治疗性的护理主要在医院实施,针对住院精神病人所提供的护理。主要是按照精神障碍的治疗和护理方案,为病人提供安全舒适的治疗环境,与病人建立良好的护患关系,对病人进行各种治疗性护理措施,以提高疗效,减轻疾病给病人及家属造成的伤害及痛苦,并为病人回归社会做好充分的准备。

（三）康复训练

康复训练是精神障碍者不可缺少的环节,在医院、社区、家庭都需要积极开展。护士与康复训练师、病人亲属配合,进行日常生活能力、社交能力、工作与学习能力等方面的训练,使病人充分利用社会支持,尽快融入社会生活,预防疾病复发,提高生活质量。

（四）健康教育

健康教育针对服务对象不同,采用不同的方法,实施不同的教育内容。在社区里的一般民众,健康教育可以以提高心理健康水平和心理疾病预防为主要教育内容。如果是精神疾病康复期病人,可以开展有关精神疾病的社区康复、用药安全指导、预防复发、减少再入院及社会功能恢复等方面的健康教育。在医院可以针对病人及家属实施有关精神疾病的治疗、护理、预防、康复等方面的指导。

随着精神科护理工作范围扩展及护理工作连续性服务的逐渐完善,护士的专业服务场所也不断发生着变化。精神科护士的工作场所由过去传统的精神病医院、社区精神康复中心、综合医院精神科等,发展为包括住院护理、部分住院或日间护理、康复中心护理、家庭护理等一个连续的、全方位的网络结构。除此之外,以社区为中心的护理场所已经扩展到家庭、收养院、临终关怀中心、学校、监狱、企业、各种服务管理机构。

二、精神科护理工作的特点

由于精神障碍病人的特殊性,决定了其护理工作的独特性和专业性。

（一）有效的沟通是开展护理工作的前提

多数精神障碍病人在精神症状的支配下,会不同程度的影响护患沟通,如病人表现不合作、被动、敌意、纠缠、攻击行为等,这些都严重阻碍了各项护理工作的开展,心理护理更需要有效的沟通来开展,护士需运用专业理论和技术与病人建立积极地、治疗性的人际关系,保障护理工作的有效进行。

（二）安全护理至关重要

精神病病人的安全护理以及医护人员的安全一直被视为精神科临床工作的至关重要的环节,有关内容详见第三章。

（三）治疗方案的落实是取得满意疗效的保障

当前精神疾病的主要治疗方法还是依靠精神药物治疗,但有相当部分病人否认有病,拒绝治疗,这需要护士有高度的责任感和丰富的护理经验和护理技能,以保证病人治疗方案的落实。

（四）基础护理与组织管理工作既繁重又责任重大

相比其他疾病的护理,精神病人的基础护理和组织管理的工作任务显得格外突出。由于疾病和用药原因,病人常难以自行按时按量进食,如暴饮暴食、拒食、噎食等,这都需要护士密切观察和加强照护做好饮食护理。睡眠障碍几乎涉及各类精神疾病,睡眠的质量与病情变化、用药效果、安全保障密切相关,因此睡眠护理对巩固疗效、稳定病人情绪和安全管理有重要作用。精神病人在病态支配下,常表现为生活懒散、不修边幅、冲动伤人、毁物、自伤自杀和走失等行为。因此,护士需督促和协助病人做好晨晚间护理,保证病人定时洗澡、更衣、理发,维护治疗环境的秩序,保障病人及医护人员的安全。

三、精神卫生立法及相关问题

(一)精神卫生工作突出的问题

问题与思考　某小区的健身小广场上发生了一起惨案,4 岁男孩小宇被小区内的青年李某砍成重伤,送医途中停止了呼吸。事发后,经鉴定行凶者李某患有精神分裂症。

思考:该病人行凶负有刑事责任吗?监护人负有责任吗?如何从社区和全社会角度来减少或避免类似悲剧的发生?

1. 该收治的不收治　主要问题在于家庭监护责任过重,社会救助严重不足、财政投入严重不足,精神障碍预防、治疗、康复服务体系不够健全,精神障碍病人的合法权益尚未得到全面、有效保障。统计数字表明,目前仍有 70% 左右的精神疾病病人没能得到有效治疗,精神障碍病人肇事肇祸时有发生,严重危害自身和他人安全。

问题与思考　某男在家中休息,却被精神病院多名工作人员强行捆绑,欲送往医院,这名"被精神病"者为此将这家精神病院和自己的妻子告上法院。法院一审"以侵犯公民人身自由"为由,判决精神病院依法赔偿原告精神损害抚慰金 5000 元。

思考:如何避免正常人"被精神病"的侵权行为?

2. 不该收治的却被收治　即所谓的"被精神病",凸显法律制度的问题。强制收治没有门槛;强制收治没有程序规范;否认个人拒绝住院的权利;不经法定程序推定监护人;出院遵循"谁送来、谁接走"的规则;医院只对支付医疗费的人负责,住院期间没有纠错机制,投诉、申诉、起诉皆无门。

(二)精神卫生法对当前几个热点问题做了明确规定

历经 27 年艰辛立法之路,《中华人民共和国精神卫生法》于 2013 年 5 月 1 日起施行,该法是为发展精神卫生事业,规范精神卫生服务,维护精神障碍病人的合法权益而制定。对当前几个热点问题做了明确规定。

1. 明确送治权　送治权也就是谁有权把人送进精神病院,是核心问题。精神卫生法规定:"除个人自行到医疗机构进行精神障碍诊断外,疑似精神障碍病人的近亲属可以将其送往医疗机构进行精神障碍诊断";"对查找不到近亲属的流浪乞讨疑似精神障碍病人,由当地民政等有关部门按照职责分工,帮助送往医疗机构进行精神障碍诊断";"疑似精神障碍病人发生伤害自身、危害他人安全的行为,或者有伤害自身、危害他人安全的危险的,其近亲属、所在单位、当地公安机关应当立即采取措施予以制止,并将其送往医疗机构进行精神障碍诊断"。

2. 明确诊治权　精神卫生法明确规定,精神障碍的诊断应当由精神科执业医师作出;精神障碍的诊断应当以精神健康状况为依据;心理咨询师禁止诊断治疗精神障碍,接受咨询的人员可能患有精神障碍,应当建议其到合法的医疗机构就诊。

3. 住院实行自愿原则　精神卫生法规定:精神障碍的住院治疗实行自愿原则。自愿住院治疗的精神障碍病人可以随时要求出院,医疗机构应当同意。同时法律还规定:诊断结论、病情评估表明就诊者为严重精神障碍病人并已经发生伤害自身、危害他人安全的行为,或者有伤害自身、危害他人安全危险的,应当对其实施住院治疗。

4. 保障精神障碍病人的权益　精神卫生法规定:病人享受下列权益:人格尊严、人身和财产安全不受侵犯;教育、劳动、医疗以及从国家和社会获得物质帮助等方面的合法权益,受法律保护;有关单位和个人应当对精神障碍病人的姓名、肖像、病历资料等信息予以保密;任何组织或者个人不得歧视、侮辱、虐待病人,不得非法限制病人的人身自由。政府及有关部门应当采取有效措施,保证患有精神障碍的适龄儿童、少年接受义务教育,扶持有劳动能力的病人从事力所能及的劳动,并为已经康复的人员提供就业服务。

相关链接　　《中华人民共和国精神卫生法》是为发展精神卫生事业,规范精神卫生服务,维护精神障碍患者的合法权益制定。由全国人民代表大会常务委员会于2012年10月26日发布,自2013年5月1日起施行。

2013年5月27日,世界卫生组织通过了《2013—2020年精神卫生综合行动计划》,旨在促进精神健康,预防精神疾患,促进人权等。计划介绍了全球精神卫生情况,提出了具体的目标,并针对目标对成员国提出了行动建议。

2015年6月4日,国务院办公厅以国办发〔2015〕44号转发国家卫生计生委等部门《全国精神卫生工作规划(2015—2020年)》。该《规划》分规划背景、总体要求、策略与措施、保障措施、督导与评估5部分。

(吕春明)

学习小结

1. 精神医学发展的历史是人们不断认识精神疾病并且与精神疾病抗争的历史,期间经历了四次革新运动。

2. 由于精神病人的特殊性,决定了精神科护理工作的独特性。护士与病人的沟通能力成为完成好护理工作的前提,而对病人的组织管理、安全护理、基础护理成为日常护理工作的重要内容,病人因精神疾病造成的不合作直接影响到治疗与护理方案落实。

3.《中华人民共和国精神卫生法》的颁布和实施,为发展精神卫生事业、规范精神卫生服务和保障精神障碍病人的权益有了法律保障。

复习参考题

1. 精神医学的发展经历了哪些革新运动?

2. 精神科护理工作的特点有哪些?

3.《精神卫生法》关于精神障碍病人的送治权、诊治权、住院原则、保障个人权益是如何规定的?

第二章　精神障碍的基础知识

2

问题与思考　某高二女生,18岁,三个月前出现上课时不抬头,不敢直视老师和同学,变得沉默寡言,少与同学来往,不能进行有效学习,学业成绩明显下降,放学后就急忙回家。班主任把在校这些变化反映给家长,该女生向父母解释称:"常在班里听到同学说我不正经,勾引男生。""我怕眼睛的余光看到异性,上课和行走时只能低着头。"父母见状陪女儿去就诊,在就诊的路上看到警车就害怕,躲避,说警察要抓她。

思考:该病人的心理与行为表现是否存在精神异常? 评价精神异常与否应该遵循怎样的原则? 该病人存在哪些异常的心理与行为? 与三个月前相比,该病人的社会功能有哪些变化?

虽然大多数所谓功能性精神障碍,目前还没有发现明确的发病原因,但是精神障碍(mental disorder)与其他躯体疾病一样,均是生物、心理、社会文化因素相互作用的结果,不同的精神障碍生物、心理、社会文化因素对其所起的作用和影响程度有所不同。由于大多数精神障碍的病因不清,目前精神障碍的分类主要依据症状学分类原则,其诊断标准是将疾病的症状按照不同的组合,以条理化形式列出的一种标准化条目。由于精神障碍的表现复杂多样,精神症状虽有其共同特征,但临床特点不尽相同。因此,识别精神症状是评估精神障碍的基础,也是医护人员的临床基本技能。

第一节　精神障碍的病因

一、生物因素

(一)遗传与环境因素

人们早就认识到基因是影响人类和动物正常与异常行为的主要因素之一。已有的研究结果表明精神分裂症、心境障碍、儿童孤独症、神经性厌食症等疾病具有遗传性,是基因将疾病的易感性一代传给一代。目前,基因与环境的相互作用产生疾病或行为问题已经成为人们的共识。

(二)神经发育异常

神经发育异常学说已逐渐成为精神疾病发病机制的主要前沿研究领域。该学说认为,由于遗传和某些神经发育危险因素的相互作用,在胚胎期大脑发育的过程中就出现了某些神经病理改变。这些改变的效应没有即刻表现,随着进入青春期或成年早期,在不良外界环境因素影响下,导致疾病的发生。科学家们认为神经发育异常可能是重大精神障碍的共同发病机制。

(三)躯体疾病

急慢性躯体感染和颅内感染,或者一些内脏器官、内分泌、代谢、营养等躯体疾病,如果引起水电解质平衡失调、衰竭、缺氧、毒性中间代谢产物等影响脑功能或脑器质性改变,如肝性脑病、脑膜炎等,均可导致精神障碍;人类免疫缺陷病毒(HIV)也被证实能产生进行性的认知行为损害。

（四）理化因素

精神活性物质如镇静药、催眠药、鸦片类的应用,有毒物质如一氧化碳、农药的接触与使用均可影响中枢神经系统导致意识和精神障碍。尤其是酒、大麻、海洛因、可卡因等精神活性物质引起的精神障碍越来越常见。

二、心理社会因素

应激性生活事件、情绪状态、人格特征、性别、父母教养方式、社会阶层、经济状况、宗教文化、人际关系等均构成影响疾病的心理与社会因素。心理、社会因素既可以作为发病因素,如反应性精神障碍、创伤后应激障碍、适应障碍等;也可以作为相关因素影响精神障碍的发生与发展,如神经症、心理生理障碍,甚至是精神分裂症等;还可以在躯体疾病的发生、发展中起重要作用,如心身疾病。

（一）应激因素

任何个体都不可避免地遇到各种各样的生活事件,这些生活事件常常是导致个体产生应激反应的应激源。婚恋、家庭内部问题、工作中人际关系常是主要的应激源。社会生活中重大遭遇,如社会动荡、交通事故、地震、洪水、亲人罹难、强暴等则是另一重要应激源。

在临床上,与急性应激有关的精神障碍主要有急性应激反应和创伤后应激障碍。慢性应激反应可能与人格特征关系更大,临床上可见适应障碍等。另外,社会、心理刺激常常作为许多精神障碍的诱因出现,应予充分注意。

除外来的生活事件外,内部需要得不到满足、动机行为在实施过程中受挫,也会产生应激反应;长时间的应激则会导致神经症、心身疾病等。

（二）社会文化因素

在不同的文化和环境背景下所产生精神障碍的病种、症状表现多不同,这与民族文化、社会风俗、宗教信仰、生活习惯有关系。所谓"与文化相关的精神障碍"只见于某些特定的民族、文化或地域之中,如"恐缩症"多见于东南亚国家;气功偏差所致精神障碍与气功文化有关。又如来自农村的精神分裂症病人,妄想与幻觉的内容多简单、贫乏,常与迷信及落后的封建思想等内容有关;而来自城市的病人,妄想与幻觉的内容常与电波、卫星等现代生活的内容有关。

（三）人格特征

人格是一个人稳定的行为模式及在日常生活中待人处事的习惯方式,是全部心理特征的总和。人格的形成与先天的生物学基础及后天的生活环境均有密切关系。现代研究认为,病前人格特征的偏离或障碍与精神障碍的发生密切有关,且不同的人格特征可能易患不同的精神障碍。如具有分裂样人格的人,表现为孤独少语、被动、退缩、缺少热情或情感冷漠,患精神分裂症可能性较大;具有强迫型人格障碍的人,表现为过分的谨小慎微、做事犹豫不决、完美主义、主观、固执及不安全感等,患强迫性障碍的可能性较大;而分离性障碍病人病前的人格特征多具有表演性人格倾向或障碍,表现为过分的感情用事或夸张行为吸引他人的注意,具有如情感体验肤浅、反应强烈易变、喜怒形于色、张扬造作、自我为中心及暗示性强等。

第二节　精神障碍的诊断分类

疾病分类学的目的是把种类繁多的不同疾病按各自的特点和从属关系划分出病类、病种与病型，并列成系统，这样不但可加深对疾病的研究与认识，也有利于诊断、治疗与护理。

一、国际常用的精神障碍分类系统

随着精神病学事业的发展，尤其在第二次世界大战以后，许多国家的学者都认识到必须改变过去分类上的混乱状态，他们迫切要求制定一个为多数人所能接受的和统一的分类系统，并认为这样一个分类系统将对比较不同地区精神障碍的流行情况、提高诊疗和科研水平、加强国际学术交流起到积极的推动作用。现今国际上影响最大且为很多国家所采用的有世界卫生组织（WHO）《疾病及有关健康问题的国际分类》中的第五章和美国精神病学会的《精神障碍诊断和统计手册》，分述如下：

（一）《疾病及有关健康问题的国际分类》

WHO组织编写的《疾病及有关健康问题的国际分类（International Statistical Classification of Diseases and Related Health Problems，ICD）》，简称国际疾病分类，目前已出版到第10版（1992年），简称ICD-10，包括各科疾病，其中第五章是关于精神障碍的分类。包括我国国家卫生健康委员会在内的许多国家及地区政府卫生部门均认可此分类为标准疾病分类系统。

ICD-10第五章主要分类如下：

F00～F09　器质性（包括症状性）精神障碍

F10～F19　使用精神活性物质所致的精神和行为障碍

F20～F29　精神分裂症、分裂型障碍和妄想性障碍

F30～F39　心境（情感性）障碍

F40～F49　神经症性、应激性及躯体形式障碍

F50～F59　伴有生理障碍及躯体因素的行为综合征

F60～F69　成人的人格与行为障碍

F70～F79　精神发育迟滞

F80～F89　心理发育障碍

F90～F98　通常发生于儿童及少年期的行为及精神障碍

F99　　　待分类的精神障碍

（二）美国精神障碍分类系统

美国的精神障碍分类系统称为《精神障碍诊断与统计手册》（Diagnostic and Statistical Manual of Mental Disorders，DSM），2014年出版了第5版（DSM-Ⅴ）。虽然主要通行于美国，但因其详细的诊断标准，具有较大的国际影响，ICD-10也参照其诊断标准。

DSM-Ⅴ共包括22类疾病：

1. 神经发育障碍

2. 精神分裂症谱系及其他精神病性障碍

3. 双相及相关障碍

4. 抑郁障碍

5. 焦虑障碍

6. 心境障碍

7. 强迫与其他相关障碍

8. 创伤及应激相关障碍

9. 分离性障碍

10. 躯体症状障碍及相关障碍

11. 喂食及进食障碍

12. 排泄障碍

13. 睡眠—觉醒障碍

14. 性功能障碍

15. 性别焦虑

16. 破坏性、冲动——控制及品行障碍

17. 物质相关障碍及成瘾障碍

18. 认知神经障碍

19. 人格障碍

20. 性欲倒错障碍

21. 其他精神障碍

22. 药物所致的运动障碍及其他的药物不良反应

其他可能成为临床关注焦点的问题

二、我国精神障碍分类系统

中国精神障碍分类及诊断标准（Chinese Classification and Diagnostic Criteria of Mental Disorders，CCMD）目前为第 3 版（CCMD-3）。CCMD-3 兼用症状学分类和病因病理分类，例如器质性精神障碍、精神活性物质所致精神障碍、应激相关精神障碍的某些精神障碍按病因病理分类，而"功能性精神障碍"则采用症状学分类。CCMD-3 大体上与 ICD-10 接近。

CCMD-3 主要分类如下：

0 器质性精神障碍

1 精神活性物质与非成瘾物质所致精神障碍

2 精神分裂症（分裂样）和其他精神病性障碍

3 心境障碍

4 癔症、应激相关障碍和适应障碍、神经症

5 心理因素相关生理障碍

6 人格障碍、习惯与冲动控制障碍、性心理障碍

7 精神发育迟滞、童年和少年期心理发育障碍

8 童年和少年期的多动障碍、品行障碍、情绪障碍

9 其他精神障碍和心理卫生情况

三、精神障碍的诊断

目前精神障碍的诊断标准是将疾病的症状按照不同的组合,以条理化形式列出的一种标准化条目。诊断标准包括:内涵标准和排除标准两个主要部分。内涵标准又包括症状学、病情严重程度、功能损害、病期、特定亚型、病因等指标,其中症状学指标是最基本的,又分为必备症状和伴随症状。由于大多数精神疾病的病因不清,因此,常常采用按疾病症状严重性的排列方式分主次,依次是:器质性障碍、精神分裂症、情感障碍、神经症、人格障碍。即符合等级高的标准,则不再诊断等级较低的精神障碍。以我国目前的精神分裂症的诊断标准为例,说明各种标准的意义。

(一)症状标准

至少有下列 2 项,并非继发于意识障碍、智能障碍、情感高涨或低落,单纯型分裂症另有规定:

1. 反复出现的言语性幻听。
2. 明显的思维松弛、思维破裂、言语不连贯,或思维贫乏。
3. 思想被插入、被撤走、被播散、思维中断,或强制性思维。
4. 被动、被控制或被洞悉体验。
5. 原发性妄想(包括妄想知觉,妄想心境)或其他荒谬的妄想。
6. 思维逻辑倒错、病理性象征性思维,或语词新作。
7. 情感倒错,或明显的情感淡漠。
8. 紧张综合征、怪异行为,或愚蠢行为。
9. 明显的意志减退或缺乏。

(二)严重程度标准

自知力障碍,并有社会功能严重受损,或无法进行有效交谈。

(三)病程标准

1. 符合症状标准和严重程度标准至少已持续 1 个月,单纯型另有规定。
2. 若同时符合精神分裂症和心境障碍的症状标准,当情感症状减轻到不能满足心境障碍的症状标准时,分裂症状需继续满足精神分裂症的症状标准至少 2 周以上,方可诊断为精神分裂症。

(四)排除标准

排除器质性精神障碍及精神活性物质和非成瘾物质所致精神障碍。尚未缓解的精神分裂症病人,若又罹患前述两类疾病,应并列诊断。

第三节　精神障碍的常见症状

一、概述

精神症状是精神异常活动的表现,它涉及人们精神活动的各个方面,并通过人的外显行为,如言谈、书写、表情、动作行为等表现出来。研究精神症状及其产生机制的科学称为精神障碍的症状学或精神病理学(psychopathology)。由于许多精神障碍病因不明,缺乏有效的生物学诊断指标,精神障碍的诊断主要依靠病史采集和精神检查,发现精神症状,然后进行综合分析和判断得出。因此,熟练掌握精神障碍的症状学是临床医护人员必备的基本功。

(一)判断精神活动是否异常

判断某一精神活动是否属于病态,一般应从三个方面进行分析:①纵向分析,即与其过去一贯表现相比较,精神活动是否具有明显改变;②横向比较,即与大多数正常人的精神活动相比较,是否有明显差别;③是否与现实环境相符,即结合当事人的心理背景和当时的处境进行具体分析和判断。因此,精神症状的判断必须与病人的过去、现在进行比较,并结合其处境、症状的频度、持续时间、严重程度进行综合评估。

(二)精神症状的评估要点

首先应确定病人是否存在精神症状以及存在哪些精神症状;其次了解精神症状的强度、持续的时间,并评定其对社会功能影响的严重程度;第三,分析各种症状之间的关系,确定哪些症状是原发的,与病因是否直接有关,是否具有诊断价值,哪些症状是继发的,与原发症状存在因果关系;第四,分析和探讨各种症状发生的可能诱因或原因及影响因素,包括生物学和心理社会因素,以利于制订针对性的护理计划来减轻和消除症状。

(三)精神症状的特点

虽然每一种精神症状有各自不同的表现,但往往具有以下共同特点:①症状的出现不受病人意志的控制;②症状一旦出现,难以通过转移令其消失;③症状的内容与周围客观环境不相称;④症状会给病人带来不同程度的社会功能损害。

相关链接　　　　　　　　文化与精神症状的表达

医学人类学认为,精神病人向社会的其他成员和医生表达自己的内心体验,特别是抑郁情绪的方式,在很大程度上受社会文化因素的制约。一些研究表明,特别是在社会经济地位较低的西方人群中,精神病病人常出现躯体症状如头晕、头疼以及身体其他部位的性质不明确的疼痛,以及心悸、心慌、全身无力等来表达自己的抑郁情绪,这些症状通常是非特异性的,且容易改变,抗抑郁治疗有一定效果。对于这种现象,有学者指出,并不是病人没有抑郁症状,也不是存在实质性的躯体疾病,而是病人把抑郁情绪"躯体化"了。与此相反,西方中上阶层习惯于看作心理问题,用心理术语来表达主观的心理状态。

以此来看,躯体化是一种文化特异性的应对方式,其目的是"减少或者完全避免内省和直接的情绪表达"。

二、认知障碍

(一)感觉障碍

1. **感觉过敏(hyperesthesia)**　　是对外界一般强度的刺激感受性增加,感觉阈值降低。

如对一般生活中的声音、光线刺激感到刺耳、刺眼,不能忍受电话铃声、关门声、冷水、阳光等。多见于神经系统疾病,精神科多见于神经症、更年期综合征等。

2. 感觉减退(hypoesthesia) 是对外界一般强度的刺激感受性减低,感觉阈值增高。如病人对强烈刺激不能感知或感觉轻微,比如针刺没有疼痛感。多见于器质性精神障碍、抑郁状态、木僵状态等情况。

3. 内感性不适(senestopathia) 病人躯体内部产生各种不舒服或难以忍受的异样感觉,由感觉异常所致。表现为不能明确描述的内脏牵拉、挤压、撕扯、游走、虫爬感。内感不适多见于疑病症、分离性障碍、躯体形式障碍等。

(二)知觉障碍

1. 错觉(illusion) 是对客观事物歪曲的知觉,以错听和错视多见。比如将草绳看成蛇,将墙上的裂纹看成一幅画。正常人可以在光线暗淡、情绪紧张或处于期待状态时出现错觉,但条件改善或解释后,很快意识到错误,并能及时纠正。病理性错觉常在意识障碍时出现,病人常常坚信不疑,并伴有相应的情绪和行为反应,不容易及时纠正。多见于器质性精神障碍的谵妄状态,也见于精神分裂症。

2. 幻觉(hallucination) 是没有现实的客观刺激作用于感觉器官时所出现的知觉体验,是一种虚幻的知觉。幻觉是精神科临床最常见的且重要的精神病性症状之一。根据所涉及的感觉器官不同分为幻听、幻视、幻嗅、幻味、幻触、内脏性幻觉。

(1)幻听:病人听到了并不存在的声音,是精神科临床最常见的一种幻觉。病人可以听见各种声音,比如言语声音、音乐、噪声等。如为直接对病人言行进行评论的声音称为评论性幻听;命令病人做某些事情的声音称为命令性幻听;如果有两个或两个以上的声音在争论,且对病人使用第三人称的称为议论性幻听。这些言语性幻听常见于精神分裂症。病人常因此为之苦恼和不安,并产生拒食、自伤或伤人行为。

(2)幻视:即看到不存在的事物。幻视内容可以是单调的光、色或者片断形象,也可以是非常鲜明、生动具体的事物,如具体的人物、景象、场面等。幻视常见于精神分裂症,意识障碍时出现的幻视多见于器质性精神障碍的谵妄状态。

(3)幻嗅:病人闻到一些在现实中并不存在的事物所产生的难闻气味,如腐烂食品、尸体、粪便或化学药品的气味等。幻嗅常与其他幻觉同时存在,并易继发被害妄想。多见于精神分裂症,也见于颞叶损伤,如颞叶外伤、颞叶癫痫所致的精神障碍。

(4)幻味:病人尝到食物或水中有某种怪味道,因而拒食。幻味常与被害妄想同时存在,如认为食物中的"怪味道"是被人投毒了,主要见于精神分裂症。

(5)幻触:在没有任何刺激时,病人感到皮肤或黏膜有各种异常的感觉,如针刺感、虫爬感等,也可有性接触感。见于精神分裂症或器质性精神障碍。

(6)内脏性幻觉:病人对躯体内部某一部位或某一脏器的一种虚幻的知觉体验。如感到肠扭转、肝破裂、心脏穿孔、腹腔内有虫爬行等,常与疑病妄想伴随出现,多见于精神分裂症及抑郁症。

此外,还有一些特殊的幻觉形式,按幻觉体验的来源分为真性幻觉和假性幻觉。前者体验到的幻觉形象鲜明,如同外界客观事物形象一样,存在于外部客观世界,通过自己的感官感受到;后者所感受到的幻觉表象不够清晰、不够鲜明生动且不完整,存在于主观空间如脑内、体内。幻觉不是通过感觉器官而获得,如听到肚子里有说话的声音,可以不用自己的眼睛就能看到头脑里有一个人像。多见于精神分裂症。

3. 感知综合障碍（psychosensory disturbance） 是指病人对客观事物整体属性能感知,但对某些个别属性如大小、形状、颜色、距离、空间位置等产生了错误的感知。可见于精神分裂症、癫痫、抑郁发作等。常见的感知综合障碍有:

（1）视物变形症:病人看到周围的人和物的形状、大小、体积等方面发生改变。如视物显大症、视物显小症、视物变形症。

（2）自身感知综合障碍:病人感到自己的身体某一部位在大小、形状等方面发生变化。如看到自己的手臂特长,下巴颏很大。

（3）时间感知综合障碍:病人对时间的快慢出现不正确的知觉体验。如感到时间在飞逝,外界事物的变化异乎寻常地快;或者感到时间停止了,岁月不再流逝了,外界事物停滞不前。

（4）空间感知综合障碍:病人对周围事物的距离、空间位置发生感知错误。近在眼前的物体,却感觉很远。

（5）非真实感:病人感到周围事物和环境不真实,犹如隔着一层帷幔。

（三）思维障碍

思维是人脑对客观事物间接概括的反映,它揭示事物内在的、本质的特征,是人类认识活动的最高形式。思维是通过言语或文字来表达。所以思维障碍也常常从语言中去识别。思维障碍（thinking disorder）临床表现多种多样,主要包括思维形式障碍和思维内容障碍。

1. 思维形式障碍（disorder of the form of thought） 主要为思维过程的联想和逻辑障碍。常见的症状如下:

（1）思维奔逸:又称观念飘忽,指联想速度加快、数量增多、内容丰富生动且转换速度加快。病人表现为健谈,说话滔滔不绝、口若悬河、出口成章。病人自述脑子反应快,特别灵活,好像机器加了"润滑油",思维敏捷,概念一个接一个地不断涌现出来。说话增多,语速加快,说话的主题极易随环境而改变（随境转移）,也可有音韵联想（音联）,或字意联想（意联）。多见于躁狂发作。

（2）思维迟缓:即联想抑制,联想速度减慢、数量减少和转换困难。病人表现为语速慢、语量少,语声低,反应迟缓。病人自觉脑子变笨,感觉"脑子不灵了,像生了锈一样"。多见于抑郁发作。

（3）思维贫乏:指联想数量减少,概念与词汇贫乏,病人体验到脑子空洞无物,没有什么东西可想。表现为寡言少语,回答简单,词穷句短。严重的病人对什么问题都回答"不知道"。见于精神分裂症、精神发育迟滞及脑器质性精神障碍。

（4）思维散漫:也称思维松弛。指思维的目的性、连贯性和逻辑性障碍。病人思维活动表现为联想松弛,内容散漫,缺乏主题,一个问题与另外一个问题之间缺乏联系;说话东拉西扯,以致别人弄不懂他要阐述的是什么主题思想;对问话的回答不切题,交谈困难。多见于精神分裂症。

（5）思维破裂:指概念之间联想的断裂,即建立联想的各种概念内容之间缺乏内在联系。

表现为病人的言语或书写内容有结构完整的句子,但各句含意互不相关,变成语句堆积,整段内容令人不能理解。严重时,言语支离破碎,个别词句之间也缺乏联系,成了语词杂拌。多见于精神分裂症。如有意识障碍的情况下出现语词杂拌,称之为思维不连贯。

(6)病理性赘述:指思维活动停滞不前迂回曲折,联想枝节过多。表现为病人回答问题时说话啰唆做不必要的过分详尽的描述,虽然言语啰唆,但能回答出有关问题。见于癫痫、脑器质性及老年性精神障碍。

(7)思维中断:又称思维阻滞。病人无意识障碍,又无外界干扰等原因,联想过程突然出现中断。表现为病人说话时突然停顿,片刻之后又重新说话,但所说内容不是原来的话题。若病人有当时的思维被某种外力抽走的感觉,则称作思维被夺。若病人感到有某种不属于自己的思想被强行塞入其脑中,则称作思维插入。多见于精神分裂症。

(8)强制性思维:是联想自主性障碍,若病人体验到脑内涌现大量无现实意义、不属于自己的联想,是被外力强加的。这些联系常突然出现,突然消失,内容多变。多见于精神分裂症。

(9)强迫性思维:指病人脑中反复出现某一概念或同一内容的思维,病人明知没有必要,也不合理,但又无法摆脱,常伴有痛苦体验。强迫思维多伴有强迫动作。多见于强迫症,也可见于精神分裂症。

(10)思维化声:病人思考时体验到自己的思想同时变成了言语声,自己和他人均能听到,是同时具有思维障碍和感知障碍的一种症状。多见于精神分裂症。

(11)象征性思维:属于概念转换,是指病人以无关的具体概念代替某一抽象的概念,不经病人本人解释,他人无法理解。例如某病人经常反穿衣服,以表示自己为"心地坦白、表里合一",常见于精神分裂。正常人可以有象征性思维,如以鸽子象征和平,以红色象征革命,正常人的象征以传统和习惯为基础,彼此能够理解。

2. 思维内容障碍(disorder of the content of thought) 思维内容障碍主要表现为妄想(delusion),它是一种病理性的歪曲信念,是病态的推理和判断。其特征有:①信念的内容与事实不符,没有客观现实基础,但病人坚信不疑;②妄想内容均涉及病人本人,总是与个人利益相关;③妄想内容具有个体独特性,是个体心理现象,不是群体信念;④妄想内容与个人经历和文化背景有关,常有浓厚的时代色彩。妄想属于精神病性症状,是精神病病人最常见的症状之一。

按妄想的起源可分为原发性妄想和继发性妄想。原发性妄想是没有发生基础的妄想。表现为内容不可理解,也不能用既往经历、当前处境加以解释。原发性妄想是精神分裂症的典型症状,对诊断分裂症具有重要价值。继发性妄想是发生在其他病理心理基础上的妄想,或与某种情景、经历有关。例如有幻觉的病人会继发出现被害妄想。可见于多种精神障碍。

按照妄想的结构可将其分为系统性妄想和非系统性妄想。系统性妄想是指妄想内容前后相互联系、结构严密、逻辑性较强的妄想,反之则称为非系统性妄想。

临床上通常按妄想的主要内容归类,常见有:

(1)关系妄想:病人将环境中与他无关的事情均认为与自己有关。如认为周围人的谈话是在议论自己,别人咳嗽是针对自己,甚至电视和报纸上的内容也与自己有关。常与被害妄想同时出现,多见于精神分裂症。

(2)被害妄想:病人坚信自己被某些人或组织迫害。如被人跟踪、监视、诽谤、投毒等。病人受妄想的支配可出现拒食、控告、逃跑、报警、自伤自杀、伤人杀人等行为。主要见于精神分裂症和偏执性精神障碍。

(3)夸大妄想:病人认为自己拥有非凡的才能、财富、权利、地位等。如病人坚信自己是发明家、大富翁、明星、某个领导人等。可见于躁狂发作、精神分裂症及某些器质性精神病。

(4)罪恶妄想:又称自罪妄想。病人毫无根据地坚信自己犯了严重错误或罪行,甚至认为自己犯了不可饶恕的罪行,应该严惩。病人在妄想影响下可有拒食、自杀行为。多见于抑郁发作,也可见于精神分裂症。

(5)嫉妒妄想:病人毫无根据地坚信自己的配偶对自己不忠实,另有外遇。为此病人跟踪监视配偶的日常活动,检查配偶的衣服、手机等日常生活用品,以寻觅"婚外情"的证据。见于精神分裂症、偏执性精神障碍、更年期精神障碍。

(6)钟情妄想:病人坚信自己被某异性钟情,对方的一言一行都是对自己爱的表达。因此,病人主动去追求对方,即使遭到对方严词拒绝仍坚信不疑,认为是对方在考验自己,仍纠缠不休。多见于精神分裂症。

(7)疑病妄想:病人毫无根据地坚信自己患了某种严重躯体疾病或不治之症,因而四处求医,各种详细、反复的医学检查都不能纠正。如认为自己得了艾滋病、癌症、心脏病,严重时病人认为自己"内脏腐烂了""脑子变空了",称之为虚无妄想。多见于抑郁发作、精神分裂症、更年期及老年期精神障碍。

(8)物理影响妄想:又称被控制感。病人觉得自己的思想、情感和意志行为受到外界某种力量的控制。如受到电波、超声波、卫星或某种仪器控制。多见于精神分裂症。

(9)被洞悉感:又称内心被揭露。病人感到自己内心所想的事,虽然没有说出,也没有用文字表达,但被别人知道了。至于什么方式知道的,病人不能描述。该症状是精神分裂症典型症状。

3. 超价观念(overvalued idea) 是一种具有强烈情感色彩的错误观念,其发生一般均有一定的事实基础,也没有明显的逻辑推理错误。这种观念既片面又偏激,明显地影响病人的行为及其他心理活动。多见于人格障碍和心因性障碍。超价观念与妄想的区别在于其形成有一定的人格基础和现实基础,伴有强烈的情绪体验,内容比较符合客观现实。

(四)注意障碍

注意(attention)是指个体的心理活动集中地指向于一定对象的过程。注意可分为主动注意和被动注意。主动注意又称有意注意,是由外界刺激引起的定向反射,主动注意为既定目标的注意,与个人的思想、情感、兴趣和既往体验有关;被动注意也称作无意注意,它是由外界刺激被动引起的注意,没有自觉的目标,不需任何努力就能实现。通常所谓注意是指主动注意而言。注意障碍通常有以下表现:

1. 注意增强 为主动注意的兴奋性增高,表现为过分关注某些事物。如有被害妄想的病人,对环境保持高度的警惕,过分地注意别人的一举一动;有疑病观念的病人注意增强,指向身体的各种细微变化,过分地注意自己的健康状态。见于偏执型精神分裂症、神经症、更年期抑郁症等。

2. 注意涣散 为被动注意兴奋性增强和注意稳定性降低,表现为注意力不集中,易被外界的事情所干扰。多见于注意缺陷多动障碍、神经症和精神分裂症。

3. 注意减退 为主动及被动注意兴奋性减弱。注意的广度缩小,注意的稳定性也显著下降。多见于焦虑障碍、脑器质性精神障碍及伴有意识障碍时。

4. 注意转移　主要表现为主动注意不能持久,注意稳定性降低,很容易受外界环境的影响而注意的对象不断转换。多见于躁狂发作。

5. 注意狭窄　指注意广度和范围的显著缩小,当注意集中于某一事物时,不能再注意与之有关的其他事物。多见于意识障碍和智能障碍等。

（五）记忆障碍

记忆(memory)是既往事物经验在大脑中的重现。记忆是在感知觉和思维基础上建立起来的精神活动。包括识记、保持、再认或回忆三个基本过程。临床上常见的记忆障碍包括:

1. 记忆增强　是病理性的记忆增强,表现为病人对病前不能够且不重要的事都能回忆起来。多见于躁狂发作、抑郁发作、偏执状态。

2. 记忆减退　是指记忆的三个基本过程普遍减退。轻者表现为近记忆的减弱,如记不住刚见过面人的姓名、刚吃过的饭;严重时远记忆力也减退,如回忆不起个人重要经历等。可见于抑郁发作、神经症、各类痴呆;也可见于正常老年人。

3. 遗忘（amnesia）　是既往感知过的事物部分或全部不能回忆。一段时间内全部事件或经历完全不能回忆为完全性遗忘,仅仅是对部分经历或事件不能回忆为部分性遗忘。临床上,通常按照遗忘与疾病的时间关系分:

（1）顺行性遗忘:即紧接着疾病发生以后一段时间内的经历不能回忆。遗忘的产生多由于意识障碍而导致不能识记引起,如脑震荡、脑挫伤的病人回忆不起受伤后一段时间内的事。

（2）逆行性遗忘:指疾病发生之前一阶段内的事件不能回忆。多见于脑卒中发作后、脑外伤,遗忘阶段的长短与意识障碍的持续时间长短及外伤的严重程度有关。

（3）进行性遗忘:指随着病情的发展,遗忘逐渐加重。主要见于老年性痴呆。

4. 虚构（confabulation）　在遗忘基础上,病人用未曾亲身经历过的事件来填补记忆的缺损。多见于各种原因引起的痴呆及慢性酒精中毒性精神障碍。

5. 错构（paramnesia）　在遗忘基础上,病人对过去曾经历过的事件,在发生的地点、情节、特别是在时间上出现错误回忆,并坚信不疑。多见于各种原因引起的痴呆和酒精中毒性精神障碍。

（六）智能障碍

智能(intelligence)是人们获得和运用知识解决实际问题的能力,包括获得和保持知识的能力,获得经验并运用经验的能力,应对新情景做出反应的能力,形成新概念并运用推理解决问题的能力等。它涉及感知、记忆、注意和思维等一系列认知过程。临床上常常通过检查病人的一般常识、理解力,计算力、记忆力、综合分析、概括能力等对智力水平做初步的判断。也可以通过标准化智力测验对其智商进行定量测评。智能障碍可分为精神发育迟滞及痴呆两大类型。

1. 精神发育迟滞（mental retardation）　是指先天或发育成熟以前(18岁以前),由于各种致病因素影响智能发育所导致的智力低下和社会适应困难的状态。随着年龄增长,病人的智力水平可能有所提高,但还是明显低于正常的同龄人。影响智能发育的原因包括遗传、营养缺乏、感染、中毒、缺氧、脑外伤、内分泌异常等。

2. 痴呆（dementia）　是指智力发育成熟以后,由于各种原因损害原有智能所造成的智力减退状态。痴呆病人往往有脑器质性病变基础,如脑外伤、脑缺氧、颅脑感染、脑血管病变等。临床主要表现为记忆力、计算力、理解力、分析判断力、工作和学习能力下降或丧失,甚至生活不能自理,并伴有情感淡漠、行为幼稚及本能意向亢进等精神症状。根据大脑病理变化的性质和所涉及的范围大小的不同,可分为全面性痴呆、部分性痴呆和假性痴呆。

(1)全面性痴呆:表现为大脑弥散性损害,智能活动的各个方面均受到损害,从而影响病人全部精神活动。常出现人格的改变,定向力障碍及自知力缺乏。多见于老年性痴呆和麻痹性痴呆等。

(2)部分性痴呆:大脑的局部发生病变侵袭,病人可只产生记忆力减退,理解力削弱,分析综合困难等,但其人格仍保持良好,定向力完整,有一定的自知力。可见于脑外伤后痴呆和血管性痴呆的早期。

(3)假性痴呆:在强烈的精神创伤后,部分病人可产生一种类似痴呆的表现,而大脑组织结构无任何器质性损害。经治疗后,痴呆表现易于消失。见于分离性障碍和应激障碍等。

1)刚赛综合征:又称心因性假性痴呆,即对简单问题给予近似而错误的回答,给人以故意做作或开玩笑的感觉。如病人对简单的计算如 2+3 = 4 给以近似回答,病人将钥匙倒过来开门,但对某些复杂问题反而能正确解决,如能下象棋、打牌等,一般生活问题都能解决。

2)童样痴呆:以行为幼稚、模拟幼儿的言行为特征。即成人病人表现为类似儿童稚气的样子,学着幼童讲话的声调,称自己才 4 岁,逢人就称阿姨、叔叔。

(七)定向力障碍

定向力指个体对时间、地点、人物以及自身状态的认识能力。前者称为对周围环境的定向力,包括时间定向、地点定向和人物定向,后者称为自我定向力。

定向力障碍(disorientation)是指对环境或自身状况的认识能力丧失或认识错误。定向力障碍是意识障碍的一个重要标志,但有定向力障碍不一定有意识障碍,如老年痴呆病人可以定向力障碍,但意识清晰。精神分裂症病人在妄想体验下,可在意识清晰状态下出现定向力障碍。

(八)意识障碍

意识(consciousness)是指个体对周围环境及自身状态的感知清晰程度及认识反应能力。大脑皮质及网状上行激活系统的兴奋性对维持意识是起着重要作用。意识障碍(disorder of consciousness)时可表现为:意识清晰度的降低、意识范围缩小及意识内容的变化。常见的意识障碍包括:

1. **嗜睡** 意识清晰度水平的轻微降低。表现在安静环境下病人经常处于睡眠状态,接受刺激后可以立即觉醒,并能进行简单应答,停止刺激后病人又入睡。

2. **混浊** 意识清晰度轻度受损。病人反应迟钝、思维缓慢,注意、记忆、理解都有困难,对周围环境定向障碍,能回答简单问题,但对复杂问题则茫然不知所措。此时吞咽、角膜及对光反射存在,可出现强握、吸吮等原始反射。

3. **昏睡** 意识清晰度水平较混浊更低,病人环境及自我定向力均丧失,没有言语功能。病人对一般刺激没有反应,只有强烈刺激才引起防御性反射,如以手指压迫病人眶上缘内侧时,可引起面肌防御反射。此时角膜、睫毛等反射减弱,对光反射、吞咽反射仍存在,深反射亢进,病理反射阳性。可出现不自主运动及震颤。

4. 昏迷 意识完全丧失,以痛觉反应和随意运动消失为特征。对任何刺激均不能引起反应,吞咽、防御反射,甚至对光反射均消失,可引出病理反射。

5. 朦胧状态 病人意识清晰度降低同时伴有意识范围缩小。病人在狭窄的意识范围内,可有相对正常的感知觉,以及协调连贯的复杂行为,但除此范围以外的事物都不能进行正确感知。病人表情呆板或迷惘,联想困难。精神检查能发现有定向障碍,片断的幻觉、错觉、妄想以及相应的行为。常忽然发生,突然中止,反复发作,持续数分钟至数小时,事后遗忘或部分遗忘。

6. 谵妄状态 病人在意识清晰度降低的同时,出现大量的错觉、幻觉,以幻视多见,这些视幻觉及视错觉的内容多为生动而鲜明的形象性的恐怖性场景,如凶猛的野兽、打斗场景等,在此影响下,病人常产生紧张、恐惧情绪反应,出现喊叫、逃跑等不协调性精神运动性兴奋。病人思维联想困难,可有片断妄想。病人对周围环境定向力丧失,部分病人可有自我定向力障碍。谵妄状态往往有昼轻夜重的规律,一般持续数小时至数日,意识恢复后可以部分或完全遗忘。

7. 梦样状态 在意识清晰程度降低的同时伴有梦样体验。病人外表好像清醒,实则完全沉湎于幻觉妄想中,与外界失去联系,如同做梦。但对其幻觉内容过后并不完全遗忘。持续数日或数月,恢复后对梦样内容能够部分回忆。

(九)自我意识障碍

自我意识(self-consciousness)指个体对自身精神状况或躯体状况的认识。常见的自我意识障碍有以下几种:

1. 人格解体 指病人感到自身已有特殊的改变,甚至已不存在了。有的病人感到世界正在变得不真实,或不复存在,称为现实解体或非现实感。有些病人感到自己丧失了与他人的情感共鸣,不能产生正常的情绪或感受。多见于抑郁症,也见于精神分裂症和神经症性障碍。

2. 双重人格 指病人在不同的时间体验到两种不同的心理活动,有着两种截然不同的精神生活,是自我单一性的障碍。除了自我以外,病人感到还有另一个"我"存在,或者病人认为自己已经变成了另一个人。常见于分离性障碍、精神分裂症。

3. 自知力缺乏(lack of insight) 又称或内省力缺乏,是指病人对自身疾病的判断和认识能力的缺乏。病人能正确认识自己的精神病理现象称为"有自知力",病人不能认识自己精神病理现象是病态,称为"无自知力",介于两者之间者,称为"有部分自知力"。评判自知力是临床上进行精神疾病诊断、鉴别诊断、预测疗效、判断预后的一个必不可少的重要指标。

理论与实践　　　　　判断有无自知力的四条标准:①病人是否意识到别人认为他有异常的现象;②病人是否自己认识到这些现象是异常的;③病人是否认识到这些异常现象是自己精神疾病所致;④病人是否意识到这些异常现象需要治疗。

三、情感障碍

情感(affection)和情绪(emotion)在精神医学中常作为同义词,是指个体对客观事物的主观态度及其产生相应的内心体验。两者有区别也有联系,情感主要指与人的社会性需要相联系的体验,具有稳定性、持久性、深刻性,不一定有外在的表现,如爱与恨、道德感和审美感等;情绪则是与人的自然属性需要相联系的体验,具有变化性、暂时性、外在性,如喜、怒、惊、恐等。一般说来,情感会通过情绪表现出来;反过来,情绪的表达又受到情感的制约。在精神病学中,情感和情绪往往作为同义词使用。情感障碍(affective disorder)主要包括:

1. **情感高涨** 是正性情感活动的明显增强。表现为不同程度的,与环境不相符的病态喜悦,自我感觉良好,整日喜笑颜开,说话眉飞色舞,表情丰富。由于高涨的情感与其他精神活动比较协调,与周围环境保持一定的联系,故有较强的感染性,易于引起周围人的共鸣。多见于躁狂发作。

2. **欣快** 是在智能障碍基础上出现的与周围环境不协调的愉快体验。病人整日乐呵呵,似乎很幸福,但往往给人以刻板单调、愚蠢呆傻的感觉。

3. **情感低落** 是负性情绪活动的明显增强。表现为愁眉苦脸、唉声叹气、度日如年,生活无望,严重时可因悲观绝望而出现自杀企图及行为。多见于抑郁发作。

4. **情感淡漠** 是指对外界刺激缺乏相应的情感反应和内心体验。表现为面部表情呆板,对周围的事漠不关心,甚至与自己切身利益关系的事也无动于衷。多见于晚期精神分裂症。

5. **焦虑** 是指在缺乏相应的客观因素情况下出现的内心不安状态。病人表现为顾虑重重、坐立不安、紧张恐惧,严重时可表现捶胸顿足,惶惶不可终日,似有大祸临头的感觉。焦虑常伴有心悸、出汗、手抖、尿频等自主神经功能紊乱症状。多见于焦虑症。

6. **恐惧** 是指面临某种事物或处境时出现的紧张不安反应。正常人也会在遇到危险处境时产生恐惧,病态的恐惧是与现实威胁不相符的过分紧张害怕反应,常伴有回避行为和明显的自主神经功能紊乱症状,如心悸、气短、出汗、四肢发抖等。多见于恐怖症。

7. **情感不稳定** 病人的情感稳定性差,情感反应极易从一个极端波动到另一极端,喜怒无常。多见于脑器质性精神障碍。

8. **易激惹** 病人对刺激的反应性增高,轻微刺激即可引起强烈的不愉快情感反应,如暴怒发作。多见于疲劳状态、人格障碍、神经症、躁狂发作、脑器质性精神障碍。

9. **情感倒错** 指情感表现与其内心体验或处境明显不协调,甚至截然相反。如精神分裂症病人陈述被追杀时,并没有相应的紧张害怕情绪反应;获悉父亲去世时,却说笑不止。见于精神分裂症和分离性障碍等。

10. **情感矛盾** 病人在同一时间内对同一人或同一事物产生两种截然相反的情感体验,但病人并不感到这两种情感互相矛盾和对立,没有苦恼或不安。多见于精神分裂症。

四、意志障碍

意志是指人们自觉地确定目标,并克服困难用自己的行动去实现目标的心理过程。意志与认识活动、情感活动及行为紧密相连而又相互影响。认识过程是意志的基础,而人的情感活动则可能成为意志行动的动力或阻力。在意志过程中,受意志支配和控制的行为称作意志行为。常见的意志障碍有以下几种:

1. **意志增强** 指意志活动增多。在病态情感或妄想的支配下,病人可以持续坚持某些行为,表现出极大的顽固性。例如有嫉妒妄想的病人坚信配偶有外遇,而长期进行跟踪、监视、检查;有疑病妄想的病人到处求医;在夸大妄想的支配下,病人夜以继日地完成自己的"事业"或"发明创造"等。见于躁狂发作、偏执型精神分裂症和妄想性障碍等。

2. 意志减退 指意志活动的减少。病人表现出动机不足,缺乏积极主动性及进取心,对周围一切事物无兴趣,不愿活动,工作学习感到非常吃力,严重时卧床不起,日常生活难以自理。常见于抑郁发作及精神分裂症。

3. 意志缺乏 指意志活动缺乏。表现为对任何活动都缺乏动机和要求,生活处于被动状态,处处需要别人督促和管理。严重时行为孤僻、退缩,甚至对进食、排泄的本能要求也没有。意志缺乏常伴有情感淡漠和思维贫乏。多见于精神分裂症慢性衰退期及痴呆病人。

4. 矛盾意向 指对同一事物同时出现两种完全相反的意向,但病人并不感到这两种意向的矛盾和对立,没有痛苦感。如病人为先迈左脚还是右脚的问题不能出门。多见于精神分裂症。

五、动作与行为障碍

动作指简单的随意和不随意的运动,如点头、弯腰。行为则指为达到一定目的而进行的复杂随意运动,它是一系列动作的有机组合。一定的行为反映一定的思想、动机和目的。但这两个词常被合用或互为通用。精神障碍病人由于认知、情感和意志等活动的障碍,常导致动作和行为的异常,称为动作行为障碍,又称精神运动性障碍,包括精神运动性兴奋和精神运动性抑制。

(一)精神运动性兴奋(psychomotor excitement)

1. 协调性精神运动性兴奋 病人动作和行为的增多且与思维、情感、意志活动协调一致,也与周围环境保持密切联系。病人整个精神活动是协调的,行为有目的性,可以被人理解。多见于躁狂发作。

2. 不协调性精神运动兴奋 病人动作和行为增多且与思维、情感、意志活动不相协调,脱离周围环境。病人整个精神活动是不协调的,动作单调杂乱,缺乏动机及目的,令人难于理解。如精神分裂症青春型兴奋时表现的愚蠢幼稚行为,装怪相、做鬼脸等。意识障碍时也可出现不协调兴奋,如谵妄状态。

(二)精神运动性抑制(psychomotor inhibition)

1. 木僵 指动作行为和言语活动的完全被抑制。病人表现为不言、不动、不饮、不食,肌张力增高,面部表情固定,对刺激缺乏反应,常保持一种固定姿势,甚至大小便潴留。可见于抑郁发作、应激障碍、脑器质性精神障碍、精神分裂症。

2. 蜡样屈曲 在木僵基础上,病人出现肢体任人摆布,即使把他摆成一个很不舒服的姿势也能较长时间似蜡塑一样维持不动。如将病人头部抬高似枕着枕头的姿势,病人也不动,可维持很长时间,称为"空气枕头",此时病人意识清楚,病好后能回忆。多见于紧张型精神分裂症。

3. 缄默症 是语言活动的明显抑制。病人缄默不语,也不回答问题,有时可以以手示意或文字交流。多见于分离性障碍和精神分裂症。

4. 违拗症 病人对于他人要求加以拒绝。如要他躺下,病人却站立,病人做出与对方要求完全相反的行为称为主动性违拗；如拒绝别人的一切要求称为被动性违拗。多见于紧张型精神分裂症。

（三）其他特殊动作

1. **刻板动作** 病人机械刻板地反复重复某一单调动作，常与刻板言语同时出现。如反复解纽扣等。常见于精神分裂症。

2. **模仿动作** 病人毫无意义的模仿别人动作，常与模仿言语同时出现。常见于精神分裂症。

3. **作态** 病人做出一些古怪的、愚蠢的、幼稚的动作、姿势与表情。如做鬼脸，扮怪相。常见于精神分裂症。

4. **强迫动作** 指病人明知没有必要，却难于克制而去重复的做某个动作，如果不去重复，病人就会产生严重的焦虑不安。如强迫性洗手、强迫性检查门锁、强迫性计数等。强迫动作常与强迫思维有关。常见于强迫症。

（吕春明）

学习小结

1. 虽然大多数所谓功能性精神障碍，目前还没有发现明确的病因，但是精神障碍与其他躯体疾病一样，均是生物、心理、社会文化因素相互作用的结果，不同精神障碍其生物、心理、社会文化因素起的作用和地位有所不同。

2. 目前精神障碍的分类主要依据症状学分类原则，其诊断标准是将疾病的症状按照不同的组合，以条理化形式列出的一种标准化条目。由于大多数精神疾病的病因不清，因此，常常采用按疾病症状严重性的排列方式分主次。

3. 精神障碍的表现复杂多样，临床特点也不尽相同，精神症状有其共同特点，识别精神症状是评估精神疾病的基础，也是医护人员的临床基本技能。

复习参考题

1. 如何判定某一精神活动是否异常？

2. 精神症状的评估要点有哪些？

3. 精神症状有哪些特点？

4. 简述错觉和幻觉的概念和两者的区别。

5. 简述主要思维形式障碍的概念及临床意义。

6. 试述妄想的定义和主要特征。

7. 简述自知力缺乏的概念和临床意义？

8. 简述精神运动性兴奋和精神运动性抑制的主要临床表现。

第三章　精神障碍的护理技能

3

第一节　精神障碍的基本护理技能

问题与思考　　　某精神科病房一位精神分裂症病人问护士是否听到了某位(不存在的)男人正在跟他讲话的声音?

思考: 如果你是精神科护士怎样回答病人是最好的?

精神科护理的对象是各种精神障碍病人,他们的心理过程往往发生紊乱,思维脱离现实,情感不协调,言行怪异,严重者可有自伤、自杀、伤人、毁物等行为,并且他们大都对疾病缺乏认识,不愿意接受治疗和护理,难以建立信任的治疗关系,因此如何与病人建立良好的关系、观察与记录病人病情是精神科护士必须具备的基本护理技能。

一、治疗性护患关系的建立

(一)建立治疗性沟通关系的要求

1. **正确认识精神病和精神病病人**　精神病是一种疾病,由于各种原因导致的大脑功能紊乱。精神病病人会有一些离奇怪异行为或荒诞不经的表现,都是疾病表现,就像躯体疾病的症状和体征表现一样,无好坏之分,无对错之别,与个人品德无关,不能以常人的标准来评判。

2. **了解掌握病人的基本情况**　护士与病人接触必须首先详细了解病人的基本情况,根据病人的不同特点,采取适当的交流方式与病人接触,使病人愿意接受护理服务,达到治疗、护理的目的。

3. **尊重病人的人格**　尊重病人是沟通的基础,护士不仅需要从心理上尊重病人,更需要从沟通的过程中表现出对病人的尊重,表达尊重主要体现在对病人的关注、倾听和适当的反馈上。在护患交流中护士应以真诚和尊重的态度与沟通对象建立良好和谐的沟通关系。

4. **尊重病人的隐私权**　护士与病人及家属的接触时间较多,比其他医务人员有更多机会发现和了解病人的生活隐私。无论是病人主动向护士披露的,还是护士无意中发现的,护士都应当秉承保密原则。由于中国传统文化对于"隐私"的理解偏于狭义(多集中在个人生活私密方面),对于生病及其医疗过程的有关事情通常不认为是"隐私",因而不注意保密。特别在精神科,病人的隐私权往往会被侵犯。因此,护士一定要将病人的诊断、治疗过程与其他生活方面的隐私同样看待,恪守保密原则,不在医疗护理范围之外进行扩散。

5. **体会病人的心境**　在为病人服务的过程中,护士要从病人细小的行为中进行观察,理解并体会病人的内心痛苦,设身处地为病人着想,尽量满足病人的合理需求。体会病人心境,站在病人角度考虑问题是发展建立治疗性沟通关系的基础。

6. **保持持续性和一致性的态度**　持续性是指病人在住院期间内有相对固定的护士与其经常性地接触沟通,使其得到关心、支持、安慰。一致性是指护士对同一病人应前后一致或对不同病人始终以一样的真诚态度接纳、对待;一致性还指病区内护士都要以一致性方式处理病人的问题,都要以接纳、真诚的态度对待病人。这将有利于建立和发展良好的护患关系。

7. **树立良好的护士形象**　在日常的护理工作中,护士应加强自身修养,树立良好的自身形象。做到精神饱满、态度和蔼、举止文雅、仪表整洁,这样会给病人被尊重的感觉,使病人感到亲切、愉快、舒适,从而增加病人的信赖感和安全感。同时护士还应具有高度的预见性和敏锐的观察力,及时发现并解决问题,防范意外的发生。

（二）建立治疗性沟通关系的过程

沟通是人与人之间的信息传递和交流过程,包括意见、情感、观点、思考的交换过程,以此取得彼此间的了解、信任及良好的人际关系。护患沟通有助于了解病人的身心状况,向病人提供正确的信息,是实现护士为病人服务,减轻病人身心痛苦,创造良好身心状态的需要,同时也是密切护患关系,增进相互间的理解、支持与配合,提高治疗护理效果的需要,这些作用相辅相成。护患沟通的过程分为以下阶段:

1. **准备与计划阶段**　此阶段主要是了解病人的基本情况、明确交流目的和内容、制订交流的提纲、提供适于交流的环境等。但要注意避免对交谈对象有任何预定的设想,或对交谈的结果抱有固定的期望。

2. **沟通开始阶段**　此阶段首要的沟通目的是建立护患之间的相互信任关系。从打招呼开始,不要以床号招呼病人或直呼其名,可以询问病人平时别人怎样称呼他的,主动介绍自己,并向病人说明本次交谈的目的及所需时间,告诉病人在交谈过程中,希望他随时提问和澄清问题。另外一个重要目的是通过仔细地观察和耐心地倾听,初步了解病人的核心问题和需求,同时运用共情来理解其问题和需求。

3. **沟通进行阶段**　此阶段是治疗性沟通的主要阶段,几乎所有的沟通技巧在这个阶段都有所运用,是建立良好护患关系的关键所在。

(1)提问:护士可提出一些开放式的问题启发病人谈话,如"你哪里不舒服呀?"等。为了使病人便于理解和回答,一次只提问一个问题,并把问题说得简单清楚些,而且还要根据病人的背景,用病人能了解的语言进行提问,尽量少问"为什么"的问题,以免病人因回答不出而紧张。

(2)倾听:倾听是沟通关系中建立信任的最简单有效的方法,是护士对病人所发出的信息进行整体性接收、感受和理解的最直接途径。倾听应与观察相结合,即所谓"察言观色"。倾听过程中还要恰当地反应和反馈,如变换表情和眼神,点头并配合语言回应"嗯"、"哦"、"是"等。护士专心倾听病人诉说,有利于消除病人紧张、焦虑的情绪反应,减轻病人的心理负担。倾听并不是只接受病人的语言信息,同时还应接受其通过语音语调、面部表情、身体姿势传递的非语言信息,以便全面的了解病人想要表达的真正含义,从而有针对性的帮助病人。

(3)核实:通过询问、重复、澄清来核对护士的理解和病人想要表达的意思是否一致,让病人知道你已明白他所要表达的意思。核实需要一定的技巧,除了仔细倾听和观察病人情感外,还要选择最能代表其含意和情感的词句,应用引导性的谈话,如"你看起来好像……","据我理解,您所说的是……"将病人的"言外之意,弦外之音"摆到桌面上来,使其进一步明确自己的真实情感。

(4)沉默:在沟通的过程中,沉默也是一种信息交流,是超越语言力量的一种非语言沟通方式。选择适当的时机使用沉默技巧,可以起到积极的作用,如能使病人感到护士是在真正用心地听他讲述;有助于病人宣泄自己的情感,使病人感到护士能理解他的情感,同时给其时间思考;也给护士一定的时间去组织进一步的提问及如何使交流顺利延续下去。

（5）触摸：触摸是一种无声的语言，是护患沟通的一种积极有效的方式，可以交流关心、体贴、理解、安慰和支持等情感，应在不适宜用语言表达关怀的情况下使用。触摸有多种形式，只有采用与环境场合相契合的触摸形式，才有可能得到积极的结果。护士在巡视病房时对病人的触摸行为如拍拍肩、拉拉手等，可使病人感受到一种支持、鼓励和关怀，并使他们产生安全感。

（6）共情：共情是指能够进入病人的内心世界，从他的认知角度来看事物，也就是常说的"设身处地，将心比心"。共情在护患关系中发挥着以下作用：①护士换位思考和体验，感受和理解病人的情感和需求；②护士通过言语和行为，表达对病人的感受和理解；③病人感受到护士的理解，并产生积极的反馈；④护患双方产生思想和情感的共鸣，表现为行为上的密切配合和默契。

（7）与具有不同精神症状病人的沟通技巧：①对妄想病人：启发其述说，以便了解其病情。以听为主，对病人所述之事不做肯定或否定，更不与其争辩，以避免成为病人妄想的对象，待病情好转时再帮助其认识。②对有攻击行为的病人：护理人员避免单独与病人共处一室，态度要平和，避免激惹性语言，不与病人争论，不站在病人正面，应站在病人两侧。若遇病人有冲动行为时可迅速握住病人打人的手臂，并轻拍其肩，以温和而坚定的语言劝说病人。③对消极抑郁的病人：护理人员要诱导其宣泄内心的痛苦，多安慰鼓励，启发病人回忆快乐的往事，并表示赞同和肯定。④对木僵或癔症病人：护理人员切忌在他们面前随意谈论病情，做任何治疗护理须事先向病人解释说明，获得病人的同意。⑤对缄默状态的病人：护理人员关切地静坐其身旁，让病人感到安慰和被重视。⑥对幻听病人：对病人的病态思维和感受要表示怀疑，让其知道此情况不可能存在，但态度要委婉，不必过分坚持与病人对立的关系，可以回答"我可以理解你真的听到有人在说话，但事实上没有"。有时病人会生气，认为在欺骗他，会再问别的人，经过几次验证后，病人的病态思维会慢慢动摇。所以，护士不能为讨好病人而赞同他的话。⑦对异性病人：护理人员态度要自然、谨慎、稳重，避免病人把正常的关心误认为恋情，产生麻烦。

4. **结束交谈** 顺利地结束交谈可为今后的交谈和护患关系打下良好的基础。当交谈结束时，一般先说些安慰鼓励的话，可以表示由于病人的配合，交谈很成功。相约下次交谈的时间和内容，并征求病人的意见以便改进今后工作。

二、精神障碍的护理观察

精神障碍病人的症状表现往往不是在很短时间内可以完全显露出来的，特别是重性精神障碍病人，在发病期多无自知力，对自身的不适往往缺乏相应的主诉，由于护士与病人的接触较多，有更多的机会从病人的言语、表情、行为和生命体征的观察中，及时发现病人的病情变化和治疗反应。观察是护理评估的重要手段，是沟通的基础，也是护理风险评估的开始。

（一）观察的内容

1. **一般情况** 病人的仪表、衣着和步态，个人卫生情况；全身有无外伤；生活自理的程度；饮食、睡眠、排泄及月经情况等；与周围人接触交往的态度，是主动还是被动，对人热情、冷淡还是粗暴；参加各种活动时的情况，如有无兴趣、主动性、持久性，注意力是否集中，完成的效果等；对住院及治疗护理的态度。

2. **精神症状** 有无意识障碍,如对时间、地点、人物是否正确认知;病人有无自知力;有无幻觉、妄想;有无思维中断、思维不连贯,破裂性思维和强迫观念;有无病理性情感、情感稳定性和协调性如何;有无病态行为如自杀、自伤、伤人毁物、强迫、刻板、模仿行为等精神症状;意志行为有无目的性;症状有无周期性变化等。

3. **躯体情况** 病人的一般健康状况,如体温、脉搏、呼吸、血压等是否正常;有无躯体各系统疾病或症状;有无脱水、水肿、呕吐等情况。

4. **治疗情况** 病人对治疗的合作程度;治疗效果怎样,有无药物的不良反应,如锥体外系症状、心血管系统或消化系统副作用;有无药物过敏及其他不适感。

5. **心理需求的状况** 包括病人目前的心理状况和心理需求;急需要解决的问题以及心理护理的效果。

6. **社会功能** 工作、学习、人际交往能力和日常生活能力等。

7. **安全方面** 周围环境中有无危险品,病区基本设施、医疗设备有无安全隐患;另外还要注意对家属和陪护者的观察,善于发现家庭-社会-心理因素,这对于建立良好的护患关系、预防护理风险具有很大意义。

(二)观察的方法

精神障碍病人很多时候不会叙述病情或将自己的不适归为错误的认知,因此,护士一定要主动地、有意识地观察病人。

1. **直接观察法** 通过与病人面对面交谈或通过护理体检了解病人的思维内容。也可以启发病人自己述说,从谈话中了解病人的思维是否正常,答话是否切题,通过病人的表情、动作和行为了解病人的症状,从而进一步了解病人的思想情况和心理状态。此法一般适用于意识相对清晰、交谈合作的病人。

2. **间接观察法** 是从侧面观察病人独处或与人交往时的精神活动表现。例如工娱治疗活动时观察病人的注意力是否集中,也可通过病人平时与病友接触以及探视时与亲友、家属交往的态度和谈话内容,以及病人平时写的信件、日记、诗歌、绘画等了解病人的思维内容和病情变化。这种方法适用于思维内容不肯暴露或不合作的病人,间接观察获得的信息资料是直接观察的补充。

(三)观察的要求

1. **目的性、客观性** 护士对病情的观察要有目的性,需要知道哪些方面的信息作为重点观察内容。观察到的内容要客观地进行交班与记录,不要随意加入自己的猜测,以免误导其他医务人员对病人病情的了解和判断。

2. **整体性** 一方面要对病人住院期间各个方面的表现都要了解观察,以便对病人情况有一个全面、整体、动态的掌握,及时制订或修订适合病人需要的护理计划。另一方面要对病区内所有病人进行全面观察,掌握每个病人的主要特点,对重点病人做到心中有数。

3. **针对性** 疾病阶段的不同,对病人的观察侧重点也不同。①新入院病人:要从一般情况、精神症状、心理状况、躯体情况等全面观察;②治疗初期的病人:要重点观察其对治疗的态度、治疗的效果和不良反应;③疾病发展期病人:要重点观察其精神症状及病情的动态变化;④缓解期病人:重点观察病情稳定程度与对疾病的认识程度;⑤恢复期病人:要重点观察症状消失的情况、自知力恢复的程度及对出院的态度;⑥有心理问题者要重点观察其心理反应与需求,有行为问题者重点观察行为障碍的表现与心理状态,有适应不良者应重点观察其社会适应能力障碍的表现与心理状态。

三、精神障碍的护理记录

(一)记录的要求

1. 记录前护士应认真与病人交谈了解病情,客观、真实、准确、及时、规范的记录病人的情况,记录的内容应当与其他病历资料有机结合,相互统一,避免重复和矛盾。

2. 护士接触病人过程中观察到的一些病情,要简明扼要地记录所见所闻的事实状况,最好用病人的原话记录下来,尽量少用医学术语。

3. 要字迹清楚、表述准确、语句通顺、标点正确、不漏项,使阅读者一目了然。

4. 书写过程中出现错字时,用双线划在错字上,保留原记录清楚、可辨,并注明修改时间,修改人签名。不得采用刮、粘、涂等方法掩盖或去除原来的字迹。

5. 记录完成后签全名及时间,一律使用阿拉伯数字书写日期和时间,日期用年-月-日,时间采用 24 小时制,具体到分钟。

(二)记录的方式与内容

护理记录的方式多种多样,临床上采用何种记录方式与当地医疗机构的实际情况和专科特点有关。常见的主要有以下几种:

1. **生命体征记录** 主要用于记录病人的生命体征及有关情况,项目分为眉栏、一般项目栏、生命体征绘制栏、特殊项目栏,内容包括病人姓名、年龄、性别、科别、床号、入院日期、住院病历号(或病案号)、日期、住院天数、体温、脉搏、呼吸、血压、出入量、大便次数、体重、身高、页码等。

2. **入院护理评估** 记录方式多采用表格式填写,要在病人入院 24 小时内完成。记录内容包括病人的一般资料、简要病史、精神症状、心理社会情况、日常生活与自理程度、护理体检、主要护理问题等。

3. **护理记录** 适用于所有病重、病危病人,以及病情发生变化、需要监护的病人。内容包括病人科别、姓名、年龄、性别、床号、住院病历号(或病案号)、入院日期、诊断、记录日期和时间,根据专科特点需要观察、监测的项目以及采取的治疗和护理措施、护士签名、页码等。护理记录应当根据相应专科的护理特点设计并书写,以简化、实用为原则。临床上以表格形式记录居多。

4. **健康教育记录** 记录病人通过入院、住院、出院健康教育后,病人对生活习惯、精神卫生知识、疾病知识的认识。

5. **交接班记录** 责任护士更换时,分别书写交接班记录。内容包括记录日期、姓名、性别、年龄、诊断、交班时病人情况、交班护理问题、建议护理措施、接班时病人情况、接班时护理问题、计划护理措施、签名。交接班记录应在规定的时间内完成。

6. **其他** 如护理观察量表、保护性约束观察记录、药物不良反应记录等。

四、精神障碍常用的评定量表

精神疾病的诊断主要依据临床症状,因此疾病诊断存在差异。为提高疾病诊断水平和可靠性,国内外精神病专家编制了标准化精神检查工具。因此护理人员可以借助这些标准化工具来评估病人的疾病症状。

1. **简明精神病评定量表(Brief Psychiatric Rating Scale,BPRS)** 用于评定精神障碍病人尤其是精神分裂症病人的临床症状和治疗前后的变化。此表包括18个症状条目,7级评分。

2. **阳性与阴性症状量表(Positive and Negative Symptoms,PANSS)** 用于评定不同类型精神分裂症病人症状存在与否及其严重程度。

3. **汉密顿抑郁量表(Hamilton Depression Scale,HAMD)** 是临床上评定抑郁状态时应用最为普遍的量表。这项量表由两名经过培训的评定者对病人进行 HAMD 联合检查,一般采用交谈与观察的方式,检查结束后,两名评定者分别独立评分;在治疗前后进行评分,可以评价病情的严重程度及治疗效果。

4. **汉密顿焦虑量表(Hamilton Anxiety Scale,HAMA)** 主要用于评定神经症及其他病人焦虑症状的严重程度,是精神科临床中常用的量表之一。HAMA 应由两名经过训练的评定员进行联合检查,一般采用交谈和观察的方式,待检查结束后,两名评定员独立评分。在评估心理或药物干预前后焦虑症状的改善情况时,首先在入组时评定当时或入组前周的情况,然后在治疗后2~6周后再次评定,比较焦虑症状严重程度和症状谱的变化。

5. **治疗副反应量表(Treatment Emergent Symptom Scale,TESS)** 包括常见的不良症状和体征,又包括若干实验室检查结果。

6. **社会功能量表(Social Functional Rating Scale,SFRS)** 主要对"社会功能缺陷筛选表"和"日常生活能力量表"作修订后编制。

7. **护士用住院病人观察量表(Nurses' Observation Scale for Inpatient Evaluation,NOSIE)** 用于临床护士对精神病人的病情观察。适用于住院的各类精神病人。

第二节 精神障碍病人的基础护理

一、日常生活护理

精神障碍病人由于疾病的原因,往往生活懒散、不知清洁,个人生活自理能力下降甚至丧失。因此,日常生活护理是精神科护理工作重要内容。

(一)重视卫生宣教

经常向病人宣传个人卫生和防病知识,制订有关卫生制度,开展个人卫生的评比活动、促进病人养成卫生习惯,鼓励病人自行料理,搞好个人卫生。

(二)口腔、皮肤及毛发卫生护理

1. 督促、协助病人养成早、晚刷牙的卫生习惯。对昏迷、木僵、行为紊乱、兴奋躁动等生活不能自理的病人,予以口腔护理。

2. 对新入院病人做卫生处置,洗澡、更衣、剪指甲等。检查皮肤有无损伤及皮肤病、寄生虫等,并及时做相应处理。

3. 督促病人饭前便后洗手,每日梳头、洗脸、洗脚,女性病人清洗会阴。定期洗澡、洗发、理发、剃须、修剪指甲。生活自理困难者,由护士协助或代为料理。

4. 女性病人在月经期经常有病情波动,护士应注意观察月经来潮与精神症状的关系,督促病人自理或代为料理月经卫生。

5. 卧床病人定时翻身、按摩受压部位皮肤,帮助肢体功能活动,保持床单位的整洁,防止压疮发生。

(三)排泄护理

1. 大小便不能自理者,尤其是痴呆、慢性衰退的病人,要摸索其大小便规律,同时加强训练与督促,定时陪伴病人如厕或给予便器。便湿衣裤时,要及时更换,并用温水洗净臀部。

2. 病人因服抗精神病药物易出现便秘、尿潴留等药物副反应,因此护士要注意观察病人的排泄情况,发现异常及时处理。督促病人多饮水、多活动、多食蔬菜水果,以预防便秘。发现病人尿潴留时,应在明确排除躯体疾患后给予诱导排尿(如听流水声、按摩膀胱、用温水冲洗会阴或下腹部热敷等),必要时遵医嘱导尿。

(四)衣着卫生护理

1. 要经常关注病人的衣着,根据天气冷暖及时督促和帮助病人增减衣服,以免受凉或中暑。

2. 每天有专人检查病人衣裤、鞋袜是否整洁、舒适,定期更衣,随脏随换,衣扣脱落及时缝补。

3. 对于不愿穿衣、穿鞋的病人要耐心说服并协助穿上。

4. 允许病人适当修饰,尤其是病情缓解、康复待出院病人,这样有利于提高病人生活情趣,增强病人的自尊、自信。

二、饮食护理

精神障碍病人由于受精神病症状支配,常可出现多种多样的饮食障碍,如不知饥饱、暴饮暴食、抢食、拒食、挑食、厌食、捡拾脏物甚至吞食异物以及因疾病或药物副作用导致吞咽困难或噎食。病人因进食少或不能进食,而不能耐受精神药物作用,致使治疗难以维持。因此,要使病情各异的精神障碍病人正常有序地进食,是精神科护理中非常重要的一项工作。

(一)进餐前的准备

1. **进餐环境** 餐厅环境要整洁、明亮、宽敞,要维持好餐厅秩序。

2. **餐具** 清洁消毒的餐具每人一套,以不锈钢或塑料制品为宜。统一保管,用时发放,用后及时收回,清点数量,清洁消毒。

3. **病人** 饭前督促病人洗手,生活能自理、合作的病人进餐时要依次排队领餐,排队时要避免相互拥挤,防止烫伤。

(二)进餐形式与安排

1. **进餐形式** 一般采用集体用餐(分餐制)方式,有利于调动病人进食情绪及消除病人对饭菜的疑虑,也有利于护理人员全面观察病人进餐情况。

2. **进餐安排**　分别设置普通桌、特别饮食桌、重点照顾桌,病人定桌定位入座,专人看护,便于维持就餐秩序和及时发现缺席者。

(1)普通桌:供大多数合作或被动合作的病人就餐,给予普通饮食。

(2)特别饮食桌:供少数有躯体疾病或宗教信仰不同对饮食有特别要求的病人就餐。

(3)重点照顾桌:安排老年人、吞咽困难、拒食、藏食、生活自理困难需喂食者,专人照顾。

(4)重症病人于重症室内床边进餐。

(三)进餐时的观察与护理

1. 在进餐过程中,护士分组负责观察,要观察进餐时秩序、进食量、进食速度。防止病人倒食、藏食,重点防范病人用餐具伤人或自伤。巡查有无遗漏或逃避进餐的病人,并时时提醒病人,细嚼慢咽,谨防呛食窒息。

2. 对年老或药物反应严重、吞咽动作迟缓的病人给予软食或半流食,由专人负责,酌情为病人剔去骨头。进餐时切勿催促,给予充分时间,必要时予以每口小量喂食。

3. 对抢食及不知饥饱的病人,应单独进餐,可分量分次配给,并劝其放慢进食速度,以免因进食过快发生噎食。并适当限制进食量,以防过饱发生急性胃扩张等意外。

4. 对于暴饮暴食的病人,要向其宣讲饮食卫生,适当限制饮食量,逐步改进不良习惯。

5. 对欲吞食异物的病人,要重点看护,外出活动需专人看护,必要时予以隔离。

6. 对病人家属或亲友送来的食品,清楚标注病人姓名,存放于专用食品柜内统一保管,注意检查是否变质,按时按量发放给病人。

7. 对进食不主动、拒食病人,要寻找原因,对症处理。必要时给予鼻饲或静脉补液,并作进食记录,重点交班。

三、睡眠护理

对精神障碍病人来讲,睡眠障碍几乎人人都有,睡眠的好坏预示着病人病情的好转、波动或恶化。严重的失眠可使病人焦虑、烦躁、苦恼,甚至发生意外。因此,保证精神障碍病人的睡眠是稳定病人情绪,巩固治疗效果的前提。

(一)创造良好的睡眠环境

保持病室清洁整齐,空气新鲜,温湿度适宜,光线柔和。床单要干燥、整洁,冷暖适度,使病人感觉舒适。保持周围环境安静,如有兴奋躁动病人安置于隔离室,并及时给予对症处理,以免影响其他病人的睡眠。病房内不要大声喧哗,工作人员做到说话轻、走路轻、操作轻、开关门轻。

(二)安排合理的作息制度

为病人制订合理的作息制度并督促执行,白天尽量组织病人参加适宜的工、娱、体活动,有利于夜间正常的睡眠。

(三)加强巡视严防意外

护士要勤巡视到床头,仔细观察病人睡眠情况,包括睡眠姿势、呼吸音,是否入睡等,要善于发现伴装入睡者,尤其对有自杀意念的病人做到心中有数,及时做好安眠处理,防止意外。

（四）加强未入眠病人的护理

护士要体谅病人因失眠而带来的痛苦心情,予以精神安慰,指导病人运用放松方法转移注意力,帮助病人分析失眠原因,遵医嘱给予对症处理。

四、安全护理

安全护理是精神科护理工作的重中之重,护士要有高度的安全意识,随时警惕不安全因素,谨防意外的发生。

（一）掌握病人病情，有针对性地防范

护士要熟悉病人的病情、诊断,了解病史,对有严重自杀、冲动、伤人、外走企图和行为的病人及生活不能自理、新入院、意识障碍的病人,要心中有数,限制在护士视线范围内活动,密切观察病情变化,因病情需要必须外出时应有专人看护,防止意外的发生。

（二）加强安全管理，做好安全检查

1. 环境安全管理　要求病区所有门窗必须牢固,不能让病人翻出;工作区各室及治疗室、配餐室等场所应随时上锁。室内无易碎物品,墙上无暴露的钉子、电线,电源插座有保护装置等。

2. 危险品的管理　严格执行危险品管理检查制度,如新入院、外出返回、探视后回病房等,都要对病人所带物品进行检查。办公区因工作需要使用的刀、剪、针线、体温计、约束带等物品必须定点加锁放置,每班清点交接。病人使用指甲刀、针线时,必须在护士监督下进行。

3. 做好家属的安全知识宣教工作　如告知家属在探视时不要带入危险物品;在接触病人时避免有刺激病人的语言和行为,以免病人受刺激有情绪冲动和危险行为,引导他们理解和配合安全管理工作。

（三）严格执行护理常规和工作制度

护士要严格执行各项护理常规及工作制度,如查房时要到床头;服药时要确认病人服下后方可离开;约束病人要定时更换体位,观察肢体血液循环情况。凡有病人活动的场所,都应有人按时巡视,重点病人不离视线。

理论与实践　　　　　《约束带使用技术操作》评分标准

科室:_____　　姓名:_____　　　得分_____

项目	总分	技术操作流程及标准	评分等级				实际得分	备注
			A	B	C	D		
操作前准备	10分	1. 着装整洁, 洗手, 戴口罩	3	2	1	0		
		2. 用物准备: 约束带 2～4 根, 肩部约束带 2 根, 膝部约束带 1 套, 垫衬 6～8 根, 洗手液, 记录本, 笔（少一项扣 0.5 分）	3	2	1	0		
		3. 熟悉病情, 严格掌握适应证（不了解病情, 无医嘱扣 5 分）	5	4	3	2		

项目	总分	技术操作流程及标准	评分等级				实际得分	备注
			A	B	C	D		
操作流程	80分	1. 携用物至床旁，核对床号、姓名。向病人解释约束的目的，争取病人配合	5	4	3	2		
		2. 根据病情，选择合适的约束部位（未做不得分）	5	4	3	2		
		3. 选择干净柔软的垫衬，置于病人被约束部位（未做扣2分）	5	4	3	2		
		4. 将约束带打双套结，套于垫衬上，松紧适宜，以能伸进1~2横指为宜；再打一结使手腕不易脱出（未做不得分）	10	8	6	4		
		5. 将约束带固定于床上，不得让病人的手触及打结处及约束带的另一端（不符合要求不得分）	5	4	3	2		
		6. 整理床铺，使病人平卧，四肢舒展卧位舒适	5	4	3	2		
		7. 检查被约束部位的血液循环情况，安抚病人，整理用物，洗手	5	4	3	2		
		8. 进行约束登记，包括约束时间、部位、约束带数目，执行人签名，并交班	5	4	3	2		
		9. 膝部固定法：选择干净柔软的垫衬置于腘窝及两膝之间；将约束带横放于两膝上，两头各缚住膝关节，松紧适宜；将约束带两端系于床沿	15	11	7	3		
		10. 肩部固定法：选择干净柔软的垫衬置于腋窝；将袖筒套于病人两肩上，两袖筒上的细带在胸前打结固定，松紧适宜；将两条宽长带固定于床头，必要时将枕头横立于床头 约束后步骤与6、7、8相同	20	15	10	5		
评价	10分	1. 约束有效，病人安全	3	2	1	0		
		2. 操作熟练，约束带松紧适宜，约束部位血运良好；（过松或过紧扣2分）	5	4	3	2		
		3. 操作过程中注意关心、安抚病人，减轻紧张情绪	2	1	0	0		

五、药物依从性护理

药物治疗是精神科主要治疗方法之一，无论是住院治疗还是家庭治疗，缺乏自知力的病人常不配合治疗，如何采取科学规范的护理措施以落实治疗方案，这即是取得满意疗效的重要保障,也是精神科护理工作的重要内容。有关药物依从性的护理详见第五章。

第三节　精神障碍病人康复训练护理

一、精神障碍病人各治疗期的康复措施

（一）急性治疗期的康复措施

各类精神障碍病人都存在不同程度的功能障碍,从急性到慢性的疾病发展过程中也是病人功能障碍发展的过程,因此,改善功能障碍的措施尽可能从急性期即精神障碍诊断的确定开始,康复工作开始越早,预防残疾发生的机会就越大。病人确诊后,根据病人的具体病情对病人进行技能训练,鼓励病人参加集体活动,教会病人应对症状的技巧,提高和恢复人际交往能力等,这样才能收到更好的效果。

（二）巩固治疗期的康复措施

病人病情缓解后,即进入了巩固治疗期,根据病人具体情况进行独立生活技能训练,如在护士指导下整理床铺、整理自己的储物柜等,提高病人的自我照顾能力,为以后回归社会做准备。

（三）维持治疗期的康复措施

巩固治疗结束后进入维持治疗期,这时候病人的病情趋于稳定,处于缓解状态,治疗的重点是预防复发、恢复社会功能。如训练病人学习、就业行为、社会交往及业余活动安排等的训练,主要是培养病人的社会适应能力。

在精神障碍病人康复训练护理的过程中要注意对病人家属指导和帮助,避免病人产生依赖,尽可能地发挥病人的主观能动性,而不要对病人的一切代替包办。

二、精神障碍病人的康复步骤

（一）精神康复的评估

康复训练护理要根据病人的病情及需要,因此首先要进行评估。了解病人既往的经历、疾病情况、目前的社会功能水平、支持系统及病人对疾病和未来的态度和期望。

1. 行为评估　康复前对病人的行为进行评估,因为康复的目的之一是纠正病人的不良行为,建立良好的行为模式。要评估与行为发生有密切关系的环境条件、个人情况、知识水平以及年龄、性别等因素,根据行为出现的时间、地点、频度、不同文化背景等来判断病人行为是否正常。临床上常用一些症状评定量表进行评估,如 BPRS、SANS、SAPS 等。

2. 社会功能评估　是制订病人康复计划的依据,是康复过程的基本环节。常用量表如用于评定病人的社会适应能力的独立生活技能调查表,专门为评定精神疾病的康复效果而设计的,代表着精神障碍病人的总体功能水平的康复状态量表。

3. 躯体障碍和人际关系评估　康复评估时要注意评估病人是否合并躯体疾病。因为病人的精神状态、社会功能和生活质量也会受到躯体疾病的影响。同时,还要评估病人的人际关

系情况,包括家庭关系及其他社会关系。

（二）制订康复计划

康复计划要根据病人家庭、社会对病人要求以及病人实际存在的能力来确定,并要与病人达成共识。计划中的目标要明确,并有利于实际操作,如一位长期住院的精神疾病病人,起床后不会叠被,那么这位病人的康复目标是学会叠被。

（三）确定康复进程

首先根据病人的功能损害情况,制订出符合实际情况并具有可行性的康复干预措施,使病人获得最佳的改善机会。康复措施不宜过多,以不超过4~5项较为合适。定出实现康复目标的时间表及具体康复步骤后,并按计划执行。执行的过程中对康复疗效进行观察。对观察结果进行小结,确认康复计划的合理性;如有不足,要重新修订完善,从而保证整个康复训练的有效性。结束后进行下一轮的康复进程。

三、精神康复的基本内容

（一）生活行为的康复训练

目的是训练精神障碍病人逐步适应生活环境的技能,使精神障碍病人掌握基本的维持日常生活与活动的行为技能,其次是娱乐与社交活动等能力。

1. **日常生活与活动技能训练**　此类训练主要针对病期较长的慢性衰退型精神障碍病人。

（1）一般情况下,此类病人往往表现情感淡漠、行为退缩、活动减少、生活疏懒;严重者完全不能自理生活,甚至躯体状况及身体运动机能也处于衰弱状态。因此,训练重点是个人卫生与生活自理能力,如洗漱、穿衣、饮食、排便等活动。

（2）训练以手把手督促的形式,且坚持每日数次,结合适当的奖励刺激。通过2~3周的训练,多数病人会有明显效果。但必须持之以恒,一旦失去督促或定期刺激,这种改变会很快消退。

（3）为有效矫正精神障碍病人的缺陷并传授新的技能,临床上常用代币强化法来训练,即当病人的行为符合要求时发给筹码,病人可用所得的筹码换取物品或做想做的事,如打电话、外出活动、周末回家、到病房外散步或换取日用品等;但若病人的行为违反或不符合训练要求时,则收回筹码。这种反复的奖惩刺激,可促使精神障碍病人学习和建立适当的行为模式,对改善病人继发性精神残疾起到促进作用。

2. **文体娱乐活动训练**　主要是培养精神障碍病人参与群体活动,扩大交往接触面,达到提高生活情趣、促进身心健康的目的。娱乐活动训练不但可以丰富病人的住院生活,还可减少住院带来的约束感,孤独感和思家情绪。

（1）训练项目包括一般游乐与观赏活动,如音乐疗法;含有学习与竞技的参与性活动,如歌咏、舞蹈、体操、绘画、乐器演奏、球类比赛及其他体育竞赛等。

（2）组织文体娱乐活动时,要根据病人病情、病种有所区别,如行为退缩、孤独的病人可安排参加集体游戏,以激发他们的兴趣,加强病人间的合作精神和整体观念,改善社交能力;躁动不安、有妄想幻觉的病人组织收听轻音乐或看喜剧电影等。

（3）鼓励病人根据兴趣爱好去参与各种活动,可改善认知功能,增强集体观念及竞争意识,锻炼意志和毅力,结合相应的物质和精神鼓励,促进社会功能的恢复。

3. 社会交往技能训练 精神障碍病人的社交能力通常因长期住院与社会环境隔绝而削弱,慢性病人甚至可严重到丧失社交能力的程度。加强社会交往技能训练的目的在于帮助病人阻止其社交能力的下降或提高部分病员的社交能力。训练从如何正确表达自己的感受开始,直至如何正确地积极寻求帮助及掌握不同场合的社交礼节等技能。

(二)药物治疗的自我管理

在精神科,药物的维持治疗是预防疾病复发的重要措施,但是因为受精神症状等因素的影响,病人的药物依从性差。因此,对病人进行药物治疗的自我管理技能训练,帮助病人逐渐独立地使用抗精神病药物来治疗自己的疾病,并将治疗维持下去,是减少疾病复发,促进病人康复的有力措施之一。

1. 加强健康宣教,使病人了解药物对预防和治疗精神疾病的重要意义,自觉接受药物治疗。

2. 引导病人学习有关精神药物的知识,知道服用药物对疾病的作用,理解精神疾病需要长期服药的特点,学会识别常见的药物不良反应,并能作简单自我处理。

3. 教会正确管理药物的方法,学会评估药物对自己所起的作用,并记录药物的副作用。

(三)学习行为的技能训练

即教育疗法,训练的目的在于培养病人善于处理和应对各种实际问题的技能。慢性病人的学习行为训练可采用两种方法:一是临床上应用较普遍的各类教育性活动,如精神卫生常识、疾病知识讲座、科普知识教育、时事教育、历史知识教育等。通过系统教育,提高病人的常识水平、培养学习新鲜事物的兴趣与习惯。但针对慢性精神障碍病人教育的教学形式与内容应有所组织和选择,每次训练时间不宜过长,一般不超过 1 小时,可将上大课与小组讨论相结合;学习内容应强调健康与趣味的结合且通俗易懂。另一种是定期为病人开办培训班,培训班所集中的病人应有所选择并分别归类,如对于智力受损的病人,可传授一些简单的文化知识、初级数学与绘画练习及一般劳作等。培训时应有足够的耐心和技巧,培养病人参加培训的兴趣,教学速度不能过快,目标不可定得太高。

(四)职业技能康复训练

是以恢复或提高病人职业技能,达到重返社会,恢复工作为目的的一种康复训练方法。

1. **简单作业训练** 为目前国内精神病院普遍进行的较简单的工疗。作业工序简单、技术要求低,形式较单一,品种内容适合大多数精神障碍病人。常见训练包括粘贴信封、分拣物品、折叠纸盒、抄写文书、整理文件等。此类训练常作为病人就业行为训练前的准备阶段安排,一般可大面积、经常性地开展。

2. **工艺制作训练** 又称"工艺疗法",指训练病人进行手工的艺术性操作。如各种编织、工艺美术品制作等。此类训练通常具有较强的艺术性及技术性。训练应配备有相当工艺水平的专业人员进行耐心细致的带教。由于工艺制作训练可激发精神障碍病人的创造力、增加才智、培养兴趣及稳定情绪,因此常有病人自觉参加,对其心理社会康复甚为有利。

3. **职业性劳动训练** 为病人回归社会做好就业前准备,目前国内精神病院尚较少开展此类训练。尽管理论上,此类训练内容应尽可能与回归社区后将从事的职业技能类同;但实际操作中,很难达到这一要求,只能按具体条件选择相对接近的工种或所谓的"替代性活动"。

第四节　精神障碍病人的组织与管理

在精神科的护理过程中,做好病人的组织管理,对保证病房良好秩序、促进病人康复、改善护患关系、安全均具有重要意义。

一、精神障碍病人的组织

精神障碍病人由于长期住院,康复过程比较漫长,因此,在病房内建立一个由病人参与并起主导作用、专职人员(康复护士)引导监督的病人组织很有必要,这样既充分调动了病人的主动性,又对病人安心住院起着积极稳定作用。同时还保证了病房秩序,更有利于医疗护理工作的开展,进而减少差错,杜绝事故和意外事件的发生。

病人组织可取名为病人休养委员会或病人康复委员会,通常是由专职护理人员具体负责,从病情稳定的恢复期病人中挑选有一定工作能力并在病人中有较高威信的且愿意为病友服务的病人任主任或副主任,另外再挑选一些病情基本缓解的病人任委员会的成员,让他们参与病房的组织管理,督促病友遵守各项规章制度和积极参加各种活动,鼓励他们提出合理化建议,使他们成为病房管理的主人。

二、精神障碍病人的管理

目前,我国精神专科医院的管理模式根据疾病的种类及不同阶段分为开放式和封闭式两种管理模式。开放式管理包括半开放及全开放式管理。

(一)适应证

1. **封闭式管理模式**　适合于精神障碍急性发作期病人;具有严重的冲动、伤人、毁物、自杀自伤、拒食拒药及病情波动无自知力的病人。

2. **开放式管理模式**　适合于各种神经症病人;轻度抑郁或无自杀倾向的中重度抑郁症病人;精神症状消失、病情稳定或处于康复期且安心住院、配合治疗并自觉遵守各项纪律的重性精神障碍病人。

(二)实施方法

1. **病人的收治及病情评估**　病人经门诊医生初步诊断评估后,病房医生对病人病情进行再评估,主要评估是否在精神症状支配下存在极严重的冲动、外逃、伤人毁物、自杀自伤的危险。评估后若病人存在上述危险则不适合收住开放式病房。如果病情允许住开放式管理病房的,需要和病人及其家属或监护人签订各种知情协议书,让病人及家属了解住院期间应承担的责任和义务,且使其能够遵照履行,从而减少医疗纠纷的发生。

2. **制订相关制度**　为便于管理,应制订系列制度,如病人作息制度、病房管理制度、安全管理制度、探视制度等。并向病人及家属宣教,使其了解并加以遵守。

3. **丰富住院生活**　根据病人的病情,结合病人的爱好,安排各种活动。大致可分为学习、娱乐、体育三类活动。学习活动包括阅读书籍报刊、观看科普片、健康知识宣教等;娱乐活动包括教唱歌曲,排练节目,欣赏音乐、电影等;体育活动包括跳舞、做广播体操、打乒乓球、跳绳等。开展这些活动可以转移病人注意力,稳定情绪,提高他们的生活兴趣及在院的生活质量,使其安心住院。

三、分级护理管理

根据治疗管理的需要,按疾病不同诊断,病程阶段将病人的护理级别分为特级、一级、二级、三级护理。并根据病情动态变化和治疗需要随时调整。

(一)特级护理

1. 护理对象

(1)精神障碍病人伴有严重躯体疾病,病情危重随时有生命危险,生活完全不能自理者。

(2)有极严重的冲动伤人、自杀自伤危险或自杀未遂后果严重,生命体征不稳定者。

(3)有意识障碍;严重的痴呆、抑郁、躁狂状态;或伴有严重躯体合并症。

(4)因药物引起的严重不良反应,如急性粒细胞减少、恶性症状群、严重药物过敏等,出现危象、危及生命者。

2. 护理要点

(1)设专人护理,严密观察、评估病情,制订护理计划,做好护理记录,如生命体征的变化、准确记录出入量等。

(2)正确执行医嘱,按时完成治疗和护理。

(3)给予病人生活上的照顾,每日晨晚间护理一次,保证口腔、头发、手足、头发、皮肤、会阴及床单位的清洁。

(4)严格执行预防压疮流程,保证病人皮肤无压疮。

(5)保证病人每日入量,严格记录液体出入量。

(6)对于约束的病人,严格执行约束制度,保证病人的监护过程安全,保持病人卧位舒适及功能位。

(7)履行相关告知义务并针对疾病进行健康教育。

(8)准备好急救物品和药品,以备急救的需要。

(9)详细记录各项治疗护理措施。

(二)一级护理

1. 护理对象

(1)指不需要特级护理的重症病人。如新入院病人、有自伤自杀、冲动、走失倾向者。

(2)或伴有严重躯体疾病,或身体极为衰弱需要严格卧床休息,生活不能自理者。

(3)特殊治疗需要严密评估病情和加强监护者,如电休克治疗的病人。

(4)严重药物副反应及病情波动较大者。

(5)严防摔伤、约束者。

2. 护理要点

(1)安置在护士易于观察的病室内,实施封闭管理,严密观察病情,重点交接班。

(2)正确执行医嘱,按时完成治疗并指导病人正确用药。

（3）给予或协助病人完成生活护理,每日晨晚间护理一次,保证口腔、头发、手足、头发、皮肤、会阴及床单位的清洁。

（4）严格执行预防压疮流程,保证病人皮肤无压疮。

（5）对于约束的病人,严格执行约束制度,保证病人的监护过程安全,保持病人卧位舒适及功能位。

（6）履行相关告知义务并针对疾病进行健康教育,做好心理援助及康复指导。

（7）随时做好抢救准备。

（三）二级护理

1. 护理对象

（1）一级护理病人病情好转而且稳定,精神症状不危害自己和他人,没有明显自杀、自伤、伤人毁物等行为者。

（2）仅有一般躯体疾病,生活尚能自理或被动自理者。

2. 护理要点

（1）安置在一般病室,安全护理措施到位,定时巡视,常规完成临床观察项目。

（2）遵医嘱按时完成治疗和用药并指导病人正确用药。

（3）帮助病人提高生活自理能力,保证病人卧位舒适,床单位整洁。

（4）履行相关告知义务并针对疾病协助功能训练及进行健康教育。

（四）三级护理

1. 护理对象　病情较稳定等待出院者;无自杀、自伤冲动和出走行为者。

2. 护理要点

（1）安置在一般病室,酌情实施开放式管理,物品可自行管理,但需要督促病人进行生活自理。

（2）安全护理措施到位,定时巡视,常规完成临床观察项目。

（3）遵医嘱按时完成治疗和用药并指导病人正确用药。

（4）协助病人的生活护理,保持床单位整洁。

（5）履行相关告知义务并针对疾病协助功能训练及进行健康教育。

（张雪芹）

学习小结

1. 精神科护理的对象是各种精神障碍病人,护士应学会运用各种沟通技巧与病人建立良好的治疗性护患关系。

2. 精神障碍病人不能客观真实地表述自己的病情,护士要运用直接观察和间接观察的方法认真准确观察病情并及时记录。

3. 精神科基础护理工作有专科特点,主要包括病人的日常生活护理、饮食、睡眠、安全、药物依从性的护理。在护理过程中,护士除了帮助病人料理个人卫生外,还应特别注意培养病人自我照顾能力。

复习参考题

1. 精神障碍病人的日常生活护理包括哪些内容?

2. 病人进餐时如何护理?

3. 精神障碍病人安全护理包括哪些?

第四章　精神障碍病人急危状态的防范及护理

4

04章

学习目标	
掌握	暴力行为、自杀行为发生的征兆，预防及处理；出走行为的防范，噎食的预防及处理；吞食异物的护理措施，木僵的临床表现及护理措施。
熟悉	暴力行为、自杀、出走发生的原因及危险因素的评估。
了解	出走行为、噎食、吞食异物发生的原因。

精神障碍病人的急危状态是指突然发生的,个体无法自控的,可能危及自身及他人生命安全的一种严重的需要立即干预的状态。精神疾病病人由于受到精神症状、药物不良反应或严重精神刺激等因素的影响而出现急危状态,包括暴力行为、自伤、自杀、出走、噎食和吞食异物等。这不仅危及病人的生命安全,而且会威胁他人安全和社会秩序。因此,精神科护士必须掌握各种精神疾病急危状态的防范知识及有效处理技能。

第一节　暴力行为的防范及护理

暴力行为是精神科最为常见的急危事件,可能发生在家里、社区及医院,可产生严重后果。暴力行为是精神病病人在精神症状的影响下而突然发生的自伤、自杀、伤人、毁物等冲动性攻击行为,给病人及他人造成伤害,乃至危及生命。

一、护理评估

(一)暴力行为发生的原因及危险因素评估

1. **精神疾病**　不同类型的精神疾病暴力行为的发生率及针对性、严重性均不同。依次为精神分裂症、情感性精神障碍、精神活性物质滥用等。引起病人暴力行为的主要精神症状为幻觉、妄想、躁狂、冲动及意识障碍。一般来说,处于症状发作期病人的暴力行为发生率高于症状缓解期的病人。因此,评估与暴力行为相关的精神症状十分重要。

精神分裂症病人主要受幻觉和妄想影响所致。病人有被害妄想时,由于感到害怕可出现"自卫"心理;命令性幻听可指使病人攻击他人。此外,精神运动性兴奋,要求没有得到满足时,也可发生暴力行为。违拗症状的病人容易对护理人员的管理及身边的生活琐事产生反抗和敌对,从而发生暴力行为。如有一位精神分裂症病人,否认有病,拒绝住院,大吵大闹,砸坏咨询台,殴打家人,用水果刀劫持医生。躁狂病人,易激惹,可因活动受限制、意见被否定、需求未得到满足而发生暴力行为。也可能因性欲增强发生性攻击行为。抑郁发作病人担心自己的罪恶连累亲人或者自己死后无人照顾他们而感到可怜,出现杀死亲人,再杀死自己的扩大性自杀。精神活性物质所致精神障碍病人常在精神活性物质的作用下诱发破坏性的冲动行为。脑器质性精神障碍病人由于意识障碍、判断力下降而出现暴力行为。癫痫伴发精神障碍病人在发作期间可因意识模糊,思维混乱而发生暴力行为,且手段残忍,不计后果。

2. **心理学特征**

(1)心理发展:早期特殊的生活经历及心理发育与暴力行为密切相关,它可影响个体的应对方式。如成长期经历过严重的情感剥夺、智力发展迟滞等,会限制个体利用社会支持系统的能力,以自我为中心,对伤害十分敏感及脆弱,容易产生愤怒情绪。社会学习理论认为,暴力行为是在社会化过程中由内在及外在的学习而形成,内在学习发生于实施暴力行为时的自我强化,而外在学习是指对角色榜样如父母、同伴及娱乐界偶像的观察。

(2)性格特征:个体在受到挫折或精神症状支配时,是否采取暴力行为与个体的性格、心理应对方式、行为反应方式等有关。许多研究表明,既往有暴力行为史是预测是否发生暴力行为的最重要预测因素,因此习惯用暴力行为来应对挫折的个体最可能再次发生暴力行为。心理学家认为,一些特殊的性格特征与暴力行为密切相关。肖海姆(Shoham)的研究还表明,发生暴力犯罪者具有以下性格特征:①多疑、固执、缺乏同情心及社会责任感;②情绪不稳定,易紧张,易产生挫折感,喜欢寻求刺激;③缺乏自信与自尊,应对现实及人际交往能力差等。反社会性人格障碍和边缘性人格障碍病人的暴力行为发生率高。

3. 诱发因素 社会文化及环境等因素也可引起病人的暴力行为。如:当病人处于拥挤、炎热、嘈杂、缺乏隐私的环境时,容易发生暴力行为;强制收治入院和封闭式管理,歧视或挑逗病人,与病人的人际距离掌握不准确,病人的需求得不到满足等情况下,容易引起病人的反感及怨恨,均可导致暴力行为的发生。

4. 人口学特征 年轻、单身、男性、失业、有暴力行为史的病人更容易再次发生暴力行为。

(二)暴力行为发生先兆的评估

1. 行为兴奋激动可能是暴力行为的前奏。如:不能静坐,动作增加,握拳或用拳头击物,下颚或面部肌肉紧张等。

2. 情感易激惹、愤怒、敌意、异常焦虑、欣快,激动和情绪不稳定时,提示病人将失去控制。

3. 意识状态精神状态突然改变,思维混乱、定向力缺乏、记忆力损害等提示有可能发生暴力行为。

4. 语言病人发生暴力行为之前,说话声音大且有威胁性,对真实或想象的对象进行威胁,无理要求增多,并具有强迫性等。

二、护理诊断/问题

有对他人施行暴力的危险与幻觉、妄想、焦虑、脑器质性损伤等因素有关。

三、护理目标

1. 病人能够讲述导致暴力行为的原因及感受。
2. 病人的攻击性言行减少或消失。
3. 没有发生暴力行为。

四、护理措施

(一)暴力行为的预防

1. 环境管理 将病人安置在安静、整洁、舒适、安全的环境,避免嘈杂、拥挤、噪音刺激。避免由于病房结构不合理,刺激物太多,不注意保护病人的隐私等原因而导致暴力行为的发生。此外,应做好危险物品的管理,以免病人用作攻击的工具。并与其他兴奋冲动的病人分开安置。

2. 沟通交流 护士可以通过语言和非语言沟通与病人建立良好的治疗性关系。说话时声音要平静沉稳,词语简短,避免使用刺激性和歧视性言语。对待否认患病、不愿意接受治疗的病人,勿使用命令性言语,态度和蔼,主动关爱病人,赢得信任。与有暴力倾向病人沟通时,要保持足够的交往距离,以免侵犯病人的个人空间。避免威胁性、紧张性及突然性的姿势,平视病人的眼睛,使其感受到双方是平等交流,避免双手插于口袋及双臂交叉于胸前。

3. **观察病情**　护士要认真观察病情,掌握病人暴力行为发生的征兆,及时加以预防,实施治疗护理前,耐心解释,取得同意。勿安排病人参加下棋、打球等竞争性的工娱活动。

4. **药物服用**　暴力行为的预防关键是控制精神症状,护士应遵医嘱给予病人服用抗精神病药物,保证做到送药到手,看服到口,咽下再走,吐了再补。

5. **提高病人自控能力**　与病人探讨内心压抑、愤怒情绪产生的原因,教会病人用适当的方式处理紧张、愤怒情绪。并提供宣泄负性情绪的方法,如捶枕头、棉被、撕纸、参加体育锻炼及培养兴趣爱好等。无法自控时,求助医护人员。同时明确告知病人暴力行为的后果,并设法提高病人的自信心,让其相信自己有控制行为的能力。

（二）暴力行为发生时的处理

在精神症状的支配下,病人可突然发生冲动伤人毁物等暴力行为时,护士要沉着冷静,机智果断地应对,保证病人及他人的安全。

1. **寻求帮助**　当病人出现暴力行为时,首先要寻求其他医护人员的帮助,集体行动,尽快控制混乱的局面,确保其他病人和病区环境的安全。保持与病人安全距离一米左右,要站在有利于治疗护理的位置,从背后或侧面阻止病人的冲动行为,不可迎面阻拦,以保护病人及自身安全。及时疏散围观的病人离开现场。用平静、温和的言语劝阻病人,并用简单、清楚、直接的语言提醒病人暴力行为的结果。

2. **心理疏导**　护士应真诚关心和耐心安抚病人,赢得病人的信任,缓解病人紧张、焦虑的心理。对有诱发事件引起的暴力行为,应及时处理诱发事件,尽量满足其合理要求,平和病人情绪,使其自行停止暴力行为。

3. **巧夺危险物品**　对手持凶器或杂物,企图毁物伤人的病人,护士要真诚地安抚和劝导病人放下手中的器物或采取转移注意力的方法,乘其不备快速夺取危险物品。组员要步调一致,行动果断,切不可硬行夺取,以免激起伤人行为。

4. **隔离或约束**　当其他措施无法制止病人的暴力行为时,医护人员应齐心协力,迅速执行保护性约束与护理,并开医学保护性约束医嘱,当恢复平静后要及时解除约束。

（三）暴力行为发生后的处理

暴力行为控制后,应帮助病人重建其心理行为方式。步骤如下:

1. 评估暴力行为与激发情景的关系及发生的原因等。

2. 寻找暴力行为与激发情景之间关联的突破口,使两者脱钩。

3. 构建新的行为模式,包括行为疗法和生活技能训练,如指导病人进行人际交往的技巧,管理情绪的方法,应对挫折的方式的训练,使其建立适合自身的行为模式。

4. 评价效果,根据病人的具体情况调整治疗方案及药物剂量。

五、护理评价

1. 病人是否发生了攻击行为,有无伤害他人或自伤。

2. 病人是否能预感失去自制力的征兆且能立即寻求帮助。

3. 病人是否能以建设性的方式妥善处理自己的愤怒情绪。

4. 病人是否能识别应激源并能有效应对压力。

5. 病人的人际关系是否改善,对行为模式的塑造有无新的认识。

六、健康教育

1. 教会病人转移注意力的方法,鼓励病人参加感兴趣的活动,如手工制作、书法、绘画等。

2. 向病人讲解疾病的相关知识,分析暴力行为发生与疾病状况、个性特点的关系,提高病人对行为的自控能力。

3. 教会病人人际沟通和交往的技巧以及表达需求的合理方式,与家人、同事和社会建立和谐的关系。

4. 指导病人有效管理情绪,如鼓励病人接受放松训练、音乐疗法、运动疗法,以达到释放负性情绪的目的;指导病人学习解决问题的方法,妥善处理压力情景;还可以教会病人接受现实,认知自我,树立积极的人生观和价值观。

5. 对家属进行健康教育,进行有关疾病知识的宣教,增进家人对病人行为的理解,并能主动关心病人,营造和谐温馨的家庭环境,减少疾病的诱发因素。

案例4-1

暴力行为的护理

某病人,男,32岁。因幻觉、妄想、称有人迫害1年,加重1个月入院,诊断为精神分裂症。入院前曾有冲动伤人史。住院期间,病人敏感多疑,总觉得周围的人都对他有敌意,所做的事都针对他,烦躁易怒,喜独处,不与他人交流,早醒,有时彻夜不眠。入院后第5天中午在病房大厅活动时,大声叫喊,骂人,并用脚不停踢墙。护士上前劝阻,嘱其休息,非但不听,态度凶恶,面部肌肉紧张,并高声说:"我没病,你们肯定和我领导串通一气,把我关在这里,企图害我。"并扬言说,要是不让出院便要炸掉医院。

思考: 1. 如何对病人进行护理评估?

2. 病人目前存在的护理问题是什么?

3. 病人的护理目标是什么?

4. 如何对病人护理?

第二节　自杀行为的防范及护理

自杀是指有意识地伤害自己的身体,从而达到结束生命的目的。是精神科较常见的急危事件之一,也是精神病病人死亡的常见原因。自杀行为按照程度不同可分为:自杀意念、自杀威胁、自杀姿态、自杀未遂、自杀死亡。据世界卫生组织提供的数据,每40秒就有一个人自杀,每年约有1000万到2000万人有自杀企图。抑郁症病人自杀率为28.5%~63.7%,自杀者中,大约50%～75%患有抑郁症。常见的自杀方式有自缢、溺水、吸入煤气、坠楼、服药过量或毒物中毒、枪支自杀、卧轨、自焚、割断动脉等。因此，采取适当的措施预防自杀是精神科护理的一项重要任务。

一、护理评估

（一）自杀原因及危险因素评估

自杀是生物学因素、社会心理因素共同作用的结果。因此。除了评估病人是否存在一般人群自杀的原因，还要评估与自杀相关的精神疾病及精神症状。

1. 精神疾病精神疾病会增加自杀的危险性。在各类精神疾病病人中，抑郁症病人自杀率最高，其次为精神分裂症、精神活性物质依赖以及人格障碍等病人。与自杀相关的精神症状有妄想、幻觉、抑郁、睡眠障碍等。

（1）抑郁症：抑郁情绪是自杀最常见的内心体验，抑郁发作是自杀的一个最常见的原因。临床研究资料表明，分别有50%和15%的抑郁症病人有过企图自杀的行为和最终死于自杀。对生活丧失信心、自罪感、无用感和绝望感是导致其自杀的常见症状。在有自杀倾向的抑郁症病人中，有妄想者自杀风险高于无妄想者。

（2）精神分裂症：自杀是导致精神分裂症病人过早死亡的原因之一。病人在命令性幻听、被害妄想等精神症状的支配下而自杀；在缓解期对疾病态度悲观、遭受社会歧视及工作、婚姻受挫导致的社会隔离和无助感而引起自杀。传统抗精神病药物用量过大，可产生严重不良反应，产生明显的焦虑抑郁情绪而导致自杀。

（3）精神活性物质所致精神障碍：酒依赖和吸毒病人大多伴有严重抑郁情绪，在暴饮或吸食毒品后会产生中毒性幻觉或妄想，出现自杀行为。嗜酒者伴有人格障碍、戒断综合征等均可引发自杀行为。

（4）其他类型精神疾病：强迫症病人因不能摆脱强迫观念或行为而出现强迫性自杀观念，自杀的危险较大。反社会性人格障碍和抑郁症共存的病人自杀风险较高，表演性和自恋性人格伴有冲动和攻击性行为时也可能发生自杀行为。疑病症病人若伴发抑郁时自杀危险性增高。

2. 其他生物学和社会心理学因素

（1）遗传因素：有家族自杀行为史的病人自杀风险较高。可能是病人对家庭成员自杀行为的认同和模仿、家庭压力大及遗传物质传递有关。研究发现单卵双生子的自杀一致性比双卵双生子更高。

（2）个性特征：不良的心理素质和个性特征与自杀有关。如偏执或敌意、心胸狭窄、嫉妒心强、依赖、自卑、自尊心过强、孤僻及回避社交等，使其人际关系不良，往往缺少社会支持，容易因情感、事业受挫而绝望，产生自责、无助、无望感及精神痛苦，最终选择自杀而解脱。

（3）其他社会心理因素：病人遭受重大生活事件如失去亲人或被亲人遗弃、离异、失学、失业等，可以促发自杀行为。罹患慢性疾病，如恶性肿瘤和艾滋病等也可能导致病人自杀。

（二）自杀行为发生的征兆评估

约80%有自杀倾向的病人在实施自杀前都曾经流露过自杀先兆。护士要高度重视病人透露的自杀语言和行为，护士应从以下几方面进行评估：

1. 有企图自杀的历史，尤其近期有自杀未遂者再次自杀的可能性较大。

2. 情绪低落,经常哭泣,有无助、无望、无用感。

3. 失眠,体重减轻,害怕夜晚来临。

4. 与他人和社会隔离,将自己反锁在室中。

5. 存在命令性幻听和被害妄想等症状。

6. 有负罪感,认为自己不配活在世上。

7. 长时间抑郁后,突然无故显得很开心。

8. 谈论自杀和死亡、表示想死的意念,常常发呆。如病人常说"我不想活了"、"这世界上没有什么值得我留恋的"、"这是您最后一次见到我"等。

9. 问可疑的问题,如"阳台距离地面有多高"、"流血多长久才能死亡"、"值夜班人员多长时间巡视一次"、"吃多少安眠药才能死亡"等。

10. 把自己的事情处理得有条不紊,并开始分发自己的财产。

11. 收集和存藏刀具、绳子、玻璃片等可用来自杀的物品。

12. 近期发生了重大创伤性事件,如亲人的离去、家庭变故等,且社会支持缺乏。

(三)自杀危险性评估

自杀意念强烈程度取决于三个方面:自杀意念出现的频率、自杀心理活动的程度及是否具有明确的自杀计划。

1. **自杀意向** 有自杀意念者尚不一定采取自杀行动,有周密的自杀计划和实施的具体方式,其自杀的可能性很大。自杀意向坚决者,危险性大。如自杀未遂者为没有死而感到遗憾,表明病人想死的坚决意志。

2. **自杀动机** 个人内心动机(如出现绝望,以自杀求得解脱)危险性大于人际动机(如企图通过自杀去影响、报复他人)。有遗嘱者可能会立即采取自杀行动。

3. 进行中的自杀计划如准备刀或绳索之类,悄然积存安眠药物,均是十分危险的征象。

4. 隐蔽场所或独处隐蔽场所危险性大,单独一人时更可能采取自杀行动。

5. **自杀时间** 如趁家人外出或上班时自杀;夜深人静时及工作人员交接班时。

(四)评估自杀意念的辅助工具

在临床实际工作中,护士还可借助于一些量表来评估病人的自杀意念,预测自杀的危险性,为科学制订护理干预措施,提供依据。较常用的量表有抑郁自评量表、贝克抑郁量表、自杀意向量表、自杀观念量表、巴比与布里克自杀评估量表等。

二、护理诊断/问题

1. 有自伤、自杀的危险与悲观绝望、无价值感、幻听等有关。
2. 应对无效与社会支持不足、应对技巧缺乏有关。

三、护理目标

1. **短期目标**
(1)病人无自我伤害行为发生。

(2)病人能表达和宣泄其痛苦的内心体验。

(3)病人人际关系有所改善。

2. 长期目标

(1)病人消除了自杀意愿,无自我伤害行为。

(2)病人对自己的生活有正向的认识,并能维持良好的身体状况。

(3)能够掌握良好的应对技巧,以取代自我伤害的行为。

四、护理措施

（一）自杀的预防

自杀是可以预防的,自杀悲剧是可以避免的。

1. 医疗团队共同努力,有效防止自杀当病人流露出自杀意念时,医护团队要高度重视,进行连续动态观察、咨询及处理。

2. 与病人建立治疗性信任关系,多与病人交流沟通,倾听其诉说,了解病人内心感受,及时给予支持性心理护理,解除其疑虑,与病人一起分析自杀产生的原因,共同探讨解决问题和困难的方法及途径,提高自信心和自尊感,使其放弃自杀打算,勇敢面对生活。

3. 在病人住院期间尽量安排病人与家属及朋友多接触,减少与他人隔离的感觉指导家属一起共同参与对病人的治疗和护理,此期间应严密观察病人病情变化。

4. 及时解决病人的心理压力,随时进行心理咨询让其充分表达内心世界或进行自我批评,提高发泄、内疚等情感机会,同时护理人员要给予真诚的关怀和同情。

5. 根据病人的病情和具体情况可与病人讨论自杀的问题(如计划、时间、地点、方式、如何获得自杀的工具等),并讨论如何面对挫折和表达愤怒的方式,这种坦率的交谈可大大降低病人自杀的危险性。

6. **保证环境安全** 用专业、尊重的方式寻查病人衣物,将危险物品如刀、剪、绳、玻璃、火种等拿走,严格做好药物及物品的管理,增强设施的安全性,以免病人将其用做自杀的工具。

7. **密切观察病情** 对有严重自杀危险的病人,入院后应安置于护士视线范围内,实行持续性观察(一对一监护)或间隔性观察(15 分钟观察一次)。认真观察病人的睡眠情况,对入睡困难和早醒者要及时处理。观察病人自杀的先兆症状:如有明显情绪低落,失眠,焦虑不安,沉默少语或心情豁然开朗,无特殊原因突然表现过分合作,在某一地点徘徊,有指使他人离开的举动等,应高度警惕,严防自杀悲剧的发生。对于有自杀计划的病人,要设法了解自杀的地点、时间、方法等以判断自杀的可能性。护士在夜间、凌晨、午睡、饭前和交接班及节假日等自杀易发的时段,要严密观察。

8. **提高病人的自尊和自我效能** 自杀病人的自尊和自我效能水平较低,护士应充分发掘和赞扬病人的优点和长处,提升病人对自我存在价值的认可和肯定。鼓励病人参加有益的活动,如看书、绘画、听音乐等。用积极的应对方式面对生活困难,重建生活的信心。

9. **确保病人能遵医嘱服药** 发药时应仔细检查口腔,防止病人藏药或储积后一次服下而发生意外。向病人做好健康知识的宣教,提高治疗与服药的依从性。

10. **使用安全契约** 制订不自杀契约可降低病人自杀的危险性。在契约中,病人要口头或书面上表示同意,在一段时间内不会采取自杀行为,如有自杀意念要及时与医护人员联系。

当这段时间已过,可重新商定一段时间。病人亲友也可参与契约的制订,从而史好地防范病人自杀。

(二)常见自杀的紧急处理

一旦发生自伤自杀行为,应立即隔离病人进行抢救。精神疾病病人多采用服毒、自缢、割腕、坠楼、触电、吸入煤气等方式进行自杀,医护人员应进行相应的急救处理。

1. **服毒** 以大量服用精神科药物最常见。处理措施如下:

(1)评估病人的意识状况、瞳孔、肤色、呕吐物、分泌物等。

(2)初步推断药物的种类及性质。对于意识清醒的病人,应诱导其说出服用药物的类型、剂量和过程。

(3)意识清醒的病人,应先通过刺激咽喉部催吐,然后洗胃。对刺激不敏感者,先口服适量洗胃液后再催吐。

(4)对服用抗精神疾病药物和镇静安眠药物的病人,首选1:15000~1:20000高锰酸钾溶液,对毒性不明的药物,首选清水。

(5)无论病人服毒时间长短,均应彻底洗胃,此后,可用硫酸钠溶液导泻。

(6)对服毒种类不明确者,应留取胃内容物标本送检。

(7)对意识不清或休克病人,应配合医生及时抢救。

2. **自缢** 是精神疾病病人常用的自杀方法。病人自缢后,因身体的重力压迫颈动脉使大脑缺血缺氧而死亡。自缢者急救措施如下:

(1)立即解脱用于自缢的绳带套。动作要快,可用刀剪切断。如病人悬吊在高处,解绳套的同时要抱住病人,防止坠地跌伤。

(2)将病人就地平放,松解衣领及腰带。若病人心跳尚存,可将病人下颌抬起,保持呼吸道通畅,立即给予氧气吸入。

(3)如果病人心跳呼吸已停止,争分夺秒,立即进行胸外心脏按压术及人工呼吸。

(4)复苏后应纠正酸中毒,防止因缺氧导致的脑水肿,同时给予其他支持治疗。

3. **触电** 触电后,轻者可引起局部烧灼伤,重者可出现全身震颤、痉挛、休克、昏迷、死亡。处理方法如下:

(1)立即切断电源。若找不到电源,救护人员切不可用手直接接触病人,可用被服等绝缘物品套住病人,拉其脱离电源。

(2)意识清醒者就地平卧,松解衣服,抬起下颌,保持呼吸道通畅。

(3)心跳和呼吸停止者,立即实施心肺复苏术。

(4)复苏成功后,要彻底清创电灼伤的部位,按医嘱给予破伤风抗毒素和抗生素。

4. **撞击** 当发现病人以头撞击硬物时,应立即抱住病人阻止冲撞行为,或迅速保护病人头部,以缓冲撞击力度。一旦发生撞击,应立即检查有无开放性伤口,出血情况,必要时进行清创缝合。观察病人的意识、生命体征、瞳孔、有无呕吐及头痛,发现颅内压增高征兆,应立即告知医生。

5. **自伤** 对用刀、剪等锐器引起的切割伤,要迅速止血,若为肢体切割伤,可用止血带等结扎近心端。评估病人生命体征、神志及失血量,如发生休克,立即进行救治。在对自杀病人实施急救后,仍需按医嘱进行抗精神病治疗。对自杀意念非常强烈者,可用电抽搐治疗,大多取得较好效果。此外,危机心理干预和心理护理也可帮助病人减轻心理压力,宣泄负性情绪,改变不合理的认知和重建健康的行为习惯。

五、护理评价

对自杀病人的评价是一个动态持续的过程,需要连续地评价和判断目标是否达到。护理评价围绕以下几个方面进行。

1. 病人是否自己述说不会自杀,或者出现自杀意念时,能积极寻求帮助。

2. 病人的抑郁情绪是否减轻或消除,能否建立和保持一个更为积极的自我概念。

3. 病人是否能学会向他人表达情绪的有效方法,是否能建立良好的人际关系。

4. 病人是否拥有良好的社会支持系统并有归属感。

六、健康教育

1. 向病人讲解情绪低落、悲观绝望是抑郁发作所致,教会病人运用各种方法来减轻焦虑抑郁情绪。如培养自身的兴趣爱好,参加喜爱的活动,听音乐,参加体育锻炼等,向家人及朋友倾诉内心的感受。

2. 帮助病人树立正确的人生观和价值观,认识到自身存在的价值和培养健康的人格。

3. 帮助病人分析压力源,评估病人对压力的承受力及应对方式,帮助寻求积极有效的压力应对方式,学习问题解决方法,寻求有力的社会支持,减轻压力反应。

4. 引导病人认识自身的疾病,使其了解发病原因、临床表现及治疗用药原则,以便更好的配合治疗。

5. 向病人及家属宣教如何早期发现自杀发生的征兆,如家属早期干预无效,应尽快寻找专业帮助。

案例4-2

抑郁症自杀的护理

病人,男,35岁,已婚,公司职员。5个月前炒股亏本后发生精神异常,表现为情绪低落,兴趣减低,对生活悲观失望,思维迟缓,缺乏主动性,自责自罪,食欲差,入睡困难,晚上3点多钟醒来就不能再入睡。曾经在家里上吊,吃安眠药自杀,均被家人及时发现,未酿成悲剧。家属因担心病人再度自杀而就诊,诊断为抑郁症收治入院。住院期间,通过护理评估发现病人记忆力差、注意力减退,体重减轻,情绪十分低落,悲观绝望,常说"自己太无能了,把家里的钱赔光了,再也无法忍受痛苦折磨要以死来解脱"。

思考: 1. 如何对病人进行护理评估?

2. 病人目前存在的护理问题是什么?

3. 病人的护理目标是什么?

4. 如何对病人护理?

第三节　出走行为的防范及护理

出走是指病人在住院期间,没有征得医生同意而擅自离开医院的行为。出走行为不仅使病人治疗中断,而且由于其自我防御能力较差,还可能因走失而发生各种意外,如病人受伤或伤害他人。因此精神科护士要做好精神疾病病人出走行为的防范和处理。

一、护理评估

(一)出走的原因及危险因素的评估

1. **精神疾病**　精神分裂症病人在幻觉、妄想等精神症状的支配下,认为住院是对其迫害而逃离医院。病人缺乏自知力,否认有精神疾病,不愿接受治疗而出走。有严重自杀观念的病人可能为了寻找自杀机会而离开医院,躁狂症病人则可能因为情绪高涨不愿在医院接受治疗而出走。精神发育迟滞或痴呆的病人可能外出时或到处乱走时走失。精神活性物质滥用的病人因戒断症状带来的痛苦而设法离开医院,获得满足。

2. **社会心理因素**

(1)强制入院的病人:因处于封闭式的管理,感到行为受限,没有自由,生活单调乏味,故想方设法离开医院。

(2)病情好转的病人:因思念亲人或急于完成某项工作,希望尽早出院而选择出走。

(3)病人对住院环境、治疗存在抵触情绪和恐惧感:因工作人员态度粗暴而出走。

(4)病区管理松懈或工作人员疏忽:病人在外出检查、进行工娱治疗时而逃离医院。

(二)出走的征兆评估

护士可通过以下项目评估病人出走的危险性并及时发现病人出走的行为意图。

1. 曾有出走的历史。

2. 有明显的幻觉、妄想症状。

3. 无自知力、不愿住院接受治疗。

4. 对治疗有强烈的恐惧感,难以适应住院环境。

5. 十分思念亲人,急于回家。

6. 有寻找出走机会的表现。

(三)出走病人的表现

1. 意识清晰的病人通常采用隐蔽的方式,平时积极创造条件,一有机会便会出走。如常在门口附近活动,与前来探视的家属搭讪,要求帮忙打电话,观察病房的设施,频繁上厕所,不眠或者少眠,趁工作人员无防备时出走;或者与工作人员建立良好的关系,取得信任后私自逃出病房。

2. 意识不清的病人,出走时不讲究方式,也无具体的目的和计划,会旁若无人地从门口及工作人员身边走出。病人一旦出走成功,危险性较大。

二、护理诊断/问题

1. **有走失的危险** 与幻觉妄想、自知力缺乏、思念亲人等有关。
2. **有受伤害的危险** 与意识障碍、自我防御能力下降有关。

三、护理目标

1. 病人对所患疾病和住院治疗有正确的认识,能安心住院。
2. 病人在住院期间没有发生出走行为。
3. 病人没有因出走而发生意外。

四、护理措施

(一)出走的预防

1. **加强病房安全管理,杜绝出走的漏洞** 工作人员要保管好钥匙,不可借给病人或随意乱放,如丢失要立即寻找。病人外出检查或者活动要有专人陪护。要定时进行病房安全大检查,严格保管好各类危险物品。对出走危险性高的病人,要加强巡视和观察,必要时要限制其活动范围。

2. **增进沟通,与病人建立良好的治疗性关系** 医护人员要经常与病人交流,了解其出走的原因,做好耐心细致地解释及心理疏导工作,给予安慰和关爱,尽量满足病人的合理要求,避免激惹、刺激病人。讲解相关精神卫生知识,提高病人治疗的依从性。

3. **丰富住院的生活** 在病区内举行丰富多彩的娱乐活动,如打乒乓球、下棋、看报纸等,不仅有利于宣泄病人的不良情绪,而且有利于促进其社会功能的恢复。

4. **加强监护** 对于精神发育迟滞、痴呆者应加强监护,防止发生出走及其他意外事件。

5. **增强社会支持** 鼓励病人家属前来看望,给予病人强有力的情感支持和精神鼓励,减少病人在住院期间的被隔离感和遗弃感。

(二)走失后的处理

1. 应立即报告护士长或行政值班。
2. 组织人员寻找查看监控,按出走的时间、方式和去向,并组织人员沿途寻找。
3. 通知家属和单位病人回来后要进行心理安抚,勿埋怨和责备病人,进行心理安抚,制订防范措施,防止再次出走。
4. 补救措施 检查病房及医院是否存在安全隐患,如病人未在护士视线范围内活动,病房门窗不牢固,外出活动交接班不严等,应及时杜绝安全隐患。
5. 组织讨论分析和总结,查找安全隐患,制订防范措施,防止类似问题发生。

五、护理评价

1. 病人有无出走想法和计划。

2. 病人是否对所患疾病有正确的认识,并表示要安心住院。

3. 病人是否能适应医院的环境,对治疗护理无恐惧及焦虑。

4. 病人是否因出走而受到伤害或伤害他人。

六、健康教育

1. 向病人讲解住院治疗对疾病康复的重要意义。

2. 向病人讲解疾病发生的原因、临床表现及治疗护理的基本过程,强调坚持服药的重要性。

3. 向病人家属讲述病人住院期间的心理需求,以及定期探视病人的重要意义。

第四节 噎食及吞食异物的防范及护理

一、噎食的防范与护理

噎食又称急性食道阻塞,是指食物堵塞咽喉部或卡在食管的第一狭窄部,甚至误入气管,引起呼吸窒息。精神疾病病人发生噎食的原因是服用抗精神病药物发生锥体外系不良反应时,引起吞咽肌肉运动不协调所致。表现为病人进食时,突然发生严重的呛咳、呼吸困难、面色苍白或青紫,甚至窒息死亡,必须立即抢救处理。近年来,由于新一代抗精神病的使用,如氯氮平、利培酮、奥氮平、喹硫平等,锥体外系反应已较少见且症状较轻,药物所致的噎食较过去明显减少。

（一）护理评估

1. **噎食的原因及危险因素的评估**

（1）病人长期服用抗精神疾病药物,出现的锥体外系不良反应引起吞咽肌肉运动不协调,抑制吞咽反射,容易发生噎食。

（2）患有脑器质性疾病的病人,如帕金森综合征病人,因吞咽反射迟钝,在抢食或进食过急时,可导致噎食。癫痫病人在进食时,如抽搐发作可产生咽喉肌运动失调,可能出现噎食。

（3）因病抢食、暴食所致。

2. **噎食的表现** 进食时突然发生,轻者表现为呼吸困难,不能发音,呼吸急促,喘鸣,海姆里克（Heimlich）征象:病人手不由自主的以"V"字形地紧贴其颈部,面色青紫,双手乱抓。严重者出现口唇、黏膜及皮肤发绀,意识丧失,抽搐,四肢发凉,全身瘫痪,二便失禁,心跳快而弱,呼吸停止,可因抢救不及时或措施不当造成死亡率极高。

（二）护理诊断/问题

1. **吞咽障碍** 与抗精神病药物所致不良反应或器质性疾病等有关。

2. **有窒息的危险** 与进食过急有关。

（三）护理目标

1. 病人知道细嚼慢咽的重要性,能有效防止噎食的发生。

2. 病人在住院过程中不发生噎食。

（四）护理措施

1. 噎食的预防

（1）观察病人病情及服药后的不良反应，对有明显吞咽困难者，可酌情给予拮抗剂。给予病人流质或半流质饮食，避免进食生硬、带刺或骨头的食物，必要时专人喂饭或给予鼻饲。

（2）对暴食和抢食的病人应该单独进食，控制其进食量及速度，安排专人护理，帮助病人建立良好的饮食习惯。

（3）在病人集体用餐的情况下，护士要认真观察病人进食情况，注意防止噎食发生，力争做到早发现，早抢救。

（4）为预防再次发生噎食窒息，可遵医嘱减少抗精神药物剂量或换药。

2. 噎食发生后的处理

（1）就地抢救，分秒必争，立即停止进食，清除口咽部食物，保持呼吸道通畅。

（2）迅速用手指掏出口咽部食团。若病人牙关紧闭可用筷子或开口器等撬开口腔掏取食物，解开病人领口，尽快使其呼吸道通畅，意识清楚病人用海氏急救法；意识不清病人用仰卧位腹部冲击法。

（3）若使用以上急救法不能奏效，可采用环甲膜穿刺术应尽早行气管插管术。

（4）在呼吸困难得到缓解后，如果食物仍停滞在食管内，应请五官科医生会诊并作进一步的处理。

（5）取出食物后应及时防治吸入性肺炎等并发症。

（五）护理评价

1. 采用的各种预防措施是否有效，病人有无噎食发生。

2. 病人是否认识到缓慢进食的重要性，是否能选择合适的食物。

3. 病人发生噎食时是否能够得到及时抢救，急救措施是否有效，有无并发症发生。

（六）健康教育

1. 向病人讲解食物、进食方法和速度对消化吸收的影响。

2. 向病人讲解药物不良反应的表现和进食注意事项。

3. 向病人讲解出现吞咽困难时，向医生、护士及时正确表达的方法和重要性。

二、吞食异物的防范及护理

吞食异物是指病人吞下食物之外的其他物品，如戒指、别针、刀片、筷子、体温计、塑料及棉絮等。吞食异物可造成严重的后果，需严加防范，及时发现和正确处理。

（一）护理评估

1. 吞食异物的原因　精神疾病病人吞食异物可能是受幻觉、妄想等症状的支配下产生自伤、自杀观念所致；有的病人是为了达到离开精神病院，威胁家人或工作人员而吞食异物；精神发育迟滞或痴呆病人因缺乏对事物的分辨能力，对吞食异物后果的无知而吞食异物。

2. 吞食异物的表现　如病人已吞食了异物，护士应立即根据吞食异物的种类和时间确定异物的危险性,如锐利的器物,玻璃片等会损伤组织器官,导致胃肠穿孔或大出血;吞食塑料会引起中毒,吞食较多的纤维组织可能引起肠梗阻。

(二)护理诊断/问题

1. 有受伤的危险　与吞食锐利的物品有关。

2. 有中毒的危险　与吞食金属或塑料等物品有关。

(三)护理目标

1. 病人住院期间没有吞食异物。

2. 病人能认识到吞食异物的严重后果,改变不良行为。

(四)护理措施

1. 吞食异物的预防

(1)护理人员要掌握病人的病情、诊断和治疗,做到心中有数,对有吞食异物倾向的病人,向其耐心地说明吞食异物导致的不良后果,同时要了解原因,不要斥责病人,并帮助其改变不良的行为方式。

(2)加强对各类危险物品的管理,当病人使用锋利的金属,如刀、剪、针等物品时应有工作人员在场看管。

2. 吞食异物后的处理

(1)病人吞食液体异物,应立即用温水洗胃,防止异物吸收。若吞食的异物为锐利的小刀片、玻璃碎片等,应让病人卧床休息,进食较多纤维的食物如韭菜等,或给予缓泻剂,促进异物排出。同时要密切观察病人腹部的症状体征和血压,当病人出现急腹症或内出血时,应立即手术取出异物。

(2)若病人吞食的是金属异物,应行 X 线检查,确定异物所在的位置及是否对胃肠道有损伤。

(3)若吞食的是较大的异物无法排出时,应进行外科手术,如通过内镜取出。如果吞食的长形固体异物超过 12cm,不宜进食韭菜等长粗纤维食物,因经韭菜包裹后异物更难以通过十二指肠或回盲部,易产生肠梗阻。

(4)若病人吞下咬碎的体温计及水银,应让病人立即吞食蛋清或牛奶,使蛋白质与汞结合,从而延缓汞的吸收。

(5)处理吞噬异物导致的并发症。

(6)在等待异物自行排出的过程中,要指导病人继续日常饮食,观察粪便以发现排出的异物。

(7)做好心理护理,关爱病人,多与病人沟通,建立良好的护患关系,鼓励病人诉说内心的感受,以适当方式宣泄负性情绪,增强病人的自控能力。在不能确认是否吞食异物时,宁可信其有,不可信其无。应及时 X 线检查确定,如 X 线阴性仍需密切观察病人的生命体征和病情变化,防患于未然。

(五)护理评价

1. 病人是否吞食异物以及是否出现内出血、穿孔、中毒等危险情况。

2. 病人是否认识到吞食异物的严重后果,从而改变行为方式。

（六）健康教育

1. 向病人讲解吞食异物的危害性。
2. 向病人讲述吞食异物后要及时向医生、护士报告的重要意义。

第五节　木僵病人的护理

木僵状态是指在意识清晰时出现的精神运动性抑制综合征，表现为动作、行为和言语活动的完全抑制或减少。轻者言语和动作明显减少或缓慢、迟钝，又称为亚木僵状态。严重时全身肌肉紧张，随意运动完全抑制。但需注意的是木僵不同于昏迷，病人一般无意识障碍，各种反射存在。木僵解除后病人可回忆起木僵期间发生的事情。

一、护理评估

（一）木僵的原因及危险因素评估

详细询问病史，了解木僵发生的原因、过程及时间。严重的木僵多见于精神分裂症，称为紧张性木僵；严重抑郁症，反应性精神障碍及脑器质性精神障碍病人可出现亚木僵状态，此时若与病人谈论不愉快的经历，可引起病人表情的变化，如流泪；突然的严重精神刺激可引起心因性木僵，持续时间短暂，事后对木僵期的情况多不能回忆。

（二）木僵的表现

典型的木僵表现为动作和语言的明显减少，呆坐不语、动作刻板、有时有模仿语言或违拗等症状。轻度的木僵，即亚木僵，病人表现为问之不答、呼之不动、表情呆滞、但在无人时能自动进食，能解大小便。严重的木僵病人表现为不言、不动、不食，双目凝视，面无表情，保持固定的姿势，大小便潴留，对刺激缺乏反应。如口腔有唾液或食物不往下咽也不吐出来，任其顺口角流出。全身肌张力增高的病人可出现"蜡样屈曲"或"空气枕头"等表现，如不予治疗，可维持很长时间。部分病人在木僵解除后能说出病程的经过。木僵的持续时间长短不一，短者可为几小时，几天、几个月、长者可达数年，可逐渐消失，也可突然结束，并可突然进入兴奋状态，躁动不安等。

二、护理诊断/问题

1. **生活自理缺陷（进食、沐浴、如厕等）**　与精神运动抑制有关。
2. **营养失调，低于机体需要量**　与不能进食有关。
3. **有废用综合征的危险**　与长期卧床有关。
4. **有受伤的危险**　与自我保护能力缺乏有关。
5. **有感染的危险**　与长期卧床、抵抗力下降有关。
6. **尿潴留**　与精神运动抑制有关。
7. **便秘**　与精神运动抑制有关。

三、护理目标

1. 病人生命体征保持平稳,无并发症发生。
2. 病人木僵解除后,生活自理能力和心理社会功能恢复正常。

四、护理措施

1. **安全护理**　将病人安置于便于护士观察的单人房间。病房保持安静、光线柔和,温度适宜,陈设简洁。严密观察病人病情,确保其安全,认真做好观察记录及床边交接班。着重防止病人突然转为兴奋时发生冲动伤人毁物,对抑郁性木僵病人应预防自杀的发生,因其自杀意愿强烈,且自杀形式隐蔽,手段残忍,成功率高,护士应及时连续监护,防止意外事件发生。

2. **基础护理,预防并发症**　①做好饮食护理,病情较轻者给予喂食,病情重者,给予鼻饲流质食物,保证营养供给;②加强皮肤护理,定时翻身,注意保持皮肤清洁、干燥,预防压疮形成;③保持口腔清洁,及时清除口腔分泌物,每天清洁口腔三次,预防口腔感染和溃疡的发生;④注意二便护理,小便潴留者给予导尿,便秘者给予灌肠。

3. **加强功能锻炼**　对轻度木僵的病人,护士应指导其运动,定时按摩肢体及关节,预防肌肉萎缩。

4. **心理护理**　由于病人意识清晰,木僵状态解除后可回忆起木僵期间的事情。因此,护士应实行保护性医疗制度,多探望病人。不在病人面前随意谈论病情,在治疗和护理过程中要给予必要的解释,态度和蔼、语言亲切,多关心,体贴病人,耐心做好心理疏导工作。

五、护理评价

1. 病人生命体征是否平稳,有无发生并发症。
2. 病人有无发生自伤或冲动伤人等意外情况。
3. 病人的生活自理能力和心理社会功能是否恢复正常。

六、健康教育

反复诱导病人与现实接触,按医嘱服药。定期复查,教育病人克服性格弱点,正确对待疾病,充满信心面对未来。鼓励家属配合治疗与护理,根据家属的具体情况和特点,给予不同的启发和支持,改变他们对病人的不正确看法,督促他们多关心病人,特别是在自知力恢复时,应该让家属了解治疗过程,有助于减轻顾虑,增强治愈疾病的信心。

（刘麦仙）

1. 暴力行为的防范及护理 包括将病人安置在适宜的环境；与其建立良好的治疗性关系；掌握暴力行为发生征兆，减少诱因；遵医嘱给予抗精神疾病药物及指导病人提高自我控制的能力。

2. 自杀行为的防范及护理 包括医疗团队共同努力，保证环境安全，密切观察病情，建立治疗性护患关系，提高病人的自尊和自我效能，提供有力的社会支持，确保病人能遵医嘱服药，使用安全契约。 对采用服毒、自缢、触电、撞击等常见自杀方式的进行自杀的病人，护士要进行相关紧急处理。

3. 出走行为的防范及护理 包括增进与病人的沟通，建立良好的治疗性关系；增强病人的社会支持；丰富住院期间的生活；加强监护和安全管理。 一旦发现病人出走，应立即报告、迅速组织人员查看监控，按出走的时间、方式和去向沿途寻找。 采取补救措施；组织讨论，分析和总结查找安全隐患，防止类似问题发生。

4. 噎食的防范及护理 包括观察病人的病情、服药后的不良反应，控制病人的进食量及速度，在病人集体用餐时，严密观察病人进食情况。 一旦病人发生噎食，立即清除病人口咽部食物，保持呼吸道通畅，用海氏急救法和仰卧位腹部冲击法妥善处理。

5. 木僵病人的护理 典型的木僵表现为动作和语言的明显减少，呆坐不语、动作刻板、有时有模仿语言或违拗等症状。

1. 精神病病人暴力行为发生的先兆表现有哪些？

2. 如何预防和处理精神病病人的暴力行为？

3. 如何预防精神病病人发生自杀行为？

4. 如何预防精神病病人从医院出走？

5. 病人噎食发生后的抢救措施有哪些？

第五章　精神障碍治疗过程中的护理

5

精神障碍的治疗方式多种多样,目前主要包括药物治疗、心理治疗、物理治疗和职业康复治疗等。由于精神障碍的发病机制与生物、心理、社会因素密切相关,因此在采用药物治疗的同时,还需要结合心理治疗和社会功能康复治疗等方式,通过综合的干预帮助病人获得最佳的疗效。

精神障碍治疗过程中的护理,体现在治疗的各个环节,包括执行治疗方案,观察和评价治疗的反应,并及时向医生反馈治疗效果等。所以护士不仅要全面了解相关的疾病和治疗知识,更重要的是要掌握治疗过程中的护理技术。

第一节　药物治疗及护理

一、常用精神药物

常用的精神药物依据其主要治疗作用可分为:抗精神病药、抗抑郁药、心境稳定剂(抗躁狂药)、抗焦虑药、中枢神经兴奋药、促智药、脑代谢促进药。每类按其化学结构不同可续分亚类。

(一)抗精神病药物

抗精神病药物(antipsychotic drugs),是指主要治疗精神分裂症及其他精神病性障碍的药物,能控制幻觉妄想、思维障碍、精神运动性兴奋和行为紊乱等阳性症状,部分药物特别是新一代药物还可以改善孤僻懒散、动力低下和社会退缩等阴性症状。但对病人的认知功能没有明显的治疗作用。

1. 分类

(1)按药理作用的分类:分为典型抗精神病药和非典型抗精神病药。典型抗精神病药又称传统抗精神病药、神经阻滞剂、多巴胺受体阻滞剂和第一代抗精神病药,主要药理作用为阻断中枢多巴胺 D_2 受体。具有改善幻觉、妄想的阳性症状的作用,但对阴性症状效果不理想,改善认知功能效果差,引发锥体外系和迟发性运动障碍的比例较高,对社会功能改善作用较小,病人服药的依从性不好。这类药物的副作用较多,特别是锥体外系不良反应和催乳素水平升高的不良反应。目前在临床应用已明显减少。非典型抗精神病药物,又称非传统抗精神病药物、新型抗精神病药、第二代抗精神病药,主要药理作用为阻断 5-HT$_{2A}$ 和 D_2 受体。与典型抗精神病药相比,非典型抗精神病药与多巴胺 D_2 受体亲和力较低,而与5-羟色胺(5-HT)和去甲肾上腺素受体的亲和力较高。能有效治疗阳性和阴性症状,不良反应少;锥体外系的不良反应较少,催乳素分泌升高的幅度较低。

(2)按化学结构的分类:分为吩噻嗪类、硫杂蒽类、丁酰苯类、苯甲酰胺类、二苯氧氮平类和其他类。抗精神病药物的化学结构分类对药物研发和临床换药具有意义,开发新药一般开发具有不同化学结构的药物,而如果某一抗精神病药在充足剂量、充足疗程下效果不佳,则可以换用不同化学结构的药物。

2. 作用机制　抗精神病药主要通过阻断脑内多巴胺和5-羟色胺受体而产生抗精神病作用,同时还阻断 α_1、M_1 和 H_1 等受体产生相应的副作用。典型抗精神病药主要有4种受体阻断作用,包括 D_2、α_1、M_1 和 H_1 受体。非典型抗精神病药主要阻断多巴胺 D_2 和5-羟色胺受体,部分药物如氯氮平、奥氮平、喹硫平具有多受体阻断作用。如氯氮平就可以阻滞 D_1、D_2、D_3、D_4、5-HT_{1A}、5-HT_{21A}、5-HT_{2C}、5-HT_3、5-HT_6、5-HT_7、α_1、α_2、M_1、H_1 等至少 14 种受体。

3. **临床应用** 抗精神病药的治疗作用包括：①消除、改善精神病性症状,如幻觉、妄想；②激活或振奋作用(改善阴性症状)；③非特异性镇静(控制激越、兴奋、躁动或攻击行为)；④巩固疗效、预防复发。

(1)适应证和禁忌证

适应证:精神分裂症、分裂情感障碍、躁狂发作、偏执性精神障碍以及其他伴有精神病性症状的精神障碍等。

禁忌证:对抗精神病药有严重过敏史者、严重的心血管疾病、肝脏疾病、肾脏疾病、严重的全身感染、重症肌无力、闭角型青光眼禁用。妊娠早期、年老体弱、有较严重内脏疾病者、白细胞过低、孕妇和哺乳期妇女等情况应慎用。

(2)药物的选择:药物的选择主要取决于症状、药物的作用特点、年龄、躯体状况、既往用药情况、药物的不良反应、经济状况和服药的依从性等。

(3)用法和剂量:通常有口服、肌注制剂,绝大部分药物为口服制剂,分为一天一次、两次或三次服用。根据疾病的严重程度、合作程度选择不同的给药方式。对于治疗依从性好的病人常采用口服给药。不合作、拒绝接受治疗的病人可以选择速溶片、口服液、注射针剂或首选肌肉注射、静脉给药或长效针剂肌肉注射。药物剂量遵循个体化原则,初始用药从一般小剂量开始,经过 1~2 周逐渐加至有效治疗剂量。老年、儿童病人从小剂量开始,一般为成人剂量的 1/3。

4. **常见不良反应及其处理** 抗精神病药作用于多种受体,影响多种神经递质,所以不良作用较多,特别是长期使用或剂量较大时更容易出现不良反应。另外还与病人的年龄、性别、遗传因素、过敏体质等因素有关。

(1)锥体外系反应(extrapyramidal syndrome,EPS):是抗精神病药最常见的神经系统副作用,以典型抗精神病药多见,主要临床表现有四种:

1)急性肌张力障碍(acute dystonia):是最早出现的锥体外系反应,在临床上多见,常累及以颈部、眼部和下颌肌肉,也见于躯干肌肉。常在首次用药后或治疗一周内发生,以儿童和青少年较为多见。持续时间从数秒至数小时,多反复出现。

主要表现为双眼向上凝视、斜颈、颈后仰、面部怪相和扭曲、吐舌、构音不清、角弓反张和脊柱侧弯等多种不由自主的、奇特的表现。常伴有焦虑、烦躁、恐惧情绪,病人紧张不安、大汗淋漓,也可伴有瞳孔散大等自主神经症状。处理方法:首先安抚病人,立即通知医生并遵医嘱给予抗胆碱能药物、抗组胺类药物或苯二氮䓬类药物。如肌注东莨菪碱 0.3mg,一般 20 分钟内见效,必要时 30 分钟后可重复注射；或口服苯海索 2mg,3 次/日；或口服氯硝西泮 0.5mg~4mg,或肌注地西泮 5mg~10mg。必要时减少药物剂量,或换用较少出现锥体外系反应的药物如喹硫平、阿立哌唑、齐拉西酮、帕利哌酮等。

2)静坐不能(akathisia):包括主观上坐立不安、控制不住地想活动的感觉和客观上来回走动或者原地踏步、不断改变体位、不能安静的状态。多发生在服药后 1~2 周,发生率约为 50%,其中以氟哌啶醇发生率最高(用药 1 周内的发生率达 75%)。处理方法:轻者可安抚病人,转移注意力。重者常采用苯二氮䓬类药物和 β 受体阻滞剂如普萘洛尔(心得安)等处理,抗胆碱能药盐酸苯海索(安坦)。如果上述处理无效时需减少抗精神病药剂量或者换用锥体外系反应低的药物。

3)类帕金森症(Parkinsonian syndrome):又称药源性帕金森症,为常见的锥体外系反应。一般在用药2周后出现。临床表现类似于帕金森病病人,主要为运动不能、静止性震颤、肌强直三大症状。严重者构音不清、吞咽困难,身体僵硬、面具脸、震颤、流涎、多汗、皮脂溢出等,可继发焦虑、抑郁症状。处理方法:若病人病情稳定,可遵医嘱减少抗精神病药的剂量。若病情不允许,剂量不可减少者,应遵医嘱更换锥体外系反应较轻的药物,也可加用抗胆碱能药物,如盐酸苯海索、东莨菪碱;或加用抗组胺药,如苯海拉明、异丙嗪。

4)迟发性运动障碍(tardive dyskinesia,TD):多见于长期服用抗精神病药物的病人,特别是服用典型抗精神病药者,大多在持续用药数年后出现,少数可在用药数月后发生。主要特点为面部、躯干和四肢不自主、有节律地刻板式运动。以口、唇、舌、面部不自主的运动最突出,称为"口-舌-颊三联症"。处理方法:目前尚无有效的方法,重在于预防,早期发现、及时处理。新型抗精神病药的应用使得迟发性运动障碍的发生率大大降低。

(2)严重的不良反应

1)恶性综合征(malignant syndrome):是抗精神病药引起的一种少见的、严重的不良反应。口服、肌注、静脉给药均可引起,肌注及静脉注射时更易于发生。多发生在更换抗精神病药物的种类或加量过程中以及合并用药时;表现兴奋、拒食、营养不良、伴有躯体疾病时更易发生,男女无差异,各年龄均可发生。发生率仅为1%左右,但死亡率达20%以上。

临床特征为:意识障碍、肌肉强直、高热、急性脏器衰竭和自主神经功能紊乱。处理:早期发现,及时停用所有抗精神病药,对症支持治疗:调节水、电解质及酸碱平衡,给氧,保持呼吸道通畅,必要时人工辅助呼吸,物理降温,保持适当体位,防止发生压疮,预防感染,保证充足营养。目前对恶性综合征尚无有效治疗方法,早期发现、及时处理是治疗原则。当病人出现症状高热、意识障碍、严重锥体外系症状时,需要警惕恶性综合征的出现,立即通报医生予以诊治。

2)癫痫发作:抗精神病药能降低抽搐发作的阈值,以氯氮平、氯丙嗪和硫利达嗪多见。有癫痫病史的病人或者在用抗精神病药过程中曾经出现过癫痫发作者要慎用以上药物。处理方法:合用抗癫痫药,减少药量,必要时换用其他药物。氟哌啶醇和氟奋乃静在治疗伴有癫痫的精神障碍病人中可能是最安全的。

3)白细胞减少症:氯氮平、氯丙嗪均可引起白细胞减少,多数发生在治疗头两个月内。临床表现:乏力、倦怠、头昏、发热等全身症状,轻重不等的继发感染症状,如咽炎、支气管炎、肺炎、泌尿系感染等。因此,服用抗精神病药要定期复查血常规,观察白细胞变化。氯氮平是引起白细胞减少症最常见的药物,在开始服用阶段,应每周为病人检查血常规,一旦发现白细胞降低要及时停药,使用升白细胞的药物。一般预后良好,5~30天恢复正常。

4)心肌炎:一般见于服用氯氮平的病人,多在用药早期出现。如果在服用氯氮平的过程中出现心电图异常,发热,胸痛,呼吸障碍,意识欠清,心律不齐等症状,要高度警惕,及时停药,必要时联络心内科治疗。

(3)阻断受体产生的副作用

1)多巴胺受体阻断产生的副作用:黑质纹状体通路与锥体外系副作用有关,结节漏斗通路与泌乳素水平升高导致的副作用有关。泌乳素水平增高可使病人出现乳房长大、泌乳、月经不规律、甚至闭经、性欲降低等。出现乳房长大、泌乳者要考虑换药。闭经者可先请妇科调经。

2)肾上腺素能受体阻断产生的副作用:主要是阻断 α_1 受体,可产生镇静作用、直立性低血压、心动过速、性功能减退、射精延迟等副作用。体位性低血压多发生治疗初期,肌肉注射半小时或口服 1 小时后,即可出现降压反应,以注射给药发生率最高。使用氯丙嗪、氯氮平、奥氮平者容易出现。增加抗精神病药物剂量过快、体质较弱、老年病人及基础血压偏低者较易发生。临床表现:突然改变体位时,出现头晕、眼花、心率加快、面色苍白、血压下降,可引起晕厥、摔伤。处理措施:①轻者应立即将病人放平,取平卧或头低脚高位,松解领扣和裤带,少时即可恢复,密切观察生命体征,随时监测血压的变化,做好记录。②严重反应者,应立即通知医生采取急救措施,遵医嘱使用升压药。禁用肾上腺素,因为肾上腺素可使 β 受体兴奋,血管扩张,使血液流向外周及脾脏,从而加重低血压反应。③病人意识恢复后,护士要及时做好心理疏导和安抚工作,同时嘱咐病人变换体位时(起床、如厕),动作要缓慢,如感觉头晕时,应尽快平卧休息,以防意外发生。

3)胆碱能受体阻断产生的副作用:主要是阻断 M_1 受体,可产生多种抗胆碱能副作用,如口干、便秘、排尿困难、视物模糊、记忆障碍等,多见于应用典型抗精神病药的治疗过程中,出现便秘的病人可先考虑让病人多使用通便的水果或蔬菜,如果不能奏效可使用通便的药物,如酚酞片、番泻叶泡水服等方法,如果还是不能奏效可考虑用开塞露通便,严重时灌肠。对于排尿困难的病人可首先采用诱导性排尿、热敷小腹的方法,如效果不佳可肌注新斯的明,一般能顺利解出。如果还不奏效,则考虑导尿。如果上述反应严重,可考虑换用副作用相对较小的药物。

4)组胺受体阻断产生的副作用:主要是阻断 H_1 受体,可产生镇静和体重增加的副作用。如果不能耐受或者体重增加明显,可换用镇静作用相对较轻或者不增加体重的药物。

(4)其他不良反应

1)内分泌代谢反应:有些药物如氯丙嗪、氯氮平、奥氮平和利培酮等可以抑制胰岛素分泌,导致血糖升高和尿糖阳性。抗精神病药体重增加与食欲增加和活动减少有关:①要充分理解尊重病人的心理需求,耐心讲解疾病、药物和体重变化三者之间的关系,帮助树立持续用药的信心;②指导病人合理摄入饮食,限制糖类、脂肪类事物,提倡多食高纤维、低能量的食物和叶类蔬菜,以减少热量摄入;③鼓励病人增加活动量,多消耗体内热量,例如:每天快走 45 分钟,每周至少 5 天;④指导病人消除不健康的生活习惯,矫正不良行为,对饮食、运动制订合理计划,并进行自我监督;⑤如上述措施无效,可遵医嘱减药或换药。

2)精神方面的副作用:许多抗精神病药产生过度镇静,如氯氮平、氯丙嗪、奥氮平、氟哌啶醇等,随着用药时间的延长会因逐渐耐受而消失。头晕一般是由于直立性低血压而引起。有些药物如利培酮、阿立哌唑、舒必利、氨磺必利有一定的激活作用,可出现焦虑、激越、失眠等。

3)对心脏的影响:应用抗精神病药的时候可出现心电图改变,包括 QT 和 PR 间期延长,非特异性 T 波异常,ST 段降低,T 波低平、倒置,以硫利达嗪、氯丙嗪、齐拉西酮较为明显。

4)对肝脏的影响:多为转氨酶升高,常为一过性的,可自行恢复。严重者转氨酶明显升高,出现黄疸。轻度者可合并保肝药如护肝片、葡醛内酯片等治疗,严重者应立即停药,加强保肝治疗。

(5)过量中毒:抗精神病药过量中毒常见于精神障碍病人服过量药物自杀,意外过量见于儿童。主要表现为意识障碍或昏睡,心电图异常,血压不稳,低体温,肌张力障碍,抽搐和癫痫发作。处理:洗胃后胃内注入药用炭,减少药物吸收;血液灌注每 6 小时一次,去除体内药物;毒扁豆碱可用作解毒药;输液维持营养;保持正常体温;需要时给以抗生素预防感染;有抽搐发作给以地西泮;血压降低给以作用于 α_1 受体的升压药如重酒石酸间羟胺(阿拉明)或去甲肾上腺素等升压。

（二）抗抑郁药

抗抑郁药（antidepressant drugs）是一类用于治疗和预防各种抑郁障碍的药物，是临床最常用、发展最快的精神药物。部分抗抑郁药对强迫、惊恐和焦虑情绪有治疗效果。

1. **作用机制与分类** 目前一般将抗抑郁药分为七类。

（1）单胺氧化酶抑制剂（monoamine oxidase inhibitors，MAOIs）：MAOIs 是抑制 DA、5-HT、NE 的代谢酶，使单胺类神经递质的浓度升高。老一代 MAOIs 为不可逆性单胺氧化酶抑制剂，代表药物如苯乙肼。新一代 MAOIs 为可逆性单胺氧化酶抑制剂，如吗氯贝胺。

（2）三环类抗抑郁药（tricyclic antidepressants，TCAs）：主要抑制突触前神经元对 NE 的重摄取，使突触间隙中 NE 的浓度增高，对 5-HT 的作用略小。代表药物如丙米嗪、阿米替林等。

（3）NE/DA 摄取抑制剂（NDRIs）：代表药物安非他酮。

（4）选择性 5-HT 再摄取抑制剂（SSRIs）：代表药物氟西汀、西酞普兰、舍曲林、氟伏沙明、帕罗西汀、艾司西酞普兰。

（5）5-HT 和 NE 再摄取抑制剂（SNRI）：代表药物文拉法辛、度洛西汀。

（6）5-HT$_{2A}$ 受体拮抗剂和 5-HT 再摄取抑制剂（SARIs）：代表药物曲唑酮。

（7）NE 和特异性 5-HT 抗抑郁药（NaSSA）：它们多数通过对 5-HT、NE 的再摄取抑制作用，阻断突触后膜的相应受体，促进突触前膜的递质释放，提高突触间隙的 5-HT 和 NE 的浓度，从而起到抗抑郁的作用。代表药物米氮平。

2. **抗抑郁药的临床应用**

（1）适应证：主要用于治疗各类以抑郁症状为主的精神障碍。还可用于治疗焦虑症、惊恐发作、恐惧症、创伤后应激障碍、神经性贪食。氯米帕明可用于治疗强迫症。

（2）禁忌证：粒细胞减少、急性闭角型青光眼、前列腺肥大、肠麻痹、尿潴留、对三环类药物过敏及严重心、肝、肾疾病人禁用；癫痫、孕妇及老年人慎用。

3. **应用原则** 与抗精神病药一样，应从小剂量开始，在 1~2 周内逐渐增加至最高有效剂量。当病人抑郁症状缓解后，应以有效剂量继续巩固治疗至少 6 个月。随后进入维持治疗阶段，维持剂量一般低于有效治疗剂量，可视病情及不良反应的情况逐渐减少剂量。反复发作、病情不稳定者应长期维持用药。

4. **常见的不良反应及注意事项**

（1）抗胆碱能作用：是 TCAs 最常见的不良反应，表现为口干、排尿困难、便秘、视力模糊、心悸等。病人一般随着治疗的延续可以耐受，症状将会逐渐减轻。对合并躯体疾病的病人要特别注意，以免发生重大危险。

（2）心血管系统不良反应：是主要的不良反应，如心动过速、体位性低血压、头晕等，最严重的是奎尼丁样作用所致的心脏传导阻滞。TCAs 还可以引起 P-R 间期和 QRS 时间延长，致Ⅱ度和Ⅲ度传导阻滞。心脏传导阻滞的病人禁用。要定期体格检查和心电图检查，及时发现严重的不良反应，马上停药外，要积极对症处理。

（3）中枢神经系统不良反应：多数 TCAs 具有镇静作用，部分病人可出现乏力、肌肉震颤，剂量大时尤易发生。在癫痫病人或有癫痫病史的病人中，应用 TCAs 该类药物容易促发癫痫发作，特别是在开始用药或加量过快和用量过大时。TCAs 导致的药源性意识模糊或谵妄，老年病人中易出现。TCAs 能诱发精神病性症状和躁狂。

（4）其他：可导致性功能障碍、体重增加、记忆力减退、皮疹、粒细胞缺乏及黄疸等过敏反应。

(5)过量中毒:由于各种原因可能超量服用或误服 TCAs,可发生严重的毒性反应,危及生命。TCAs 中毒占成人药物中毒的 25%,中毒引起的不良反应大,死亡率较高。其原因是心肌缺血、室颤、房室或室内传导阻滞、心肌抑制和心源性休克。

(三)心境稳定剂

心境稳定剂(mood stabilizers)又称为抗躁狂药,除抗躁狂作用外,对双相情感障碍尚有稳定病情和预防复发的作用。

1. 分类 包括传统的心境稳定剂和新型心境稳定剂,前者主要是锂盐(主要为碳酸锂)、抗癫痫药丙戊酸盐和卡马西平,后者包括其他一些新型抗癫痫药,如拉莫三嗪、托吡酯、加巴喷丁以及一些非典型抗精神病药物,如氯氮平、奥氮平、喹硫平与利培酮等。

2. 临床应用

(1)适应证

1)锂盐:碳酸锂以锂离子形式发挥作用,主要适应证是急性躁狂发作,但因起效慢需要在治疗早期合并镇静作用较强的抗精神病药。在治疗难治性抑郁症时,联合使用抗抑郁药可以加强疗效,同时还可以预防复发。应用原则:小剂量开始,逐渐增加剂量,饭后口服。由于锂盐的中毒剂量与治疗剂量十分接近,故在使用中要密切监测药物的副反应,有条件的可监测血锂浓度,以调整药量。

2)抗癫痫药:也常用于治疗双相情感障碍,疗效与锂盐相似,但对混合性发作和快速循环发作的疗效较好。

3)新型心境稳定剂:在传统心境稳定剂疗效不好时,可以考虑换用或加用新型稳定剂。

(2)禁忌证:肾功能衰竭、心力衰竭、急性心梗、室性早搏、病理窦性综合征、重症肌无力、低盐饮食者、12 岁以下儿童、妊娠 3 个月以内者禁用。哺乳期妇女使用本品期间应停止母乳喂养。

3. 不良反应及注意事项 服用碳酸锂常见的不良反应有手颤,口干,口有金属味,乏力和疲乏感,以及胃肠道反应等。需要注意的是长期应用锂盐可能影响甲状腺素的合成,造成甲状腺素水平降低,甲状腺肿大,出现抑郁症状。如发生锂中毒,则可出现频繁呕吐、腹泻、粗大震颤、抽动、呆滞、构音不清、共济失调、意识障碍等,严重者可出现死亡,需要及时处理。在用药过程中护士注意:①鼓励病人多饮水,多吃咸一些的食物,以增加钠的摄入;②密切观察病人的进食、日常活动及其用药后反应,及时识别早期先兆表现,发现异常情况及时记录并报告医生;③密切监测血锂浓度的变化,一般不宜超过 1.4mmol/L,发现异常及时提示医生停减药物;④做好对病人的卫生宣教工作,如碳酸锂中毒反应的早期表现及预防方法,增强病人主动配合服药;⑤对上述不良反应能耐受者可不做特殊处理,不能耐受者应遵医嘱减药或换药。

(四)抗焦虑药

抗焦虑药物(anxiolytic drugs)是一类主要用于消除或减轻焦虑、紧张、恐惧,稳定情绪,兼有镇静助眠、抗惊厥作用的药物。

1. 分类 包括苯二氮䓬类和非苯二氮䓬类两类。苯二氮䓬类药物为目前应用最广泛的抗焦虑药,包括地西泮、阿普唑仑、劳拉西泮、艾司唑仑、氯硝西泮等;非苯二氮䓬类有丁螺环酮、唑吡坦、佐匹克隆、扎来普隆、坦度螺酮、部分具有抗焦虑作用的抗抑郁药如帕罗西汀和多塞平、β肾上腺素能受体阻断剂如普萘洛尔等。

2. **临床应用**　常用于治疗焦虑症、各类型神经症、各种急性失眠以及各种躯体疾病伴随出现的焦虑、紧张、失眠、自主神经紊乱等症状,也可用于各类伴有焦虑、紧张、恐惧、失眠的精神疾病以及激越性抑郁、轻性抑郁的辅助治疗,还可用于癫痫治疗和酒精依赖戒断症状的替代治疗。老年人及肝、肾功能衰竭者慎用,阻塞性呼吸疾病者、严重意识障碍者禁用。妊娠头3个月避免使用,哺乳期妇女若使用苯二氮䓬类药物则避免哺乳。

3. **不良反应及注意事项**　常见的不良反应为嗜睡、过度镇静、记忆力受损、运动的协调性减低等。过量急性中毒可致昏迷和呼吸抑制,静脉注射对心血管有抑制作用。长期应用后可产生依赖性。突然中断药物,将引起反跳和失眠、焦虑、激动、震颤等戒断症状。处理措施:在临床应用中要避免长期应用,停药宜逐步缓慢进行。

二、药物治疗过程中的护理

(一)护理评估

1. **现病史**　发病因素、患病时间、发病次数、疾病表现、治疗史等。

2. **主要的精神症状**　感知觉、思维、情绪和情感、记忆、注意、智能、意志行为、定向力、自知力等方面。

3. **躯体状况**　饮食及营养、排泄、睡眠、活动、身体健康状况等。

4. **辅助检查结果**　血、尿、粪常规;心、肝、肾、甲状腺功能;胸透、腹部B超、脑电图、颅脑CT和MRI等。

5. **性与生殖功能**　性欲、性能力、月经状况、怀孕与否等。

6. **病人对治疗的态度**　①是积极配合、被动接受、还是抗拒治疗;②是否存在隐藏药物的想法或行为;③对药物不良反应有无担心或恐惧;④对药物治疗的信念和关注点;⑤对坚持服药的信心如何;⑥是否按时复诊。

7. **识别用药高危人群**　主要是对精神药物慎用或禁用的病人。

8. **心理社会方面**　包括家庭情况;人际关系;角色功能;应激的应对方式;社会支持系统等。

(二)护理诊断/问题

1. **潜在危险性伤害**　体位性低血压、肢体僵硬、行动迟缓、意识改变等。

2. **身体活动功能障碍**　类帕金森症、静坐不能、手抖等与药物不良反应有关。

3. **卫生、进食、如厕自理缺陷**　与药物不良反应、运动障碍、活动迟缓等因素有关。

4. **营养状况改变**　食欲增加、食欲减退、体重增加。

5. **睡眠型态改变**　失眠、嗜睡,与药物不良反应、过度镇静等因素有关。

6. **排泄问题**　便秘、腹泻、尿潴留与药物不良反应、活动减少等因素有关。

7. **口腔黏膜改变**　口干或流涎与药物不良反应有关。

8. **自我照顾能力下降**　与静坐不能、运动受限等有关。

9. **性功能障碍**　勃起或射精困难。

10. **不依从**　吐药、藏药、扔药等与缺乏自知力、拒绝服药或不能耐受不良反应等因素有关。

11. 焦虑 与知识缺乏、药物不良反应等因素有关。

（三）护理目标与计划

精神药物治疗的护理目标是提高病人服药的依从性，使病人在出院后能根据医嘱继续巩固治疗，提高疾病的稳定性，减少疾病的复发率，最终完全回归社会。护理计划应根据病人的病情制订，并且根据疾病的进展、用药反应等不断作出评价与修改。护理计划包括：建立良好的护患关系、识别并改善用药后的不良反应、用药的健康教育、尽早制订防范措施等。

（四）护理措施

1. 建立良好的护患关系 建立良好的护患关系是精神障碍药物治疗过程中护理的第一步，但是由于精神病人的特殊性，大多数严重的精神病人缺乏自知力，不认为自己有病，因而不愿接受治疗，有的甚至对医护人员抱有敌意，所以与病人建立良好的治疗性的护患关系比其他科更为困难。这就要求精神科护士具有足够的耐心和良好的自身素质。良好护患关系的建立为精神药物治疗过程的护理打下了良好的基础，从而能提高病人服药的合作程度。

2. 认真执行服药制度，保证病人服药到位 严格执行操作规程，做好三查八对，既取药时查、摆药时查和放回药时查，八对包括：床号、姓名、药名、剂量、浓度、用法、时间和病人面貌。

3. 使用正确给药途径与方法 护士在发药时看着病人服下，对于不合作的病人要检查其口腔，半小时不离开视线，以免病人藏药、扔药或吐药，保证病人的服用。保证做到对劝说无效者应及时向医生汇报，更换给药途径，如采取肌注、静脉注射或鼻饲等途径给药。还要注意病人藏药积累顿服自杀。

4. 识别并改善药物不良反应

(1) 护士在护理过程中应仔细观察、了解与处理用药后的不良反应，及时反映给医生，以供医生用药参考。如观察病人的表情、躯体姿势、步态、肌张力状况、大小便情况等，了解病人的主观感受，如是否有坐立不安、心慌的感觉等。有些严重的不良反应如心血管系统反应、恶性症状群、5-羟色胺综合征、锂中毒、癫痫，如果处理不及时，可危及生命，应高度警惕。对于用药量大和合并用药的病人更要加强观察，了解用药的原因，注重配伍禁忌和药物不良反应。

(2) 对于出现不良反应的病人要实施干预措施，或者配合医生尽快减轻或消除不良反应。

1) 体位性低血压：是精神药物用药过程中常出现的反应，特别是年老体弱、进食不佳、用药量大、加药较快、注射用药或有体位性低血压史的病人容易出现，可表现为面色苍白、出冷汗、头晕、心慌、甚至意识不清或晕厥等，要及时处理。护理过程要嘱病人改变体位时如起床或站立时要缓慢，或稍做片刻再起立，一旦发生体位性低血压，应立即将病人平卧，采取头低脚高位，并及时报告医生进行抢救。

2) 便秘：也是精神药物治疗中的常见不良反应，要及时处理。护士可训练病人养成定期排便的习惯，鼓励病人多活动，多进食含纤维素丰富的水果、蔬菜，尽量避免出现便秘，如果上述方法无效，要及时告知医生，以便采取进一步的治疗如服用通便的药物、灌肠等。

3) 尿潴留：对病人可以进行支持性心理治疗，消除对尿潴留的恐惧，进一步采取热敷小腹部，或者诱导性排尿方法，并及时向医生汇报。

4) 吞咽困难：如抗精神病药可引起咽喉肌群共济失调而出现吞咽困难，轻者进食进水发生呛咳，重者可出现噎食甚至误入气管而窒息。因此进食时不宜催促病人，宜进软食，必要时可用鼻饲或静脉补充营养。

（3）药物不良反应：如碳酸锂和氯氮平，碳酸锂的治疗剂量和中毒剂量十分接近，护士应掌握碳酸锂的作用和中毒的表现，特别是早期表现如恶心、腹泻、手指细颤、多尿、烦渴等，以便及时发现，及时治疗。氯氮平在用药过程中出现体位性低血压、癫痫和白细胞低下的概率较其他抗精神病药大，要严密观察。

5. 密切观察病人精神症状的变化　在用药过程中护士要密切观察病人精神症状的变化，症状是改善了，还是加重了，或者是没有变化。护士应及时将病人的精神症状变化情况告知医生，以帮助医生及时根据病人情况调整药物。

6. 注意病人的躯体状况　精神药物治疗护理过程中不但要观察病人的精神症状的变化，还要注意躯体状况。因此用药后需持续的评估病人的生理状况，如生命体征、血液生化检查、血中药物浓度等，以确保生命安全。对于合并躯体疾病如高血压、心脏病、糖尿病、脑梗死、癫痫等的病人尤其要注意，观察相应躯体症状和检查指标的变化。

7. 提高病人服药的依从性　加强对病人与家属的健康指导，让病人和家属充分理解用药的重要性和必要性。护士应向病人和家属介绍疾病的特点、用药目的和用药的时间，争取病人和家属的积极配合。在用药之前详细地向病人和家属介绍所用药物的药名、作用、注意事项与可能出现的不良反应以及减轻办法，这样可以减轻病人服药的焦虑和恐惧心理，同时也能保护病人的知情权，减少不必要的纠纷。

8. 及时评估病人用药后的反应　包括治疗反应和不良反应，如有不良反应要及时交班并向医生汇报。

（五）护理评价

1. 药物治疗是否达到预期效果，比较用药前后病人精神症状的变化。
2. 病人与家属对药效的感受是否与期望相符。
3. 药物有无副作用，如有，病人能忍受与不能忍受的副作用都有哪些。
4. 用药计划是否完整和符合病人需要。
5. 病人出院后能否坚持自行服药。

第二节　心理治疗与护理

一、概述

（一）心理治疗的概念

心理治疗（psychotherapy）是一种以助人为目的的专业性人际互动过程。治疗师通过言语和非言语的方式影响病人或其他求助者，引起心理和躯体功能的积极变化，达到治疗疾病、促进康复的目的，并增进病人人格的成长。

（二）心理治疗的分类

1. 按治疗对象分类

（1）个别心理治疗：是心理治疗者对一名求助者的一对一形式的治疗。

（2）集体心理治疗：是以多名有心理问题的求助者群体为心理治疗对象，在同一时间、地点，由1~2名心理治疗者对多数求助者或咨询者群体所进行的心理治疗。

（3）婚姻治疗或夫妻疗法：是以配偶双方为对象的心理治疗，可以是家庭治疗一种特殊形式。重点发现和解决夫妻之间的问题，以促进良好的配偶关系为目标。

（4）家庭治疗：以家庭为单位所进行的心理治疗。其特点是把焦点放在家庭成员之间的人际关系上，不太注意各个成员的内在心理结构。通过促进家庭成员之间的了解，增进情感交流和相互关心的做法，使每个家庭成员了解家庭中病态情感结构，以纠正其共有的心理病态，改善家庭功能，产生治疗性的影响，达到和睦相处，向正常发展为目的。

2. **根据治疗理论分类**

（1）精神分析疗法：又称心理分析疗法、分析性心理治疗，是让来访者对个人的潜意识获得领悟，释放被压抑的紧张情绪，从而达到矫正不良情绪和不良行为的目的，是心理治疗中最主要的一种治疗方法。由奥地利精神科医师弗洛伊德在19世纪末创立的。精神分析疗法实施的技巧，主要由自由联想、解释、释梦和移情四部分组成。经典的精神分析因耗时太多而不再流行。近年来以精神分析理论为基础的各种短程治疗较为普遍，基本思想仍基于心理动力学理论，统称为心理动力性心理治疗。心理动力性治疗的目的不在于改变人格，而是将重点放在人格的冲突/结构的了解上，借此希望症状能得以改善。

（2）人本主义疗法：该疗法的创始人是美国心理学家罗杰斯与马斯洛。他们认为治疗不应仅仅着眼于眼前的问题，而是在于支持求助者的成长过程，以便使他们更好地解决未来可能面临的问题。该疗法的实质就是帮助病人去掉用于应付生活的面具，从而恢复真实的自我。通过为求助者创造无条件支持与鼓励的氛围使病人能够深化自我认识、发现自我潜能并且回归本我，病人通过改善"自知"或自我意识来充分发挥积极向上的、自我肯定地、无限地成长和自我实现的潜力，以改变自我的适应不良行为，矫正自身的心理问题。

（3）认知疗法：是通过改变病人不良认知，从而矫正不良情绪和行为的一种治疗方法，包括贝克（Beck）认知疗法和中国道家认知疗法。认知疗法的理论来自于古希腊斯多亚学派的哲学思想，认为人的行为取决于他对自身和对周围世界的认知。

（4）行为疗法：是以减轻或改善病人的症状或不良行为为目标的一类心理治疗技术的总称。行为疗法的理论认为：病人的各种症状（异常行为或失调的生理功能）都是个体在生活中通过学习而形成并固定下来的。因此在治疗过程中可以设计某些特殊情境和专门程序，使来访者逐步消除反常行为，并经过新的学习训练形成适宜的行为反应。行为疗法常用的技术与方法包括：放松训练、系统脱敏疗法、满灌疗法、厌恶疗法、模仿学习与角色扮演。

（5）系统治疗：是一类强调个体与人际系统间的心理动力学关系的治疗方法。特点是其对系统整体、对人际系统中各种互动性联系的关注。

3. **根据治疗类型分类**

（1）支持心理治疗：又称一般心理治疗，这是目前国内精神科最普遍采用的一类心理治疗方法。采用普通常识性心理学知识和原理，其方法与日常生活中的谈心和说理等十分相似。最常用的方法为倾听、指导、劝解、鼓励、安慰疏导，以及保证等内容，以加强精神活动的防御能力，控制和恢复对环境的适应及平衡的心理疗法，以协助人们从超负荷的心理压力造成的严重失衡状态中恢复平衡。

（2）重建性心理治疗：主要是协助病人重塑人格，重新面对自己。

（3）训练性心理治疗：是帮助或训练病人改变不良行为，临床上常用的有系统脱敏疗法、厌恶治疗和社交性训练等。

（三）心理治疗的原则

1. 建立良好的治疗联盟　好的治疗关系是心理治疗成功的基础。与病人建立良好的联盟，态度和蔼，热情关怀和耐心帮助病人，以取得病人的信任，这样才能发现病人心理问题的细节，有助于护士为病人提供有针对性的建议和分析，获得良好的治疗效果。

2. 保守秘密　是心理咨询和心理治疗共同遵循的原则，治疗者要对其讲话内容保密，不能随意谈论，保证病人的各种信息不被泄露，在教学/学术活动中同样需要注意保护病人的隐私，以免造成不良后果。

3. 倾听、疏导、支持和保证　心理治疗过程中治疗师要具有良好的倾听能力，抓住病人存在的问题，进行疏导，并给予必要的支持和保证，使病人能正确面对自身存在的问题提高病人解决问题的信心。

4. 发掘病人的内在动力　充分调动积极因素，充分调动和发挥病人的主观能动性，对其合理的部分要充分肯定和鼓励，树立病人的信心，同时要调动病人的家属和亲友等的积极配合。

5. 保持中立　护理人员不替病人做出任何选择与决定。

6. 必要时合并药物治疗　心理治疗起效往往需要一定的时间，根据病人的情况可适当采取药物来快速减轻症状，使心理治疗和药物治疗有机结合，起到相辅相成的作用。

二、心理治疗过程中的护理

（一）治疗前准备

1. 评估病人是否适合参加心理治疗　根据病人的病情、有无治疗需要和动机等评估病人是否适合参加。

2. 准备合适的治疗环境　选择安静、整洁、宽松、无人干扰的环境，能使病人放松，减轻紧张焦虑的心理，有利于接受治疗。

3. 准备治疗所需材料　尊重病人的人格，理解病人的感受，为病人着想，建立良好的护患关系，才能充分了解病人的心理问题，进而获取心理治疗所需的信息如性格、家庭、职业、生活习惯、兴趣爱好、生活中的应激性生活事件以及对求治的期望等。

4. 病人的准备　预约好病人在心理治疗前半小时到达治疗预备室，让病人休息放松，初步了解病人的情况，做好必要的记录和治疗的准备。也可讲解心理治疗的基本知识如概念、步骤、方法等，鼓励病人积极配合医生。

（二）治疗过程的护理

护士在治疗过程中主要是做好治疗师的助手，起到辅助的作用。如保持环境的安静、做好资料的收集、提供病人需要的帮助，以及某些特殊治疗场合（如催眠治疗）的见证人。

（三）治疗后的护理

治疗师结束治疗后，护士要陪同病人离开治疗室，询问病人对治疗的感受和进一步的需求;预约好下一次的治疗时间;对治疗效果不满意的病人应耐心听取他们的意见,仔细分析原因,将信息及时反馈给医生,与心理医生共同商讨适当的解决办法;保持与病人的紧密联系。

第三节　物理治疗与护理

一、电休克治疗与护理

电休克治疗(electric convulsive treatment,ECT)是使用短暂、适量的电流刺激大脑,降低痉挛阈值,引起病人意识丧失、皮层广泛性脑电发放和全身性痉挛,以达到控制精神症状的一种物理治疗方法。

无抽搐电休克治疗(Modified Electric Convulsive Treatment,MECT)是在电休克治疗的基础上进行的改良,即在 ECT 治疗前使用静脉麻醉剂和肌肉松弛剂对骨骼肌的神经-肌肉接头进行选择性的阻断,使电痉挛治疗过程中的痉挛明显减轻或消失。

(一)作用机制

电休克治疗的作用机制十分复杂,目前尚未完全阐明,研究发现电休克治疗可影响多种神经介质和受体,还可调节大脑功能和某些物质的表达。影响的神经介质和受体,如 5-HT、γ-氨基丁酸、内源性阿片和它们的受体,以及多巴胺、去甲肾上腺素、肾上腺素和它们的受体。

(二)临床应用

1. **适应证** ①重度抑郁症:有强烈自伤、自杀企图及行为者,以及明显自责自罪者;②躁狂症:极度兴奋躁动冲动伤人者;③精神分裂症:特别是拒食、违拗和紧张性木僵者;④精神药物治疗无效或对药物治疗不能耐受者;⑤其他疾病:如帕金森病、恶性综合征和顽固性惊厥类疾病。

2. **禁忌证** 无绝对禁忌证,下列为无抽搐电痉挛治疗的相对禁忌证:脑器质性疾病、心脏病、视网膜脱落、出血或不稳定的动脉瘤畸形、导致麻醉危险的疾病。

3. **不良反应**

(1)常见的不良反应:头痛、恶心、呕吐、焦虑,经休息,停止治疗 2~3 天后,头晕、头疼症状可自然好转;可逆性的记忆减退,轻者一般在 2 周左右恢复,重者一般在 1 个月左右恢复。

(2)意识障碍:部分病人会出现谵妄,一般见于年龄大、治疗期间应用具有抗胆碱能作用药物的病人。治疗后谵妄大约需要 5~45 分钟才能够恢复,在恢复期病人有记忆力减退症状。

(3)急性躁狂发作:在 ECT 治疗中,个别病人会出现轻度躁狂或躁狂症状。

(4)死亡:极为罕见,多与潜在躯体疾病有关。ECT 治疗时发生死亡,主要是出现在癫痫发作后和治疗后恢复期,心血管并发症和肺部并发症是致死的最主要的原因。

4. **治疗次数** 一般每日 1 次过渡到隔日 1 次或者一开始就隔日 1 次,每周 3 次,根据病情确定治疗次数,一般为 6~12 次。

（三）无抽搐电休克治疗的实施

1. 治疗前准备

（1）由监护人签署知情同意书。

（2）停用所有能够提高抽搐阈值的药，如苯二氮䓬类、抗癫痫药丙戊酸钠、卡马西平等。

（3）减少其他精神药物的用量，剂量以中小剂量为宜。

（4）治疗前6~8个小时内应禁食、禁水。

（5）每次治疗前测生命体征：体温、脉搏、呼吸与血压。

（6）治疗前排空大、小便，取下眼镜、活动义齿、发卡，解开领扣。

（7）治疗前15分钟，皮下注射阿托品0.5~1mg，皮下或肌内注射洛贝林3.0~6.0mg。

（8）检查治疗仪器及急救设备的准备。

2. 操作方法

（1）病人仰卧在治疗床上，四肢自然伸直，松解病人裤带和领扣，在病人两肩胛间中段胸椎下处，垫放沙枕或棉心枕头一个。

（2）安装好心脑电监护。

（3）调节电量，根据不同治疗机适当确定通电参数，如交流电疗机一般为90~110~130mA，通电时间为3~4秒。

（4）将涂有导电胶的电极紧贴于病人头部两颞侧或左侧顶颞部。

（5）静脉注射2.5%硫喷妥钠9~14ml（约5mg/kg），直至病人睫毛反射迟钝或消失，呼之不应、推之不动为止。

（6）硫喷妥钠静脉注射到全量2/3时给氧气吸入。

（7）静脉注射0.9%氯化钠2ml，防止硫喷妥钠与氯化琥珀酰胆碱混合发生沉淀。然后，氯化琥珀酰胆碱1ml（50mg）以注射用水稀释到3ml快速静脉注射（10秒注射完）。病人全身肌肉松弛，腱反射消失，自主呼吸停止。此时为通电的最佳时间。

（8）暂时停止供氧，保护好病人头、颈，牙齿闭紧（插入安装好的口腔保护器），然后按下治疗键予以治疗。

（9）当脸面部和四肢肢端抽搐将结束时，供氧并实施加压人工呼吸，约5秒自主呼吸可完全恢复。

（10）抽搐后处理：抽搐停止、呼吸恢复后，应将病人安置在安静的室内，病人侧卧更好。至少休息30分钟，要专人护理，观察生命体征和意识恢复情况，躁动者则要防止跌伤。待病人意识清醒后，由护士陪同回病房，酌情进食。

（四）无抽搐电休克治疗的护理

1. 治疗前的护理

（1）相关知识宣教：由于病人及家属对电休克治疗知识的缺乏，存在对电休克治疗的错误理解和恐惧心理，他们常把电休克治疗错误地理解为"过电"或"电击"，认为电休克治疗会把人做傻了。所以护士应详细地向病人及家属解释治疗的目的和意义，说明有关治疗方式、程序、疗效和可能出现的并发症，给予必要的心理支持，消除他们的紧张、恐惧心理，争取病人和家属的合作。

（2）生命体征检测：体温、脉搏、呼吸、血压，将结果填写在护理记录单上，有异常时及时向医师报告。

(3)嘱病人禁食、禁水 6~8 个小时。

(4)排空大小便,防止病人发作时便溺在床。

(5)取下病人的眼镜、活动义齿、发卡,解开领扣。

(6)环境要安静、整洁,布局合理,无关人员不得进入。治疗室与休息室应分开,以防病人观看后紧张、恐惧拒绝治疗。

(7)治疗时先安排合作的病人,对兴奋、躁动、拒绝治疗者应排在后,以免影响治疗环境,给其他治疗病人造成恐惧心理。

(8)准备好治疗用具和药品:治疗床、治疗机、心电监护仪、大小沙垫各一个、盐水、纱布、棉签、止血带、皮肤消毒剂、牙垫、生理盐水 100ml 或 250ml、丙泊酚、氯化琥珀酰胆碱、阿托品等。

(9)准备好急救器械:如呼吸机、给氧设备、吸痰器、压舌板、开口器、舌钳、血压计、注射器。

2. 治疗中的护理

(1)治疗时必须严格按操作规程进行操作。

(2)病人仰卧于治疗台上,四肢自然伸直,协助医生安装好心脑电监护。

(3)给病人注射阿托品、麻醉剂和肌松剂。

(4)协助医生给病人供氧。

(5)在通电前往病人口腔放入牙垫进行保护,以免治疗过程中唇舌被咬伤。

(6)通电后,立即将病人颈下垫起头后仰,同时给氧气,对病人进行保护。

(7)发作停止后,撤去肩下沙垫,头部侧卧,使口中分泌物自然流出,如果分泌物多,要进行吸痰,以利恢复自主呼吸。若自主呼吸为恢复,应立即做人工呼吸。仍无好转时,按呼吸骤停处理。

(8)将病人送观察室休息。

(9)整理用物。

3. 治疗后的护理

(1)病人在观察室,要有专人监护。

(2)协助病人躺在有保护装置的床上,让其平卧,头转向一侧,以避免舌后坠阻塞气道影响呼吸,以利唾液外流,预防吸入性肺炎。

(3)有些病人治疗后直接入睡,然后清醒。有些病人治疗后意识不清,出现兴奋、躁动、乱摸索等情况,要给予保护性措施,严防摔伤。

(4)给病人进行持续性吸氧,直至清醒。

(5)注意观察病人的脉搏、呼吸、血压状况,治疗后 15 分钟、30 分钟、60 分钟、120 分钟各监测一次。如病人出现脉快、弱、面色苍白、口唇青紫、呼吸困难,应检查病人卧位,是否舌后坠,阻塞气道,可调整体位,测量血压。用压舌板伸入咽部,压迫后缩舌根,使之向前。发现有其他异常时应及时报告医师急救处理。

(6)在病人未完全清醒之前,不要让其下床活动,以防跌倒摔伤。病人下床后注意观察肢体活动情况,牙齿有无松动,口、唇、舌有无外伤,肢体关节有无脱臼,如有问题应及时报告医生并作处理。

(7)病人完全清醒后,可陪同其回病房,给予饮食与服药。若病人出现恶心、呕吐,应取侧卧位,可暂不进食,严重者应给予对症处理。有的病人出现头痛,如果不严重可暂不处理,如果严重要及时告知医生采取进一步处理措施。

（8）有些病人治疗后可出现记忆力减退，定向障碍，要帮助病人料理个人生活，防止发生意外。

二、重复经颅磁刺激治疗与护理

重复经颅磁刺激（repetitive transcranial magnetic stimulation，rTMS）是利用时变磁场重复作用于大脑皮层特定区域，产生感应电流改变皮层神经细胞的动作电位，从而影响脑内代谢和神经电活动的生物刺激技术，是在经颅磁刺激基础上发展起来的具有治疗潜力的神经电生理技术。

（一）作用机制

rTMS 作用的机制仍不确切，但可能和皮层内兴奋、抑制环路的活动以及局部脑血流灌注的改变有关。rTMS 对皮层兴奋性的影响取决于刺激的强度和频率，低频率 rTMS（<1Hz）对治疗侧皮质兴奋性具有抑制作用，而高频率 rTMS（5～20Hz）则可以提高作用区域皮层的兴奋性。高频阈上强度的 rTMS 可能造成运动诱发电位，诱发皮层内兴奋性传播甚至诱发癫痫发作（基于这一发现，目前国外已研制成功磁痉挛治疗仪，并有望取代目前的电痉挛治疗仪）。当 rTMS 作用于大脑皮层不同区域时，可产生不同的效果，如高频率 rTMS 刺激左前额皮质可以增加悲伤感，而刺激右前额皮质可以增加愉悦感。

（二）rTMS 的临床应用

1. **抑郁症**　对抑郁症的治疗研究包括大脑皮层多个部位的刺激，如左背侧前额叶、右背侧前额叶、左前额叶等。刺激的强度多采用运动阈值进行定量，目前一般使用 80%～110% 的运动阈值进行，刺激的频率范围 0.3～20Hz。研究发现，rTMS 治疗抑郁症的效果与氟西汀相似，也有研究表明 rTMS 治疗与氟西汀有协同作用，rTMS 合并抗抑郁药（如艾斯西酞普兰）治疗难治性抑郁症是安全、有效的。

2. **躁狂发作**　高频率 rTMS 刺激右侧前额叶背外侧皮质对躁狂发作有一定的控制作用，但是其有效性及治疗参数还需要进一步研究。

3. **焦虑症**　前额叶背外侧皮质（DLPFC）是调节惊恐障碍的脑功能区域之一，研究发现使用 1Hz 频率的 rTMS 作用于病人右侧 DLPFC 两周后，焦虑症状得到显著缓解。

4. **创伤后应激障碍**　rTMS 刺激 PTSD 病人的右侧额叶皮质，结果病人的 PTSD 症状明显缓解。而且他们发现，在同样的刺激强度和治疗时间（80% 运动阈值，10 天）条件下，高频率刺激（10Hz）的疗效明显优于低频率（1Hz）刺激组。

5. **精神分裂症**　rTMS 目前已经被应用于治疗精神分裂症的幻觉和阴性症状。低频率 rTMS 作用左侧前额叶皮质、左侧颞顶区或者双侧颞顶区可以改善幻听症状，而高频率 20Hz 的 rTMS 作用于精神分裂症病人的双背侧前额叶可改善病人的阴性症状。

（三）rTMS 的不良反应及护理

目前，有关 rTMS 不良反应的常见报道有头痛、头部不适、纯音听力障碍、耳鸣等。研究者认为 TMS 引发的头痛是一种紧张性头痛，与头皮及头部肌肉紧张性收缩有关，如出现可采用按摩的方法缓解,或者遵医嘱在治疗前应用镇痛剂(如阿司匹林)进行预防;耳鸣/纯音听力障碍可以通过佩带耳塞预防。另外,高频 rTMS(>10Hz)能诱发癫痫发作,特别对有癫痫家族史者要慎用,因此在治疗前需认真检查病人的脑电图是否异常,如有异常应及时通知医生,尽量避免选择 rTMS 治疗。

(刘麦仙)

学习小结

1. 精神障碍的治疗方式多种多样, 目前主要包括药物治疗、心理治疗、无抽搐电休克、重复经颅磁刺激治疗等。 每种治疗方式有各自的适应证。 精神障碍药物治疗过程中的护理包括护理评估、护理诊断/问题、护理目标、护理措施和护理评价。

2. 心理治疗的方法多种多样,在心理治疗的过程中护士起了重要的辅助作用。物理治疗治疗要严格掌握好适应证和禁忌证以及不良反应等,护理包括治疗前、治疗中和治疗后的护理。

复习参考题

1. 精神障碍的治疗主要包括哪些方式?

2. 精神障碍药物治疗过程中的护理措施有哪些?

3. 心理治疗的原则有哪些?

4. 如何做好物理治疗治疗过程中的护理?

第六章 器质性精神障碍病人的护理

6

06章

学习目标	
掌握	谵妄综合征和痴呆综合征的临床特点；常见脑器质性精神障碍的护理措施。
熟悉	常见躯体疾病所致精神障碍的临床表现及护理措施。
了解	器质性精神障碍的诊断要点和治疗原则。

第一节 概述

器质性精神障碍(organic mental disorders)是指有明确的生物学病因或发病与某种生物学因素有关的精神障碍。器质性精神障碍包括两类,一是脑部器质性疾病或损伤引起的精神障碍,称为脑器质性精神障碍,特点是大脑存在明确的病理生理和结构变化,这些变化与精神异常有明确的因果联系,例如:脑变性疾病、脑血管疾病、脑部炎症、脑肿瘤、脑外伤等引起的精神异常。二是脑以外的各种躯体疾病如心、肝、肺、肾等脏器疾病、内分泌代谢疾病和颅外感染性疾病等伴发的精神异常,这种精神异常实际上是原发躯体症状表现的一部分,故又称躯体疾病所致精神障碍。

器质性精神障碍的病因多种多样,其症状表现与原发病因并不存在特异性的依存关系,即相同的病因在不同的病人身上可能引起不同的精神症状,不同的病因却可能引起相同的精神症状;有时同一个病人不同时间可能表现不同的精神症状。器质性精神障碍病人都具有躯体体征及实验室阳性结果,精神障碍的出现与器质性病变的进展存在时间上的联系,而且它会随着原发疾病的进展而变化,因此,器质性精神障碍的治疗原则以病因治疗和对症治疗并重,对症治疗时一定要避免对有关脏器的进一步损害。

第二节 脑器质性精神障碍病人的护理

一、常见脑器质性精神障碍临床特点

脑器质性精神障碍病人的临床表现,不仅与器质性损害或脑功能障碍的程度有关,而且与病前人格、对疾病的反应与应对能力、家属的反应、社会支持以及病人周围的其他环境状况有关。临床上病人主要表现为以下几类综合征:谵妄、痴呆、精神病性症状、情感障碍、神经症样症状、人格改变等。其中谵妄常出现在急性脑器质性精神障碍;痴呆综合征常出现在慢性脑器质性精神障碍。本章重点介绍谵妄综合征、痴呆综合征的临床特点,简要介绍常见的脑器质性精神障碍。

(一)谵妄综合征

问题与思考　　　　某男,40岁,已婚,工人,个性开朗,为人友善,有烟酒嗜好。去年病人开始出现身体不适症状,如眩晕、恶心、呕吐、头痛等症状,后来出现走路不稳,视力模糊的现象,到医院检查诊断为脑肿瘤,未再工作。近几天病人感冒,表现为发热、咳嗽,流涕。昨晚病人突然表现恐惧,心跳加快,呼吸急促,颤抖,语无伦次。被家人紧急送入院。入院后精神检查:病人表现惊恐不安,称看见一条眼镜蛇正在向他吐着鲜红的舌头,感到身上有许多毛毛虫,不停用手拍打。无法辨认家人,不知道是在医院,对治疗护理不合作。

思考:该病人为什么出现这些症状?如何对病人进行治疗护理?

谵妄是一种急性认知损害综合征,其核心表现是在意识清晰度下降的基础上出现意识内容的障碍,可表现为注意、知觉、思维、记忆、动作与行为障碍、情绪障碍和睡眠-觉醒节律的紊乱。谵妄状态下的中枢神经系统的变化一般认为是广泛部位的脑神经细胞急性代谢紊乱的结果,一般认为是可逆的、非结构性的病变。

谵妄可发生在任何年龄阶段,尤其在60岁以上老人更多见。在综合医院的住院病人中,瞻妄的发生率是10%~30%,但在外科术后病人中则有50%会出现谵妄。值得注意的是,许多疾病的终末期会伴发谵妄,如癌症。

1. **临床特点** 瞻妄起病急,突然发生,一般夜间发作,症状变化大,通常持续数小时或数天,典型的谵妄通常10~12天可完全恢复,但有时可超过1个月甚至持续数月。主要的临床特点有:

(1)意识障碍:是谵妄的核心症状,其程度在24小时内有显著的波动,有昼轻夜重的特点(又称"日落效应")。程度轻者显得迟钝,谈话离题,心不在焉,或者嗜睡,让人不易觉察;稍重者意识混浊,胡言乱语;严重者可达昏迷。由于病人感觉减退、注意力涣散,容易出现定向障碍,严重程度由轻到重一般依次出现时间、地点、人物、自我定向障碍。

(2)错觉和幻觉:以恐怖性的错视和幻视多见。例如药片被看成小虫,穿白衣服的人被看成鬼怪、看见墙上有来回跑动的小人等。因此,临床上对出现幻视的病人要考虑器质性精神障碍的可能。

(3)思维障碍:主要表现思维不连贯,言语凌乱,推理与解决问题的能力受损。常有继发于错觉和幻觉的妄想,这些妄想系统性差,持续时间短,呈片段性。

(4)情绪异常:表现焦虑、抑郁、情绪不稳、愤怒、欣快等。

(5)记忆障碍:以即刻记忆和近记忆障碍最为明显,主要表现为对新近发生的事情难以识记,对病中经过难以回忆。

(6)行为异常:常表现不协调的精神运动性兴奋,如无目的地摸索、喊叫、扭动或出现职业性的重复动作等。少数可出现精神运动性抑制。除此之外,病人可出现不自主的运动,如震颤、扑翼样运动、多发性肌痉挛等。

(7)自主神经功能障碍:在大多数谵妄病人中可以见到,如多汗或无汗、瞳孔扩大或缩小、血压升高或降低、心跳加快或缓慢、体温过高或过低、恶心、腹泻等。

2. **诊断** 一般根据临床症状即可做出诊断:即急性起病、意识障碍、定向障碍,伴波动性认知功能损害等。还可根据病史、体格检查、实验室检查及其他辅助检查来明确谵妄的病因。谵妄病人脑电图显示弥漫性慢波,可与抑郁症或其他精神疾病相鉴别。

3. **治疗与预后** 谵妄是一种急症,必须尽快去除病理根源,以免造成脑组织永久性的损害。谵妄的治疗主要包括病因治疗、支持治疗和对症治疗。病因治疗是指针对原发脑部器质性疾病的治疗。支持治疗一般包括维持水电解质平衡,适当补充营养。而安静的环境与柔和的光线可减少错觉,并可避免光线太强影响睡眠。对症治疗包括对于精神症状给予精神药物治疗,为避免加深意识障碍,应尽量小剂量、短期治疗。

谵妄的预后一般良好,常随原发病的好转而恢复。但如果原发病严重,如脑部发生不可逆病变恶化,或较长时间兴奋躁动,不进饮食而引起躯体功能衰竭,病人最终死亡。

(二)痴呆综合征

问题与思考　　某退休女干部,66岁,已婚,高中文化。既往性格外向,为人友善大方,喜欢从事各种社会活动。1年前开始出现做事情丢三落四,随做随忘,出门常忘记关门,记不住一些朋友的名字,跟一些朋友约好去商场,结果往往忘了去,最后知道人家去了反而责怪人家不叫她夫。近半年情绪变得易怒,不爱外出,老担心别人占她的便宜。最近记忆力明显降低,做饭不记得放米,自己放好东西后往往找不到,经常怀疑家里人偷拿了东西。1周前上街,找不到回家的路,最后还是由邻居发现帮忙带回家。据了解,病人母亲高龄时也有类似症状,但未经诊断和治疗,后来因肺炎治疗无效而死亡。

思考:该病人为什么出现这些症状? 如何对病人进行治疗护理?

痴呆是在脑部广泛性病变的基础上出现的一种常见的脑部慢性综合征。临床上以缓慢出现的智能减退为主要特征,伴有不同程度的人格改变,但没有意识障碍。引起痴呆最常见的病因是脑组织变性引起的疾病,其中阿尔茨海默病最常见,占所有老年痴呆症的60%~70%,女多于男,大部分发生在65岁以上;其次是脑动脉硬化引起脑部的多发性梗死,男多于女,大多发生在中年后期(50~60岁);其他的脑部疾病如外伤、脑瘤、中毒、缺氧等也可引起痴呆。

1. **临床特点**　　由于痴呆大多起病隐匿、缓慢,因而病人或家属往往说不清何时起病。少数病人起病较急,如脑外伤或缺氧后出现的痴呆。临床表现主要包括认知功能缺损、非认知性精神神经症状和社会生活功能减退三个方面。根据痴呆进行性的病程分三期介绍临床特点,但三期的表现实际上相互交杂,不能截然分开。

(1)早期:出现近记忆障碍,学习新事物的能力明显减退。病人常采取措施弥补,如记笔记,常力图掩饰。远记忆力受损不明显,病人对于自己疾病有认识,所以病人常出现焦虑、苦恼、易激惹等心理反应,同时出现活动减少,兴趣下降,对周围事物不关心,变得多疑、固执等。

(2)中期:近记忆力明显下降,远记忆力也受损,但瞬间记忆力受损较晚。同时思维失去理性、说话离题,缺乏抽象思维,渐发展成电报式语言,缺少形容词,思维内容日渐贫乏。病人对外界常做出错误判断,极易出现妄想(不系统、片段、不持久)。行为做事显得愚笨,并且没有自控力,容易出现性犯罪、偷窃等行为。

(3)晚期:智能、人格衰退严重,记忆力极差,事情刚过即忘,言语理解与表达严重受损,可出现刻板语言,字句不连贯,最终发展为失语;行为刻板,生活不能自理。

2. **诊断**　　首先要熟悉病史,包括发觉起病时间,是否有智能减退和社会功能下降表现,是否伴有头痛、步态不稳或大小便失禁,是否有脑外伤、卒中、酒精及药物滥用,是否有家族史等。智能检查有助于确定是否有意识障碍及认知功能损害。体格检查可发现病人有神经系统定位体征。实验室检查有助于明确诊断,对怀疑痴呆的病人,需检查血常规、血清钙、磷、血糖、肝、肾和甲状腺功能、血维生素B_{12}和叶酸以及梅毒的筛查。还可根据临床需要做神经系统影像检查。另外,临床上要注意与抑郁症等导致的假性痴呆相鉴别。

3. 治疗原则 首先应根据病因尽早治疗,如尽早发现可逆性痴呆(如甲状腺功能低下所致痴呆,B_{12}缺乏痴呆等),使其在造成脑部不可逆损害之前给予治疗;其次,注意对伴发的躯体症状和精神症状,如营养不良、焦虑、抑郁、妄想等给予对症治疗。最后应根据病人的认知功能和社会功能损害程度提供非药物治疗,如提供安全、舒适的生活环境,需教育家庭成员向病人提供切实可行的帮助等。

(三)常见脑器质性精神障碍

1. 阿尔茨海默病(Alzheimer's disease,AD) 是一种病因未明的中枢神经系统原发性退行性变性疾病,主要临床相为痴呆综合征。发病以女性多见,患病率随年龄增加而上升,是导致老年前期和老年期痴呆的首要原因。此外,其发病率还与社会人口学因素有关,如教育程度以文盲组的患病率最高;丧偶者患病率明显高于有配偶者;经济水平低者患病率高。该病总病程一般为2~12年,其中发病早、有痴呆家族史者病程进展较快。前2~4年病情呈阶梯状进展,通常5~10年就可发展为严重痴呆,该病预后不良,最终常因营养不良、压疮、肺炎等并发症引起脏器衰竭而死亡。

2. 血管性痴呆(vascular dementia,VD) 是脑血管病引起以痴呆为主要临床相的疾病,是老年期痴呆的第二个常见原因。急性或亚急性起病,具有明显的阶梯性、波动性,有的病人也可以在较长时间处于稳定,甚至有的病人因为脑血流供应的改善而出现记忆改善或好转。多于60岁以后起病,男性多于女性,患病率也随年龄的增长而增加。临床表现一般包括早期症状(以脑衰弱综合征为主)、局限性神经系统症状(如构音障碍、吞咽困难、麻痹、偏瘫、失语、癫痫发作等)和痴呆症状。该病平均病程6~8年,最终往往死于心血管疾病或卒中发作。

3. 麻痹性痴呆 是由梅毒螺旋体侵犯大脑引起的慢性脑膜脑炎,主要的病理变化在大脑实质,同时也可涉及神经系统其他部分,并引起躯体功能的衰退,最后导致痴呆和全身性麻痹。该病的潜伏期5~25年,以10~50岁人群多见,男性患病率明显高于女性。一般起病缓慢,并逐渐进展,如不经治疗,多在3~5年内因全身麻痹或感染而死亡。个别病人可自发缓解,从1~2个月到数年不等。

4. 癫痫所致精神障碍 癫痫是一组常见临床综合征,以反复发作的神经元异常放电所致的暂时性脑功能失常为特征。癫痫性精神障碍可发生在癫痫发作之前、发作期、发作之后、发作间歇期,可分为发作性精神障碍和持续性精神障碍两种。前者为一定时间内的感觉、知觉、记忆、思维等障碍,心境恶劣、精神运动性发作或短暂精神分裂症样发作,发作具有突然性、短暂性及反复发作的特点;后者为分裂样障碍、人格改变或智能损害。按意识是否清晰分为两类:意识不清晰时发生的有精神运动发作、自动症、朦胧状态、漫游症等;意识清晰时发生的有性格改变、慢性妄想状态。治疗应在治疗癫痫的基础上根据精神症状选用药物,注意选择致癫痫作用较弱的药物。

5. 脑外伤伴发的精神障碍 是指颅脑遭受直接或间接外伤后,在脑组织损伤的基础上所产生的各种精神障碍。精神障碍可以在外伤后立即出现,也可在外伤后较长一段时间出现。脑外伤伴发的精神障碍还与一些社会、心理因素有关,如受伤前的人格特征、对外伤的态度、外伤对生活及工作的影响。急性期往往出现意识障碍,恢复后出现记忆障碍(如顺行性或逆行性遗忘)。而慢性期可出现头痛、头晕、睡眠障碍、记忆减退、思维迟缓等神经症性综合征,也可出现自主神经功能紊乱、癫痫或人格改变。

6. 颅内肿瘤所致精神障碍 颅内肿瘤损害正常脑组织,压迫周围脑实质或脑血管,造成颅内压增高,出现神经系统症状,癫痫发作或精神症状。精神症状常见,尤以智能障碍最为常见。不同部位的肿瘤可产生不同种类的幻觉,颞叶肿瘤有较复杂的幻嗅、幻味、幻视和幻听及癫痫发作;枕叶肿瘤有简单的原始性幻视;顶叶肿瘤有幻触和运动性幻觉。此外,还可出现焦虑、抑郁、躁狂等其他精神症状。

二、脑器质性精神障碍病人的护理

(一)护理评估

脑器质性精神障碍所表现的症状常因中枢神经系统受损部位的不同而有很大差别。病人的病态表现一方面反映中枢神经系统的功能障碍,另一方面也反映病人的适应能力如何。因此在评估时应仔细分辨,同时护士还应注意两个问题:一是病人语言能力的受损常干扰信息的交流,因而应设法了解病人发出的讯号,从病人异常的信息中去分析病人真实的感受;二是器质性精神障碍常表现出冲动、控制力差、反应慢、不安、抗拒或个人生活自理差。尤其是处理这些问题的措施效果不佳时,可能使护士失去耐心,或感到嫌恶,因此应充分了解自己对病人异常反应的感受,以免这种感受影响了对病人病情变化的观察与评估。对脑器质性精神障碍病人的护理评估从以下几个方面进行:

1. 生活史 病人的成长过程、受教育的程度、职业性质、生活方式和习惯、生活自理程度,有无烟酒嗜好等。

2. 生理方面的评估

(1)病人的一般情况:包括意识、生命体征、瞳孔、营养状况、睡眠状况及大小便是否正常等。

(2)神经系统:是否存在阳性症状与体征,程度如何。如震颤、抽搐发作、口齿不清、瘫痪、共济失调、步态不稳、肌张力增高等症状。

(3)原发疾病的进展情况:包括原发疾病的主要症状表现、发展趋势、治疗情况、疗效以及预后等。

(4)自我照顾能力:评估病人在进食、沐浴、如厕、活动等方面能否自我照顾、是否需要帮助、需要帮助的程度。

3. 精神心理方面的评估 主要包括认知功能、精神症状、个性特征与应对能力等。

(1)认知功能:评估病人瞬时记忆有无受损。是否存在定向力障碍,轻度时出现时间定向力障碍,严重时出现地点及人物定向力障碍。有无推理、判断能力受损,思维不连贯现象。

(2)精神症状:评估病人是否存在幻觉、妄想,情感是否协调,有无冲动行为。

(3)意识状况:是否存在意识清晰度下降,嗜睡、昏睡、昏迷等意识障碍。意识模糊或嗜睡提示意识轻度下降,意识混浊或呈昏睡状态提示意识中度下降,进入昏迷状态提示意识重度下降。另外,尚需评估有无意识清晰度波动幅度较大、昼轻夜重等现象;有无意识内容改变,如幻觉、妄想等;有无意识范围改变,如意识范围缩小,呈朦胧状态等。

(4)个性特征与应对能力:评估病人病前的个性特征、兴趣爱好,生活、学习和工作能力等;是否发生过严重的生活事件,病人的反应和应对情况。

4. 社会方面的评估 主要包括病人的社会功能、生活环境、家庭与社会支持、社区情况等。

(1)社会功能:评估病人是否存在家庭或社会角色适应不良;处理人际关系和参加社会活动的情况。

(2)生活环境:评估病人生活的家居环境与周围环境是否适合病人,有没有必要做出改变或调整,以保护病人安全和提高生活质量。比如是否有钟或日历可以协助病人保持时间的定向力? 房间是否有标记帮助病人保持空间定向力? 是否有电视提供有关社区或社会事件的信息?

(3)家庭与社会支持:评估病人家庭的经济状态如何,是否存在经济负担,家人或身边其他人对病人所患疾病的态度,是否有能力提供支持和关心。

(4)社区情况:评估社区同类疾病病人的统计与分布,社区康复设施的配置,社区人群对该疾病的看法与认识,社区防治机构的条件与分布等。

(二)护理诊断/问题

1. 急性、慢性意识障碍（嗜睡、意识模糊、谵妄等） 与脑部感染、外伤、变性改变、肿瘤、严重躯体疾病等有关。

2. 睡眠型态紊乱 与脑部病变导致缺氧、焦虑、环境改变等有关。

3. 生活自理能力缺陷 与意识障碍、痴呆、原发性脑部疾患有关;与躯体疾病有关;与精神障碍有关。

4. 营养失调 与生活自理能力差有关;与情绪焦虑、抑郁、食欲差有关;与合并感染、机体消耗大有关。

5. 语言沟通障碍 与认知功能障碍有关。

6. 潜在的暴力行为（对自己或对他人） 与精神障碍、意识障碍等有关。

7. 社会交往障碍 与精神障碍、低自尊、社会歧视等有关。

(三)护理目标

1. 病人意识及生命体征恢复正常平稳,避免发生并发症。

2. 病人的营养状态得到改善。

3. 病人能有效地控制情绪和行为,未发生安全意外。

4. 病人的基本生活需要得到满足。

5. 病人的精神症状得到对症护理。

6. 病人的社会功能得到改善或维持。

7. 病人的家人或照顾者能给予适当的支持。

(四)护理措施

1. 生活护理 应保持环境清洁、整齐、安静,创造良好的睡眠条件。病室内空气要新鲜,温度要适宜。观察病人睡眠质量及其深浅度,对睡眠状况密切观察并详细记录。加强晨晚间护理,协助病人洗漱、洗澡、更衣、保持皮肤清洁,维持皮肤的完整性,防止皮肤感染。维持病人正常的营养代谢,进食富于营养性的软食,防止噎食。观察大小便排泄情况,减少影响排便的不利因素,协助病人养成定时排便的习惯,尿潴留病人要尽量减少对膀胱和尿道的刺激。

2. **安全护理**　谵妄病人常有恐怖性的幻视,伴有恐惧、焦虑情绪,也可出现暴力行为,有的病人因为惊恐而想逃离现场,甚至出现跳楼的行为。而痴呆病人可能有感觉和知觉方面的缺失,对环境有不协调的反应。因此护士应预防意外伤害,注意环境的安全,尽量减少室内的家具,提供一对一的护理观察,并不断重复指导。密切观察病情变化,如谵妄病人的症状变化快,要善于观察病人细微的病情改变,从活动过少突然转至活动过多,突发冲动,逃离行为、无目的地兴奋走动等要及时给予干预。加强评估病人暴力行为和自杀性行为,及时采取有效的护理干预,24 小时监测病人的安全及躯体状况的变化。

3. **症状护理**　重视生命体征、瞳孔、意识的变化,如体温过高,要考虑合并感染的可能。当病人血压升高,脉搏缓慢有力、呼吸慢而深时应考虑是否有颅内压急性增高的可能。两侧瞳孔不等大,对光反射迟钝,散大瞳孔的对侧出现肢体乏力或瘫痪,有可能是发生脑病的前兆。意识障碍的程度常预示着颅内疾患或躯体疾病的严重程度,要随时观察病人意识清晰度的变化。帮助病人增强认知能力,使其最大限度地了解周围发生的事情。口服药后要检查病人口腔,确认药物已服下,观察用药后的不良反应,有异常症状应及时与医生沟通并积极处理。

4. **心理护理**　与病人之间建立良好的护患关系,缓解病人对疾病的恐惧心理,指导病人充分表达自己的感受。正确运用治疗性沟通技巧,促进病人接受治疗和主动配合,减轻病人抑郁、焦虑、自杀等消极的心理因素,帮助其学会自我调节和控制情绪。制订切实可行的活动计划及相应的健康目标,鼓励病人与社会接触,促进自我健康能力及社会功能的恢复。应对病人的需求有敏感性,鼓励病人自我照顾,让病人有作决定的机会,尊重病人的隐私权,倾听病人的诉说,决不能愚弄或漫不经心地对待病人。

(五)护理评价

1. 病人意识和生命体征是否恢复正常平稳,有无发生并发症。

2. 病人的营养状态是否得到改善。

3. 病人是否能有效地控制情绪和行为,有无发生意外伤害。

4. 病人的基本生活需要是否得到满足。

5. 病人的精神症状是否得到有效控制。

6. 病人的社会功能是否得到改善或维持。

7. 病人的家人或照顾者能否给予适当的支持。

(六)健康教育

1. 告知病人及家属本病与脑部器质性病变的关系,根据原发疾病的性质及轻重程度的不同其精神症状可能是暂时的,当原发疾病得到控制以后,精神症状可以减轻或者消失。但是部分病人的精神症状可能会持续很长时间,或转为慢性状态。为了使精神症状能够尽快地恢复,避免导致严重的后果,应该积极地治疗原发疾病。

2. 急性期病人多出现意识障碍或兴奋症状,有时因兴奋导致自伤、伤人等冲动行为,因此应尽快带病人到医院接受治疗。在疾病的慢性期,病人主要以记忆力减退、智能减退和人格改变为主,此时应照顾好病人的日常生活,防止发生营养缺乏、感染、跌伤、压疮等。

3. 指导家属掌握观察病情的方法和药物的正确使用,发现病情变化和药物的不良反应,及时带病人到医院复查。

4. 指导家属帮助病人进一步恢复生活功能和社会功能,以提高病人生存质量。

阿尔茨海默病的护理

病人张某,男性,58 岁。于 2006 年 3 月开始出现迷路,有时需要人帮助才能找到家,在家经常找不到东西,有时走错房间,有时找不到厕所,接了电话反向放置。2009 年起开始在门诊就诊治疗,诊断为阿尔茨海默病,病情缓解不明显,平常可在保姆帮助下上厕所、吃饭等,但不和妻子讲话,社会交往越来越少。病情在晚上明显加重,乱语,不睡觉,经常看到东西,称家中漏雨,行为紊乱,把家里东西乱摆乱放。近 5 天,病人不认得哥哥,问哥哥:"你有没有兄弟?"认为妻子做了不忠的事情,大发脾气。现由家人送来入院。精神检查:意识清,接触被动,将医生认作是老师,认为自己是 1953 年出生(其实是 1954 年),不知道在医院,认为是学校,有时称眼前经常有人走来走去(与事实不符),有时讲相同的话,不停重复。不能理解坐井观天的意思,不知道清明节等,不能进行 100-7 再-7 的连续计算,对自己的状况没有认识能力。对别人的提问显得不耐烦,易发脾气。

思考:1. 对病人进行护理评估需要收集哪些资料?

2. 就目前资料而言,病人主要存在哪些护理问题?

3. 如何对病人家属进行健康指导?

第三节 躯体疾病所致精神障碍病人的护理

躯体疾病所致精神障碍主要指中枢神经系统以外的疾病,如躯体感染、脏器疾病、内分泌疾病、代谢性疾病及结缔组织疾病等引起中枢神经系统功能紊乱所导致的精神障碍。躯体疾病所致精神障碍包括:躯体感染所致精神障碍、内脏器官疾病所致精神障碍、营养代谢疾病所致精神障碍、内分泌疾病所致精神障碍、染色体异常所致精神障碍、物理因素引起疾病所致精神障碍等。

除了各种躯体疾病是该病的主要致病因以外,其他生物学因素、心理因素和环境因素对该病有促发作用,如年龄因素、个人体质因素、人格特点、应激、环境等都可以影响精神障碍的发生情况和严重程度。

该病所表现出的精神症状均为非特异性的,相同疾病可出现不同精神症状,精神症状的严重程度随躯体疾病的严重程度而波动。对该病的处理包括对躯体疾病的积极治疗、对精神症状和其他并发症的对症处理。

该病的病程和预后主要取决于原发疾病的处理是否及时和恰当。如果原发疾病得到及时有效治疗,一般预后较好,时间不会太长,也不会留下后遗症状。但是,原发疾病处理不及时,可能使精神症状迁延,转为慢性脑病,出现智能减退、记忆缺陷和人格的改变。

一、常见躯体疾病所致精神障碍临床特点

急性躯体疾病常引起急性脑病综合征(如谵妄),其特点是起病急、以意识障碍为主要表

现。慢性躯体疾病引起或急性脑病综合征迁延而来的慢性脑病综合征,其特点不伴意识障碍,主要表现智能障碍、人格改变、遗忘综合征。另外,在躯体疾病的初期、恢复期或慢性躯体疾病过程中,可出现脑衰弱综合征,主要表现为疲乏无力、注意力不能集中、反应迟钝、情绪不稳定,常伴有头晕、头痛、心慌心悸、出汗等躯体不适感。在整个病程中,可出现多变和错综复杂的精神症状,如抑郁、躁狂、幻觉、妄想等。以下介绍三类常见躯体疾病所致精神障碍的临床特点。

(一)躯体感染所致精神障碍

1. 流行性感冒所致精神障碍 一般在早期可有脑衰弱综合征症状,在高热时可出现意识障碍或谵妄状态,部分病人可出现幻觉和妄想,在恢复期可出现衰弱症状、抑郁症状。本病病程通常较短,一般预后好。

2. 肺炎所致精神障碍 在高热时可出现谵妄状态,可出现嗜睡、短暂的定向障碍等。

3. 伤寒所致精神障碍 精神症状一般出现在伤寒的极期,并可持续到恢复期,主要表现为意识障碍(谵妄)、情感障碍(淡漠)、片段的牵连观念等。有的病人先出现精神症状,再出现躯体症状。

4. 病毒性肝炎所致精神障碍 病人可出现脑衰弱综合征,在病情严重的情况下可出现情绪障碍,如表现为焦虑、抑郁、易激惹等,还可以发生意识障碍。

(二)内脏器官疾病所致精神障碍

1. 肺脑综合征 严重肺部疾病所致,临床表现以意识障碍为主的急性脑病综合征,有的病人出现幻觉、妄想等精神病性症状。

2. 心脏疾病所致精神障碍 冠心病引起的精神障碍,精神症状多出现在心绞痛和心肌梗死疼痛发作的时候,尤其是引起脑缺氧发作和脑梗死时症状尤为明显,病人可表现焦虑、恐惧,而症状不明显的冠心病可以出现脑衰弱综合征的症状;风心病所致精神障碍以脑衰弱综合征多见;二尖瓣脱垂所致精神障碍的病人主要表现为急性焦虑发作,症状呈发作性、每次持续时间为几分钟或数小时,平时主要出现脑衰弱综合征。

3. 肝炎所致精神障碍 严重肝脏疾病引起中枢神经系统功能障碍称为肝脑综合征,其临床表现分为以下四期:

(1)前驱期:以情绪障碍和行为障碍为主要表现,如病人表现易激惹、情绪低落或情感淡漠、意志减退、生活懒散等。

(2)昏迷前期:主要表现为嗜睡、定向障碍、判断能力减退、记忆明显减退等,有的表现为兴奋、躁动、易激惹等。

(3)昏睡期:病人意识清晰度明显下降,对言语刺激基本消失,对强烈的刺激可有部分反应,如强光、强声、寒冷等。

(4)昏迷期:意识清晰度严重障碍,对言语和非言语的刺激均完全无反应。随着昏迷程度的加深,可以出现震颤、抽搐、肌张力增高、腱反射亢进等。

(三)内分泌疾病所致精神障碍

1. 甲状腺功能减退所致精神障碍 病人可出现情绪低落、思维迟缓、动作缓慢、记忆下降、注意力不能集中、兴趣下降或缺乏、食欲下降、嗜睡等抑郁综合征症状,严重时可出现木僵、幻觉、妄想、智能障碍、黏液性水肿性昏迷等。

2. **甲状腺功能亢进所致精神障碍** 病人可出现易激动、爱生气、活动增加、睡眠需要减少等躁狂综合征的症状,有的病人出现幻觉、妄想等精神病性症状。甲状腺危象时,病人可出现意识障碍,如谵妄。

3. **库欣综合征** 由于肾上腺皮质功能亢进或减退所致精神障碍,主要以抑郁综合征最常见,有的病人还可出现关系妄想、被害妄想等精神病性症状。慢性肾上腺功能减退的病人多数出现记忆障碍,特别是近事记忆下降;还可出现懒散、缺乏动力、缺乏责任感、对周围人态度改变、情绪不稳等。在艾迪生病危象时,可出现各种类型的意识障碍。

4. **性激素异常所致精神障碍** 主要指女性在月经、妊娠、分娩、绝经等情况下,由于性激素平衡失调所致的精神障碍,如表现情绪不稳、抑郁、焦虑、易激惹、睡眠障碍及脑衰弱综合征等。

5. **糖尿病伴发精神障碍** 糖尿病病人易出现抑郁情绪,部分病人的抑郁情绪明显影响了社会功能。

(四)诊断与治疗

1. **诊断** 躯体疾病所致精神障碍的诊断主要涉及对原发疾病的诊断、对精神障碍的诊断及对躯体疾病和精神障碍之间的关系做出判断。可依据以下几点:

(1)有相应躯体疾病的依据,并且有文献报道这种躯体疾病可引起精神障碍。

(2)有证据显示精神障碍系该躯体疾病所致,如躯体疾病与精神障碍在发生、发展、转归上有时间和病情严重程度上的密切关系。但有时精神症状较躯体疾病出现早。

(3)精神障碍的表现不典型,难以构成典型的功能性精神障碍的诊断。如病人在老年时才出现精神分裂症症状,或抑郁伴不常见的症状,如幻嗅等。

2. **治疗** 躯体疾病所致精神障碍治疗原则如下:

(1)病因治疗:首先必须积极治疗原发的躯体疾病,停用可能引起精神障碍的药物等。

(2)支持治疗:纠正水、电解质紊乱和酸碱平衡失调;补充营养、能量、维生素和水分;加强脑保护治疗。

(3)控制精神症状:因年龄、躯体疾病、药物间的相互作用等原因,对于躯体疾病所致精神障碍的病人,使用精神药物要慎重,起始剂量应更低,剂量应逐渐增加,当症状稳定时,应考虑逐渐减少剂量。对存在攻击行为或行为紊乱的病人,可考虑短期使用抗精神病药物。抑郁病人可用抗抑郁药,注意其不良反应,特别禁用于心脏传导阻滞、前列腺肥大或青光眼的病人。严重失眠和焦虑的病人,可短期、小量使用抗焦虑药。另外,要注意病人的躯体症状并监测肝肾功能,同时根据症状的改善,适时减药和停药。

二、常见躯体疾病所致精神障碍的护理

(一)护理评估

1. **生活史** 病人的成长过程、受教育的程度、职业性质、生活方式和习惯、生活自理程度、有无烟酒嗜好等。

2. **生理方面**

(1)一般情况:生命体征、皮肤、进食情况、排泄、睡眠情况等。

(2)躯体疾病:起病缓急、主要症状、发展规律,与精神症状的关系。既往治疗情况。

(3)自我照顾能力:进食、穿衣、沐浴、如厕、行走等是否需要协助。

(4)实验室及其他辅助检查结果:及时查阅有关重要内脏器官如心、肺、肝、肾等的实验室报告和辅助检查结果。

3. 心理与社会方面

(1)一般情况:意识状态、情感稳定性、定向力、注意力、记忆力、理解力、判断和自知力等。

(2)精神症状:是否存在幻觉、妄想、异常行为等。既往有无药物或酒精滥用的历史和精神疾病病史。

(3)个性:病前性格特点,是否有明显的焦虑、抑郁、偏执等。

(4)生活事件:是否存在应激或长期的心理矛盾或冲突。

(5)社会交往:病人主要的生活经历、职业和受教育情况、生活方式,起病以来社会交往能力有无受到损害。

(6)家庭关系:病人是否能胜任家庭角色;家庭成员对病人疾病的认识、态度,对病人的关怀支持程度等。

(7)社会支持:病人经济情况,周围朋友、同事和其他社会人群等对病人的态度和支持情况,可以利用的社区资源情况等。

(二)护理诊断/问题

躯体疾病所致精神障碍的病人首先应考虑原发躯体疾病相关的护理诊断/问题,这些护理诊断/问题与措施可以参考相关专科的护理学内容;其次应考虑精神障碍相关的护理诊断/问题。主要的护理诊断/问题有:

1. **营养失调,低于机体需要量** 与生活自理能力差、精神症状影响等导致营养摄入不足有关。

2. **有受伤的危险** 与意识障碍、肢体功能活动障碍、精神症状等有关。

3. **睡眠型态紊乱** 与躯体不适、精神症状、环境改变等有关。

4. **生活自理能力缺陷** 与意识障碍、智能障碍、精神症状、躯体功能障碍等有关。

5. **焦虑** 与对疾病缺乏恰当的认识、躯体不适、环境改变等有关。

6. **恐惧** 与对疾病不恰当的认识、精神症状等有关。

7. **自我认同紊乱** 与躯体疾病所致的外表或功能改变、精神症状影响等有关。

8. **社会交往障碍** 与躯体疾病、精神症状等影响有关。

9. **家庭应对无效** 与家属对病人疾病缺乏认识、家人照顾能力差等有关。

(三)护理目标

1. 病人能够摄入足够的营养满足机体需要。

2. 病人未因感觉、知觉、思维过程等的改变发生意外。

3. 病人的睡眠状况得到改善或恢复正常的睡眠型态。

4. 病人的生活自理能力逐步提高。

5. 病人能够控制自己的情绪和行为,情绪保持平稳。

6. 病人能对自己和疾病有恰当的认识和评价,维护健康的能力和信心得到提高。

7. 病人能进行有效的社会交往,提高自信心。

8. 家属能对病人提供有效的支持和协助,让病人融入正常的社会生活。

(四)护理措施

1. 生活护理 评估病人的生活能力,指导或协助病人日常沐浴、更衣、修剪指(趾)甲等护理,保持清洁,防止感染。维持病人正常的营养代谢,提供易消化、营养丰富的软食或半流质饮食,必要时可采取鼻饲、静脉点滴高营养液等方法保证营养的摄入。观察病人的排泄情况,留意可能出现的腹泻、便秘、尿潴留等问题,出现后及时处理,减少病人的痛苦。要做好睡眠护理,应尽量保持环境安静,调节光线适宜,必要时给病人戴眼罩,同时指导病人采用一些放松的方法,如深呼吸、意念放松等。必要时给予药物辅助。

2. 安全护理 根据病情,提供安全的治疗环境,严密观察病情变化。如对行为紊乱、兴奋躁动的病人安置在单人病房,病房设置应尽量简单、安全,尽量减少周围环境对病人的影响,并注意防暴力行为;如对严重抑郁,有自杀自伤企图或行为的病人,应专人护理,防止发生安全意外;对有意识障碍的病人应加床栏保护,防止坠床或跌倒。

3. 症状护理 密切观察病人生命体征的改变。监测病人体温变化,积极采取降温措施保护脑细胞,防止脑水肿。监测病人呼吸节律及心率保证病人呼吸道通畅,根据病人血氧饱和度指标及病人缺氧情况及时维持病人的氧供。监测病人血压波动,认真观察血压变化时引起的精神症状。急性期最多见的症状是意识改变,意识障碍有昼轻夜重的特点。有幻觉、妄想的病人,应遵医嘱给予适量的抗精神病药。同时,要特别注意观察病人原发躯体疾病本身引起的各种症状的变化情况,积极处理,以免加重病人病情。加强巡视,密切观察病情变化,必要时可采取保护性约束措施,防止病人自伤或伤害他人及周围环境。

4. 心理护理 维护病人尊严,建立良好的护患关系,加强护患间的沟通与交流。根据所患疾病的特征,给予支持性和干预性心理护理,鼓励病人表达内心感受。结合病人恢复情况制订可行性康复目标,使病人尽快适应病后所需的生活方式,最大限度地保持社会功能。

(五)护理评价

1. 生理方面

(1)病人营养摄入是否充分,有无营养失调及水、电解质失衡发生,体重是否有增加。

(2)病人的睡眠状况是否得到改善。

(3)病人的生活自理能力是否提高。

2. 精神心理方面

(1)病人是否能够控制和合理表达自己的情绪。

(2)病人有无发生自伤、自杀、暴力、受伤等意外。

(3)病人是否对自己和疾病有恰当的认识和评价。

3. 社会方面

(1)病人能否进行正常的社会交往。

(2)家属能否对病人提供有效的支持和协助,病人在回归家庭和社会的过程中有无遇到困难。

(六)健康教育

1. 通过多种途径提供疾病的信息,提高社会大众的认识,积极预防和治疗各种躯体疾病。

2. 给予心理健康教育,帮助病人纠正对疾病的不恰当认知以及认识自身人格中的不足,指导学习处理压力和解决问题的方法,克服不良行为。

(张建斌)

学习小结

1. 谵妄综合征是器质性精神障碍常见的综合征,是在意识清晰度下降的基础上出现意识内容的障碍,起病急,变化大;而痴呆综合征是在脑部广泛性病变的基础上出现的一种常见的脑部慢性综合征,以缓慢出现的智能减退为主要特征,伴有不同程度的人格改变,但没有意识障碍。

2. 掌握以上两种综合征的临床特点,就较好把握住了器质性精神障碍的主要临床特点。值得注意的是,对器质性精神障碍病人的护理,除了要对病人的精神障碍进行护理外,同时要对病人的原发疾病进行护理。

复习参考题

1. 简述谵妄综合征和痴呆综合征的主要临床特点。

2. 如何进行脑器质精神障碍病人的健康教育?

3. 脑器质性精神障碍病人安全护理有哪些内容?

精神分裂症病人的护理

7

学习目标	
掌握	精神分裂症的定义、临床表现；精神分裂症病人的护理诊断/问题和护理措施。
熟悉	精神分裂症的诊断要点、治疗和预后；精神分裂症的护理目标。
了解	精神分裂症的流行病学和病因病理机制；了解精神分裂症的护理评估和护理评价。

第一节　精神分裂症临床特点

一、概述

精神分裂症(schizophrenia)是一类常见的病因未明的重性精神障碍,多在青春期或成年早期发病。以基本的和特征性的思维和知觉歪曲、情感不恰当或迟钝为总体特点,伴有异常行为。通常意识清晰,智能无显著受损,但在疾病过程中可能部分认知功能受损。多潜隐起病,病程多迁延。

精神分裂症是一组发病率低但患病率相对高的疾病。此病可发生于各个地理区域和社会文化当中,但由于采取的诊断标准和调查人群不同,不同的国家和地区的调查结果有所不同。世界卫生组织估计,全球精神分裂症的终身患病率为 3.8‰~8.4‰。美国报道的终身患病率高达 13‰,年发病率为 0.22‰。总的来讲,全球精神分裂症在成年人口中的终生患病率 1.0% 左右,发展中国家的平均患病率低于发达国家。1982 年的调查显示我国精神分裂症终生患病率 5.69‰,1993 年的调查结果显示为 6.55‰。精神分裂的发病高峰集中在成年早期,男性早于女性,男性发病高峰年龄段在 15~25 岁,平均 21 岁左右;女性稍晚,多在 20 岁之后发病。

精神分裂症疾病的疾病负担、致残率较高,而且,病人中 50% 曾试图自杀,10% 最终死于自杀,少数病人有伤人风险。

目前,精神分裂症的确切病因和机制尚未阐明,相对比较公认的是神经发育障碍理论:精神分裂症是一种神经发育障碍,先是受遗传因素的影响,后来又受到成长和环境因素的修饰,在生命早期阶段神经元及神经通路出现了异常生长和成熟,导致了神经信息的处理障碍,但在早期并未有显著显现,后来在心理社会因素影响下出现精神病性症状,导致了精神分裂症的发生。其病因因素可能包括:

1. 生物因素

(1)遗传因素:精神分裂症的发病存在显著的家族聚集性,血缘关系越近,患病的概率越高。国内外有关精神分裂症的家系调查、双生子及寄养子研究均发现遗传因素在本病的发生中起重要作用。

(2)神经生化:目前,关于精神分裂症神经生化基础,研究证据较多的是,下列三种神经递质。

多巴胺(dopamine,DA)假说:在精神分裂症病人的不同脑区,可能同时存在 DA 功能亢进或 DA 功能低下,中脑-边缘系统的 DA 功能亢进与阳性症状有关,中脑-皮层系统尤其是前额叶皮质的 DA 功能低下与阴性症状和认知缺陷症状有关。

5-羟色胺(5-HT)假说:5-HT 与许多非典型抗精神病药物的临床效应有关,这些药物与其受体具有高亲和力。已知的 5-HT 的受体亚型有 14 种,但是对于精神分裂症来说,最重要的包括 5-HT_{2C}、5-HT_{2A} 和 5-HT_{1A} 亚型。精神分裂症病人脑额叶皮层的 5-HT_{2A} 受体密度下降。5-HT_{1A} 受体主要分布在边缘系统和中缝背核神经元这些与情感调节有关的部位,而 5-HT_{1A} 受体激动剂既能增加中枢前额叶 DA 的释放,又能抑制苯丙胺诱导 DA 释放,5-HT_{1A} 受体拮抗剂还可以阻断谷氨酸 N-甲基-D-天(门)冬氨酸(NMDA)受体拮抗剂诱导的 DA 释放。

谷氨酸假说:近20年的研究发现精神分裂症存在谷氨酸盐系统功能异常,中枢神经系统谷氨酸功能不足可能是精神分裂症的病因之一。谷氨酸是脑内的主要兴奋性递质,在中枢分布非常广泛。NMDA受体的非竞争性抑制剂能使正常个体产生类似精神分裂症的症状,而NMDA受体的激动剂能改善精神症状,增加中枢神经系统谷氨酸功能也是部分非典型抗精神病药物的作用机制之一。

2. 心理社会因素 虽然越来越多的证据表明生物学因素,特别是遗传因素在精神分裂症的发病中占主要地位,但这并不能否定心理社会因素的参与作用。目前的观点认为:心理社会因素可以诱发精神分裂症,但最终的病程演变常不受先前的心理因素所左右。

二、临床表现

精神分裂症的临床症状复杂多样,不同个体、不同的临床亚型、处于疾病的不同阶段其临床表现可有很大差异。但病人自身知、情、意的不协调以及精神活动脱离现实环境是精神分裂症的共同特点。

(一)前驱期症状

在典型精神分裂症症状出现之前,有时会有一段数周、数月甚至数年的时间出现一些非特异的前驱期症状,由于这些症状发展缓慢,或者变化不明显,往往没有得到特别的关注和干预,多是在回溯病史时才发现。最常见的前驱期症状可以概括为以下几个方面:

1. 认知改变 病人会变得注意力难集中,思维条理性较前变差,空间记忆力下降等。思维内容会较前容易想一些古怪的事情,无故突然关心一些宗教、迷信的事情。类强迫观念常见,病人虽然有反复思维或动作,但往往没有反强迫和焦虑,往往不愿就医。多疑,安全感下降,警惕性增强,疑病,过分关注身体的一部分。

2. 情绪改变 抑郁、焦虑、易激惹、发脾气。

3. 意志行为改变 意志往往减退,个人卫生较前变差,不遵守纪律和制度,孤僻离群,社交活动减少等。古怪动作或行为增加。

4. 失眠。

(二)显症期症状

精神分裂症的主要精神症状目前常被归类为阳性症状(positive symptoms)、阴性症状(negative symptoms)及紊乱症状(disorganization symptoms),此系统较简单且实用。精神分裂症病人有时会有自杀、伤人的冲动行为,这也需要临床重点关注。此外,认知缺损、情感症状、自知力障碍也是此病常有症状。

1. 阳性症状 阳性症状是指异常心理过程的出现,是精神分裂症常见的症状。普遍公认的阳性症状有:幻觉、妄想和紊乱言行(常涉及思维障碍)。

(1)幻觉:幻觉是精神分裂症的常见症状。各种形式的幻觉均可见于精神分裂症,其中幻听是最常见的。幻听的内容可以是言语性幻听,也可以是周围其他普通的声音,病人往往对这些声音会有妄想性解释。某些特殊形式的言语性幻听,如评论性幻听、辩论性幻听、思维化声对精神分裂症可能更有特异性。命令性幻听对诊断可能没有特殊意义,但对病人的管理特别重要,病人可能会听从命令性的内容而出现自伤、伤人或出走的行为。幻视是精神分裂症第二常见的幻觉,且并不少见,约有一半存在幻听的精神分裂症病人会出现幻视。幻触较幻视少见,幻嗅和幻味见于少数病人,内脏幻觉更少见。

(2)妄想:另一种精神分裂症常见的症状是妄想,其基本特征是不合逻辑。根据症状之间关系,妄想可以是原发性妄想,也可以是继发性妄想。根据妄想的内容,常见的类型有被害妄想、关系妄想、夸大妄想、宗教妄想和躯体妄想。被害妄想可能是最常见的类型,可能是被跟踪、被监视、被监听、被造谣、被控制,也可能是直接要害死病人的,如下毒等。其中,有被动、异己体验的被控制感对精神分裂症的特异性高。

2. 阴性症状 阴性症状是指正常心理功能的缺失,是精神分裂症最重要的症状,因为其严重性比阳性症状和紊乱症状的严重性对病人长期残疾程度的预测价值更高,而且在病程发展中较其他症状更加稳定。大部分精神分裂症存在阴性症状,很多在发病前期已经出现。精神分裂症的诊断可能更多的证据为阳性症状,但阴性症状更有助于与其他精神疾病的鉴别。

阴性症状通常包括:意志缺乏、情感淡漠、思维贫乏、社会退缩。最常见的为意志缺乏。思维贫乏往往与意志缺乏、情感淡漠伴随出现,构成精神分裂症的三项基本症状。社会退缩指的是被动的或无动于衷的退缩,包括对社会关系的冷漠和社交动力的减少。

阴性症状可以为原发的,也可以是继发的。原发性阴性症状为精神分裂症疾病过程所固有的,往往一年的时间后也没消失,规则的药物治疗后也不能缓解,在整个病程中往往比较持续、稳定,往往预示着病人以后的功能残疾。继发性阴性症状指的是继发于其他精神症状的阴性症状。阳性症状是引起显著的情感淡漠、社会退缩或失语的常见原因。

3. 紊乱症状 紊乱症状一直是精神分裂症概念的一个重要部分。紊乱症状几乎可以影响所有的思维形式、情感和行为,包括思维形式障碍、怪异和紧张行为、不协调的情感。

(1)思维形式障碍:思维形式障碍既可以表现为思维联想过程缺乏连贯性,也可以表现为缺乏逻辑性,这是精神分裂症最具有特征的症状。主要表现有思维散漫、思维破裂、词的杂拌、思维中断、思维插入、语词新作、模仿言语、缄默、病理象征性思维、诡辩症、逻辑倒错性思维。

(2)怪异和紧张行为:动作行为的紊乱可能与精神分裂症的紊乱症状关系最为密切。症状包括重复的微细手动,也包括四肢、躯干一起的复杂的无目的的动作,好像病人在执行一些复杂但让人看不清楚的任务。紊乱行为也包括一些复杂的目的性明确的怪异行为,可能是重复的目的性明确的动作,如做手势和拥抱别人,也可能是病人一段时间重复地阅读。

虽然有学者主张紧张症状为另外一组特殊症状,但也可归类于紊乱症状,包括紧张性兴奋和紧张性木僵。后者又可表现出违拗、作态、僵直、蜡样屈曲、空气枕头等症状。紧张症状缓解后,病人经常很难描述发病的经历和体验。紧张性兴奋往往表现为无明显目的,怪异而费解的行为增多、冲动。

(3)不协调的情感:不协调的情感表达包括怪异且夸张的姿势、唱歌、儿童似的语调、愚蠢且不恰当的愉快表情、扮鬼脸和惊讶或愤怒的表情。有时可能会表现出情感倒错。

4. 自杀和暴力 精神分裂症病人可能出现自杀和暴力行为,这均是精神科需要重点关注的紧急症状。

(1)自杀:精神分裂症病人自杀的原因常为:迫于幻觉、妄想的应激,压抑、抑郁而无助、绝望;命令性幻听,往往伴有威胁性言语;精神分裂症恢复后的抑郁和病耻感,或病情反复复发的绝望感。

(2)暴力:精神分裂症的暴力行为有时引起公共事件,所以更易引起大家的重视。有研究表明,精神分裂症病人出现暴力行为的比率为一般人群的 4 倍,常见原因包括:一些侮辱、侵害性质的幻觉、妄想引起病人的愤怒、恐惧,病人报复幻觉、妄想来源对象,有时可能为"自卫"行为;命令性幻听;被控制妄想;情绪不稳定、易冲动,在周围人违背其意愿时或不能满足其意愿时易出现冲动伤人行为。

5. 意识和智能 精神分裂症病人往往意识清晰,对自我定向和环境定向准确,但极少数急性发病病人可能存在暂时的意识障碍。精神分裂症没有显著的智能和记忆障碍,但部分病人在前驱期、发病期和康复期都存在轻度认知损害,神经心理测验有类似于轻度脑器质性疾病的结果。这种认知功能损害往往预示着较差的社会功能预后。

6. 自知力 精神分裂症病人往往对自己疾病的性质和严重程度缺乏自知,对一些症状内容缺乏现实检验能力,此为自知力缺乏。自知力的缺乏往往会影响病人的依从性和预后。因此,对一些有特别需要的病人需要执行非自愿治疗。

(三)临床分型

精神分裂症可依据其临床症状群划分成若干个临床亚型,各亚型的划分并非一成不变,病人可以从一个亚型转变为另一个亚型。

1. 偏执型 又称妄想型,是精神分裂症最常见的类型。多于青壮年、中年或更晚些年龄缓慢起病。临床主要表现以各类妄想为主,妄想内容荒谬离奇并有泛化趋势,可伴有幻觉及感知综合障碍;病人的情感和行为常受幻觉及妄想的支配,可出现自伤或伤人行为。此型病情进展缓慢,病人病情社会功能可能保持较好,人格改变可能较轻,对抗精神病药物反应较好,预后相对较好。

2. 青春型 此型发病年龄早,多起病于青春期且起病较急,呈持续病程。其临床症状主要表现为思维、情感及行为紊乱,常见的症状有思维破裂、思维内容荒谬离奇、情感反应不协调、行为愚蠢幼稚及本能意向亢进等,幻觉妄想片段凌乱。此型病情进展较快,对抗精神病药物反应尚好,但易复发,预后较偏执型稍差。

3. 单纯型 此型较少见,多起病于青少年期,病情隐袭缓慢进展。临床主要表现为思维贫乏、孤僻懒散、被动退缩、情感淡漠及意志活动减退,一般无幻觉妄想,易被误诊或忽视。此型治疗效果差、预后不良。临床上诊断此型时要求其病程至少 2 年。

4. 紧张型 此型多急性起病于青壮年,临床主要表现为紧张性(亚)木僵与紧张性兴奋交替或单独出现。病人亚木僵时表现为少语少动少食,木僵时表现为不语不动不食。木僵可与短暂的紧张兴奋交替出现,病人此时可突然出现伤人毁物等冲动行为。此型在各型中预后相对较好。

5. 未分化型 此型病人符合精神分裂症诊断标准,但不符合上述任一种亚型的标准,如表现为上述各型症状的混合存在,有明显的阳性症状。

三、诊断要点

精神分裂症的诊断属于现状学诊断,主要通过现场精神评估,结合病史与治疗反应等特点,最终得出诊断。国际通用的精神分裂症诊断标准(ICD-10)如下。

1. 症状标准 在 1 个月或 1 个月以上时期的大部分时间内确实存在以下 1~4 中的至少

一组(如不甚明确常需要两个或多个症状,或5~9中至少两组十分明确的症状)。

(1)思维化声、思维插入或思维被剥夺、思维被播散。

(2)明确涉及躯体或四肢运动,或特殊思维、行动或感觉被影响、被控制或被动妄想、妄想性知觉。

(3)对病人的行为进行跟踪性评论,或彼此对病人加以讨论的幻听,或来源于身体某一部分的其他类型的幻听。

(4)与文化不相称且根本不可能的其他类型的持续性妄想,如具有某种宗教或政治身份,或超人的力量和能力(如能控制天气,或与另一个世界的外来者进行交流)。

(5)伴有转瞬即逝或未充分形成的无明显情感内容的妄想,或伴有持久的超价观念,或连续数周或数月均出现的任何感官的幻觉。

(6)思维破裂或无关的插入语,导致言语不连贯,或不中肯或语词新作。

(7)紧张性行为,如兴奋、摆姿势或蜡样屈曲、违拗、缄默及木僵。

(8)阴性症状,如显著地情感淡漠、言语缺乏、情感迟钝或不协调,常导致社会退缩及社会功能下降,但须澄清这些症状并非由抑郁症或神经阻滞所致。

(9)个人行为的某些方面发生显著而持久的总体性质的改变,表现为丧失兴趣、缺乏目的、懒散、自我专注及社会退缩。

2. 病程标准 特征性症状在至少1个月以上的大部分时间内肯定存在。

3. 排除标准 若同时存在广泛的情感症状,就不应该作出精神分裂症的诊断,除非分裂症状早于情感症状出现;分裂症的症状与情感症状两者一起出现,程度均衡,应诊断为分裂情感性障碍;严重脑病、癫痫、药物中毒或药物戒断状态应排除。

相关链接　　　DSM-5中精神分裂症的诊断标准

DSM-5是2013年美国刚发布的精神障碍诊断与分类标准,代表了部分精神分裂症诊断观点的新进展,共包括以下6大标准,介绍如下:

A. 存在2项(或更多)下列症状,每一项症状均在1个月中相当显著的一段时间里存在(如经成功治疗,则时间可以更短),至少其中1项必须是a、b或c:

a. 妄想;

b. 幻觉;

c. 言语紊乱(例如,频繁地离题或不连贯);

d. 明显紊乱的或紧张症的行为;

e. 阴性症状(即情绪表达减少或动力缺乏)。

B. 自障碍发生以来的明显时间段内,1个或更多方面的功能水平,如工作、人际关系或自我照顾,明显低于障碍发生前具有的水平,(当障碍发生于儿童或青少年时,则人际关系、学业或职业功能未能达到预期的发展水平)。

C. 这种障碍的症状至少持续6个月。此6个月应包括至少1个月(如经成功治疗,则时间可以更短)符合诊断标准A的症状(即活动期症状),可包括前驱期或残留期症状。在前驱期或残留期中,该障碍的症状可表现为仅有阴性症状或有轻微的诊断标准 A 所列的 2 项或更多的症状(例如,奇特的信念、不同寻常的知觉体验)。

D. 分裂情感障碍和抑郁或双相障碍伴精神病性症状特征已经被排除,因为:a. 没有与活动期症状同时出现的重性抑郁或躁狂发作;b. 如果心境发作出现在症状活动期,则它们只是存在此疾病活动期和残留期整个病程的小部分时间内。

E. 这种障碍不能归因于某种物质(如滥用的毒品、药物)的生理效应或其他躯体疾病。

F. 如果有孤独症谱系障碍或儿童期发生的交流障碍的病史,除了精神分裂症的其他症状外,还需要显著的妄想或幻觉,且存在至少 1 个月(如经成功治疗,则时间可以更短),才能做出精神分裂症的额外诊断。

四、治疗与预后

(一)治疗

精神分裂症的治疗手段主要包括抗精神病药物治疗、电抽搐治疗、经颅磁刺激、心理治疗及社会康复,其中药物治疗是目前最主要的治疗手段。

1. **治疗原则** 精神分裂症前驱期至发病后前 5 年是影响其预后的关键期,对这一关键时期正确合理的处理至关重要,因此目前对精神分裂症的治疗强调早发现、早诊治、治未病;提倡个体化治疗方案并尽量单一用药、足剂量、足疗程、全病程治疗;以促进病人回归社会为治疗最终目标。

2. **选药原则** 一旦确诊精神分裂症,应立即开始药物治疗。药物的选择应依据病人的主要临床表现、对药物的疗效反应、副作用、年龄、性别、经济情况等综合因素而定。可以选择非典型抗精神病药物(如利培酮、奥氮平、喹硫平、齐拉西酮和阿立哌唑),也可以选择典型抗精神病药物(如氯丙嗪、奋乃静、舒必利等)。对于难治性精神分裂症可以选择氯氮平。

药物用量要从小剂量开始,根据治疗和副作用逐渐加量至有效治疗量。

3. **药物的疗程与时间** 精神分裂症的治疗可以分为急性期、巩固期和维持期三个阶段。急性期治疗至少 6 周,巩固期原则上一般以急性期的药物剂量持续治疗 3~6 个月,维持期治疗依据病人的具体情况而定,一般不少于 2~5 年,对有严重自杀企图、暴力行为和攻击性行为病史者,维持期的疗程应适当延长。维持期的药物剂量可依据病人病情的稳定程度进行适当调减,可减至原剂量的 1/3~1/2。

4. **安全原则** 在使用抗精神病药物治疗精神分裂症期间,应定期检查血常规和心、肝、肾功能,密切监测体重、腰围、血压、血糖血脂等代谢指标及其他药物副作用,一旦发现问题,应及时处理。

5. **心理社会干预** 心理社会干预是精神分裂症全病程治疗的重要组成部分,应与药物治疗密切结合,构成完整的心理社会康复,最终使病人重新回归社会。精神分裂症病人病后社会交往能力、独立生活能力和职业能力的培养都需要心理社会干预来解决。心理社会干预措施与药物治疗一样,需视病人具体情况、病情阶段和生活状况进行选择。

(二)预后

精神分裂症经过治疗后,一部分病人获得临床痊愈,病情彻底缓解;一部分病人会残留部分症状,社会功能存在不同程度损害;还有一部分病人病情迁延恶化,最终走向衰退和精神残疾。以上三种结局各占病人总数的1/3。早期干预与全病程治疗是提高精神分裂症治愈率、减少功能损害和改善预后的重要手段。

多数研究者认为,提示预后良好的因素包括:急性起病,有诱因,病程短,发病年龄晚,病前性格开朗,人际关系好,以阳性症状为主,没有精神疾病家族史,治疗及时系统,维持服药依从性好,家庭社会支持系统好等;反之,则是预后不良的指征。

第二节　精神分裂症病人的护理

一、护理评估

随着整体护理的深入开展,护士需要对病人实施有针对性的、个性化的护理服务,强调护士在开展护理工作前要对病人进行全面评估,需要评估的方面包括病人的一般情况、病史及身体状况、心理状况及社会功能。

(一)一般情况

病人的一般情况主要包括:出生及成长史,家庭教育,社会文化背景,人格特征,应付方式,人际关系,工作及学习状况,家庭成员对病人所患疾病的认识程度及理解和支持度。

(二)病史

包括现病史、既往史和家族史的评估。

1. **现病史**　病人本次起病时间及急慢与否,病前有无诱因存在,病人的主诉及主要临床表现和病程经过,有无在外院诊治经历及有无副作用等。

2. **既往史**　评估病人既往健康状况如何,包括躯体疾病和精神疾病两个方面。如果既往存在疾病史,要了解其治疗史。

3. **家族史**　家族成员中(主要是二系三代内)有无精神疾病史及其他遗传病史。

4. **精神活性物质服用史**　物质滥用会导致精神障碍,精神障碍会增加物质滥用的可能。

(三)生理功能

评估病人生命体征、饮食睡眠及生活自理情况,评估病人的营养状态、个人卫生及两便状况,了解病人有无躯体外伤。通过全面体检大致了解躯体各系统情况,通过辅助检查精确掌握各系统理化指标情况。

(四)心理功能

1. **感知觉障碍**　重点评估病人有无幻觉,特别是命令性幻听,需要评估其出现的时间、频率和内容,病人可能将要采取的应对方式。

2. **思维**　重点评估病人有无思维形式和内容障碍。如果病人的确存在妄想,需要评估其性质、内容、种类、有无泛化趋势以及妄想对病人行为的影响等。

3. **情感和意志行为**　重点需要评估病人的情感反应与周围环境是否协调及其内心的主

观体验,是否存在抑郁情绪,有无自杀意念等。

4. **自知力** 主要评估病人是否承认自己有精神疾病以及对自身症状有无分析批判能力,能否配合住院治疗。

(五)社会功能

社会功能的评估主要包括症病人的社会交往能力、人际关系、支持系统、工作学习状态和经济状况等。

二、护理诊断/问题

1. **有冲动暴力行为的危险** 与命令性幻听、评论性幻听、自罪妄想、被害妄想、精神运动性兴奋和缺乏自知力等有关。

2. **睡眠型态紊乱** 与幻觉、妄想、警惕性增高、兴奋状态及睡眠规律紊乱有关。

3. **营养失调,低于机体需要量** 与病人在精神症状支配下不配合而导致能量消耗增加、摄入不足有关。

4. **生活自理缺陷** 与病人的运动行为障碍(如木僵病人)或精神衰退致生活懒散有关。

5. **不依从行为** 与病人的自知力缺乏、违拗木僵和幻觉、妄想状态、对药物的错误认知以及不适应新环境有关。

6. **感知觉紊乱** 与病人的幻觉妄想、注意力难以集中等精神症状有关。

7. **社交障碍** 与病人受幻觉妄想及情感障碍的影响,无法应对妄想内容,以致影响现实的人际关系的处理有关。

三、护理目标

1. 病人在住院期间不发生冲动伤人、自伤和毁物行为,能合理地宣泄情绪,控制住攻击性行为。

2. 病人能按时按要求自行进食,不能进食者可在协助下进食,保证身体能量的需要,体重不低于标准体重的10%。

3. 病人睡眠紊乱状态得到改善,能按时入睡,每天保证睡眠约 7~8 小时,能简单应对失眠。

4. 病人能一定程度地自理生活,保持个人卫生清洁,不发生压疮等并发症。

5. 病人能尽快地熟悉住院环境,配合治疗及护理,并能配合服药治疗。

6. 病人能够了解自身所患疾病以及服药的目的,不讳谈疾病,主动诉述药物的不良反应。

7. 病人能主动与他人交流,诉述内心感受,表达自己对未来的担心和期望。

四、护理措施

(一)安全及生活护理

1. **安全护理** 安全护理是精神科护理中最重要的组成部分,是精神科护理开展的必要基础。

(1)病房的安全管理:做好安全检查工作,保证病人安全。一方面要严禁将危险物品(如剪刀、镜子、绳索等)带入病房,需要在病人入院时、外出活动返回时做好相关检查和防范;另一方面护士需要严格执行安全检查制度,检查病房相关设施有无损坏、病人的相关用具是否隐藏有危险物品,办公室等地做到人走门锁,防止医疗器械成为危险物品。

(2)及时掌握病情:日常护理工作中,护士应该严格遵守分级护理制度,针对高风险病人做好特护及危重、兴奋等病人的安全评估及护理。护士执行日间护理应每20~30分钟一次,对于重危病人做到24小时不离视线。加强晨晚间及午间工作人员较少时段的安全巡视,确保病人的安全。

2. **生活护理**　精神分裂症病人由于受到精神症状的支配,其饮食、睡眠和个人卫生经常受到影响,因此,做好精神分裂症病人的生活护理非常必要,是治疗疾病的前提。

(1)饮食护理:针对不同症状制订饮食计划。暴饮暴食的病人要严格限制入量;拒食病人要分析原因,采取示范法或集体进食等方式诱导病人进食;异食癖病人要限制活动范围;老年病人、药物不良反应引起吞咽困难的病人进食速度要慢,以流质或半流质为主,防止发生噎食。针对木僵病人,可给予鼻饲饮食或静脉输液以维持营养。

(2)睡眠护理:合理安排作息制度,减少各种不良刺激,保证环境安静及安全。护士夜间需加强巡视,防止病人蒙头睡觉,严防发生意外。

(3)个人卫生护理:对行为退缩、生活懒散者,护士应采取督促指导的方法,训练其生活自理能力,如定时更衣、叠被、洗脸、刷牙等。对木僵病人应做好口腔护理、皮肤护理、二便护理,对女性病人需做好经期护理。

(二)心理护理

1. **入院阶段**　精神分裂症病人多不愿意主动暴露内心体验,戒备心强。因此住院初始阶段护士宜首先与病人建立良好的护患关系,取得病人的信任。在此基础上,逐步引导病人暴露精神症状,并说出对症状的认识及感受。与病人交谈时,要尊重其人格,态度温和,语言简单明了,不训斥病人,特别是不要与病人争论有关精神症状的内容。

2. **治疗阶段**　由于病人的情感和行为受到精神症状的影响,因此掌握病情是做好心理护理的前提。对于兴奋、冲动的病人,态度需要耐心,语调需要镇定而温和,及时疏导和阻止攻击毁物行为的发生。

3. **康复阶段**　伴随着幻觉妄想等精神症状的控制及消失,病人自知力部分甚至完全恢复,此时病人常有自卑、悲观等情绪变化,护士应及时就疾病性质、重返社会可能遇到的问题对病人进行心理辅导,促其自我的接纳。同时,护士尚需要对病人家属做好科普宣教工作,以保证病人所需的心理支持及监督长期服药问题,防止由于病人对疾病性质认识不足,致使出院后药物治疗的依从性差而使疾病反复发作。

(三)特殊症状的护理

1. **妄想的护理**　妄想是精神分裂症病人最常见的思维症状,受妄想内容的影响,病人可出现自杀、伤人、冲动、毁物、出走等行为。由于病人对妄想坚信不疑,不能通过亲身体验加以纠正。因此,对妄想的护理是精神科护理重要内容之一。护士接待刚入院的妄想病人时,态度要和蔼、亲切,言语恰当,服务周到,以缓和其情绪,使其安心住院。与病人沟通过程中,护士要注意技巧:如病人主动叙述,要注意倾听,但不可与其争辩,也不能表示同意;如病人避而不谈,则不必追问,以免引起反感。同时,护士应根据病人的妄想内容,采取针对性的护理措施:譬如,被害妄想者拒食,可采取集体进餐或为病人示范进餐的方式,以诱导病人进食;有关系妄想者,切忌在病人面前低声与他人耳语,以免引起病人的疑心,影响护患及病人间的关系;有自罪妄想及自杀倾向的病人,常在病房里无休止地参加劳动或专捡食剩饭菜,此时护士应主动监护,保证其能正常进食,防止体力过度消耗,禁止其在危险场所逗留,导致自杀行为,外出需严格陪伴制度;有时病人的妄想涉及护士或其他病人时,要避免解释,可更换病室或相应的护士,加强观察,严防意外。

2. **幻觉的护理**　幻觉不仅影响病人的思维和情感,而且受幻觉的支配,病人常可发生意外行为,因此要高度重视病人幻觉症状的护理。

首先,护士要掌握观察病人出现幻觉征兆的技巧。譬如,病人端坐侧耳倾听或对空谩骂往往提示其有幻听;然后,护士宜针对不同类型的幻觉采取对症护理。譬如护士可以温和而坚定的语气告诉幻听的病人:"我确信你能听到这些声音,但我的确没有听到",特别是命令性幻听,因其可引起病人相应的情感与行为反应而更具危险性,需加强护理;对于因幻味而拒食的病人,应予更换饮食,缓和情绪,鼓励进食。

3. **兴奋状态的护理**　兴奋状态多发生于不协调性兴奋的病人,不仅对病人自身及他人构成危险,也是病房管理中的不利因素,护士应对此做好相应的护理和防范。首先,护士应该全面评估病人兴奋状态的特点,了解其发生的诱因、持续时间等,掌握其发生攻击行为的前驱症状,提前做好防范,合理安置病人。其次,当面对兴奋躁动的病人时,护士需要平心静气、机智敏捷地与病人周旋,必要时可配合医生或保安对其进行暂时保护性约束,最终有效地化解和控制病人的危险行为,保护病人及他人的安全。当病人危险行为终止后,需要适当指导病人学会合理正确地宣泄自己的负面情绪。

4. **自伤自杀的护理**　精神分裂症病人的自伤自杀行为经常出现在下列几种背景下:受命令性幻听支配、受自罪妄想或被害妄想支配、精神分裂症后抑郁。因此护士应密切观察病人病情变化,重点评估病人既往的自伤自杀病史、幻觉妄想的类型及具体内容、有无抑郁情绪等,对于经评估发现有自伤自杀先兆者,应向主管医师及时汇报、重点交班,并保证病人24小时不离视线,尤其需要加强夜间和凌晨时分的护理巡视。

五、护理评价

1. 病人精神症状(幻觉妄想、自伤自杀、攻击性言行等)是否得到控制或缓解,自知力恢复的程度。

2. 病人有否学会合理的情绪宣泄方法,住院期间有无意外发生。

3. 病人的基本生活(饮食、睡眠和个人卫生)情况是否恢复正常。

4. 病人能否保证每日的正常睡眠时间以及是否学会促进睡眠的方法。

5. 病人能否配合治疗护理,并积极参加工娱活动。

6. 病人的生活技能和社会交往能力恢复情况。

7. 病人及其家人对疾病知识是否了解。

六、健康教育

精神分裂症是一种慢性反复发作性疾病,复发次数越多,其功能损害和人格改变越严重,最终会导致病人精神衰退,因此预防复发是精神分裂症护理的重要内容之一,具体措施主要包括一系列相关知识的健康教育。

1. 疾病知识 给病人和家属介绍有关精神分裂症的基本知识(特别是前驱期及早期症状的识别),使其认识到疾病性质和复发的危害,明白长期治疗对预防疾病复发恶化的重要意义。

2. 药物及疗程 向病人和家属介绍有关精神药物的知识,使其对药物的作用和不良反应有所了解,告知家属及病人服药维持治疗的时间及注意事项,不擅自增药、减药或停药,定期门诊随诊。

3. 疾病复发的早期识别 教育病人及家属能及时识别疾病复发的早期征兆,如出现睡眠障碍、情绪不稳定、工作生活能力突然下降等,此时应及时到医院就医。

4. 危机处理 教会病人和家属应对各种危机(如自杀、自伤、冲动或外走)的方法,争取亲友、家庭和社会的支持。

5. 加强康复训练 结合自身情况安排家庭社会生活,养成良好的生活习惯,克服自卑心理,逐渐恢复社会交往,尽早回归社会。

案例7-1

精神分裂症病人的护理

病人,男,21岁,大三学生。因"失眠、孤僻半年,发呆、自语、称被害2个月"入院。半年前病人无明显原因出现入睡困难、浅睡易醒。而且变得更加内向,越来越回避亲朋、同学之间的来往。近2个月病人经常发呆,别人叫他数遍他才有反应,间有窃窃自笑和自语,问其原因,病人则称没什么。有时病人又显得恐惧和易发脾气,有摔物行为,称有人监视、跟踪他,要害他。近1周几乎完全不能睡眠。经常不敢进食,怕人给他下毒。二便尚正常,可以自理。

既往体健,无重大疾病史。病人足月顺产,与同龄人发育基本正常,学习成绩中等。病前性格内向、谨慎、敏感。无特殊不良嗜好。两系三代无精神疾病史。

入院后体格及神经系统检查无异常体征。

入院后精神检查:意识清晰,家人陪同入院,衣貌欠整洁。多问少答,应答切题,思维尚连贯。不愿暴露内心体验,反复询问后查及评论性幻听、关系妄想、被害妄想、被跟踪感、被监视感、被洞悉感。表情较平淡,自称因为上述情况(被害、被洞悉、被评论)心情很烦,有自杀想法。意志活动减退,入院后多呆坐。自知力不存在,不认为上述症状为病态,否认自己有病,对治疗能配合,比较听父母和医生的话。

入院后血生化示血钾降低;血常规、甲状腺功能检查、胸片、脑电图、心电图及颅脑磁共振等检查均无明显异常。

思考: 1. 该病人的主要护理问题是什么?

2. 该病人的主要护理目标是什么?

3. 该病人的主要护理措施是什么?

(魏钦令)

精神分裂症是一类常见的病因未明的重性精神障碍,主要症状包括阳性症状、阴性症状及紊乱症状,有时会有自杀、伤人的冲动行为,病程慢性迁延,常需长期系统治疗。 伤人、自杀/伤和外逃是其重要护理心理问题,睡眠紊乱、营养失调也是常见的护理生理问题,需要相应的护理措施。

1. 精神分裂症的定义?

2. 精神分裂症的临床表现?

3. 精神分裂症的护理诊断/问题和护理措施有哪些?

第八章　　　心境障碍病人的护理

8

学习目标	
掌握	心境障碍的定义、临床表现；心境障碍病人的护理诊断/问题和护理措施。
熟悉	心境障碍的诊断要点、治疗和预后；心境障碍的护理目标。
了解	心境障碍的流行病学和病因病理机制；心境障碍的护理评估和护理评价。

第一节　心境障碍的临床特点

一、概述

心境障碍(mood disorder),又称情感性精神障碍(affective disorder),是指病因未明、以显著而持久的心境或情感改变为主要特征的一组疾病。临床上以心境高涨或低落为主要的原发症状,伴有相应的认知和行为改变。多为间歇性病程,具有反复发作的倾向,间歇期精神活动基本正常。根据 ICD-10 分类标准,心境障碍包括躁狂发作、抑郁发作、双相情感障碍、复发性抑郁障碍和持续性心境障碍等几个类型。

由于诊断概念及分类标准等存在分歧,不同研究所报道的患病率有明显差异。2004年由世界精神卫生调查委员会对 14 个国家的调查显示:各国心境障碍的年患病率为 0.8%~9.6%,其中美国最高,尼日利亚最低。我国北京和上海的年患病率分别是 2.5%和 1.7%。

心境障碍的病因和发病机制尚不明确,目前研究显示,遗传因素、神经生化因素和心理社会因素等对本病的发生有明显影响。家系研究显示心境障碍病人亲属患病的概率高出普通人群约 10~30 倍,且血缘关系越近,患病率越高,一级亲属患病率要远高于其他亲属。神经生化因素研究显示 5-羟色胺(5-HT)功能活动降低可能与抑郁发作有关,5-HT 功能活动增强可能与躁狂发作有关,但同时也发现去甲肾上腺素(NE)和多巴胺(DA)的异常也可导致同样的结果。应激性生活事件与心境障碍,尤其是抑郁发作的关系较为密切。另外,经济状况差、社会阶层低下者易患本病。

二、临床表现

(一)躁狂发作

躁狂发作(manic episode)的典型临床症状是心境高涨、思维奔逸和活动增多等"三高症状",可伴有夸大观念或妄想、冲动行为等。

1. **心境高涨**　心境高涨是躁狂发作的基本症状。典型表现为病人主观体验特别愉快,自我感觉良好,整天兴高采烈,得意扬扬,笑逐颜开。在优势情感的影响下,病人觉得周围事物色彩格外绚丽,同时也感到无比幸福、快乐。病人高涨的心境具有一定的感染力,诙谐幽默的言语常博得周围人的共鸣,引起阵阵欢笑。有的病人也会表现出情绪不稳,变幻莫测,时而欢乐愉悦,时而激动暴怒,甚至会出现破坏及攻击行为,但持续时间较短,易转怒为喜或赔礼道歉。

2. **思维奔逸**　病人联想速度明显加速,思维内容丰富多变,自觉脑子变得非常聪明,甚至觉得自己言语表达跟不上思维的速度。常表现为说话滔滔不绝、口若悬河、眉飞色舞,即使口干舌燥、声音嘶哑仍要讲个不停,有时凌乱而不切实际,给人以信口开河的感觉,严重时可出现"音联"和"意联"。思维活动常受周围环境变化的影响而使话题突然改变,讲话内容常从一个主题很快转到另一个主题,呈现随境转移现象。

3. **活动增多** 病人自觉精力旺盛,兴趣范围广泛,能力增强,常有很多计划或打算,因而活动也明显增多,整日忙碌不停,但多虎头蛇尾,有始无终。有时还爱管闲事,好打抱不平,注重打扮,好接近异性。行为轻率或鲁莽,自控能力差,如任意挥霍钱财,乱购物,随意将礼物赠送给同事或陌生人。自觉精力充沛,有使不完的劲,不知疲倦。严重者可出现攻击和破坏行为。

4. **精神病性症状** 在心境高涨的基础上,病人常出现夸大观念,如自认为是世界上最漂亮,最聪明,能力最强,最有权势,最有钱财,能解决所有问题的人等。严重时可发展成夸大妄想,如认为自己是"世界银行的行长"、"几十个国家的总统"等,在此基础上也可发展出被害妄想,认为别人嫉妒他的钱财和地位要加害于他等。幻觉和妄想等精神病性症状多与心境协调,但也可不协调。

5. **躯体症状** 由于病人自我感觉良好,故很少有躯体不适的主诉,常表现为面色红润、两眼有神,体格检查可发现病人瞳孔轻度扩大、心率加快、交感神经兴奋症状等。睡眠需要减少,性欲亢进。由于病人长时间极度兴奋,体力过度消耗,容易发生脱水、体重减轻情况。

6. **自知力** 多数病人在疾病的早期即丧失自知力。

(二)抑郁发作

既往将抑郁发作(depressive episode)的典型临床症状概括为心境低落、思维迟缓、意志活动减退等"三低"症状。目前认为抑郁的核心症状包括情绪低落、兴趣缺乏和快感缺失。可伴有躯体症状、自杀观念和行为等。

1. **心境低落** 情绪低沉、兴趣下降是最核心体验。轻者感到闷闷不乐、兴趣下降、快感消失,表现得面无笑容,自称"高兴不起来";重者感到痛苦难熬、度日如年、生不如死,常表现出愁眉苦脸、长吁短叹,称"活着没有意思"。典型病人常有晨重夜轻的特点,即心境低落在早晨较严重,而傍晚时有所减轻。常伴有焦虑。有的病人出现激越。

病人在心境低落的影响下,可以出现自卑,自我评价降低,觉得自己一无是处,常有无用感、无望感和无助感,是家庭和社会的负担。有时可出现自责、自罪,病人对自己既往一切轻微过失或错误痛加责备,认为给家庭、单位或社会带来了巨大损失,严重的可以出现自罪妄想。还可能出现幻听、关系妄想、被害妄想等。

2. **思维迟缓** 病人思维联想速度减慢,反应迟钝,思路闭塞,自觉"脑子像生了锈的机器一样运转不动了"。临床表现为主动言语减少,语速减慢,语音低沉,对答困难,病人感觉脑子不好用了,工作和学习能力下降。

3. **意志活动减退** 病人意志活动呈现显著而持久的抑制,表现为活动减少,行动缓慢,生活被动、懒散,不想做事,也不想和外界接触交往,常一个人独处或整日卧床。严重时连吃、喝、个人卫生都不能,甚至发展为不语、不动、不食,可达到木僵状态,称"抑郁性木僵",若仔细与病人接触,可发现病人内心充满痛苦情绪。

4. **躯体症状** 抑郁发作时常见躯体症状,主要有睡眠障碍、食欲减退、性欲减退、体重下降、便秘、躯体任何部位的疼痛、乏力以及自主神经功能失调等。睡眠障碍主要表现为早醒,一般比平时早醒 2~3 小时,醒后不能再入睡,早醒对抑郁发作具有特征意义。病人也可以表现为入睡困难,浅睡易醒,少数可以表现为睡眠过多。躯体不适的主诉可以涉及身体各器官,如恶心、呕吐、心慌、胸闷、头晕、头痛等。有的在躯体不适的基础上产生疑病观念甚至妄想,认为自己身患绝症。

5. 自杀观念和行为　严重的病人常常伴有自杀观念甚至自杀行为。各种悲观绝望的念头常使病人认为死是最好的归宿,认为"结束自己生命是一种解脱","自己活在世上是多余的人",并会使自杀观念发展成为自杀行为。有调查显示,约有67%的抑郁症病人有自杀观念,有10%~15%的病人有自杀行为,其中约有15%的抑郁症病人死于自杀。

(三)双相障碍

双相障碍(bipolar disorder)是指反复(至少2次)出现心境和活动水平的明显改变,有时表现为心境高涨、精力充沛、活动增多,有时表现为心境低落、精力减退和活动减少。发作间期基本缓解。最典型的形式是躁狂和抑郁交替发作。

(四)持续性心境障碍

1. 恶劣心境(dysthymia)　原称为抑郁性神经症,指一种以持久的心境低落为主的轻度抑郁,而从不出现躁狂。常伴有焦虑、躯体不适和睡眠障碍,但无明显的精神运动性抑制或精神病性症状。抑郁常持续2年以上,期间无长时间的完全缓解。病人有求治的欲望,日常生活一般不受严重影响。恶劣心境的发生与生活事件和性格都有较大关系。

2. 环性心境障碍(cyclothymia)　主要特征是持续的幅度较小的心境波动。这种波动通常与生活环境无明显关系,波动幅度极少严重到轻躁狂或轻度抑郁的程度。持续时间一般较长,呈慢性病程。

三、诊断要点

心境障碍的诊断主要应根据病史、临床症状、病程及体格检查和实验室检查。目前我国常用ICD-10中心境障碍的诊断要点如下。

(一)躁狂发作的诊断要点

症状学标准主要包括与个体环境不协调的心境高涨、精力旺盛和活动过度、思维迫促(或思维奔逸)、夸大、过分乐观、睡眠需要减少、着手过分而不切实际的计划、挥金如土、攻击性强、好色等。有些病人不表现为心境高涨,代之以易激惹和多疑。严重者可出现幻觉、妄想等精神病性症状。

严重程度达到完全扰乱日常工作和社会活动。病程至少已持续1周。排除器质性精神障碍,或精神活性物质和非成瘾物质所致。

(二)抑郁发作的诊断要点

抑郁发作的病人通常具有心境低落、兴趣和愉快感丧失、导致劳累感增加和活动减少的精力减退等典型症状。其他常见症状是:集中注意和注意的能力降低、自我评价和自信降低、自罪观念和无价值感、认为前途暗淡悲观、自伤或自伤的观念和行为、睡眠障碍、食欲下降。严重者可伴有幻觉、妄想等精神病性症状和木僵。

病程持续至少2周。排除器质性精神障碍,或精神活性物质和非成瘾物质所致精神障碍。

四、治疗与预后

（一）躁狂发作的治疗

躁狂发作均以药物治疗为主,特殊情况下可以选用电抽搐治疗。

1. 药物治疗 以心境稳定剂为主。目前较公认的心境稳定剂主要包括锂盐和卡马西平、丙戊酸盐等抗癫痫药。部分第二代抗精神病药物(如氯氮平、奥氮平、喹硫平、利培酮)也有一定的心境稳定作用,可作为候选的心境稳定剂使用

(1)锂盐:锂盐是治疗躁狂发作的首选用药,它既可以用于躁狂的急性发作,也可以用于缓解期的维持治疗,但具体作用机制尚不清楚。急性期常用剂量为 600~2000mg/d,维持期剂量为 500~1500mg/d,年老体弱者要适当减量。由于锂盐的治疗剂量和中毒剂量接近,容易发生中毒反应,使用时最好要定期测定病人血锂浓度来确定治疗剂量。一般急性期血锂浓度维持在 0.6~1.2mmol/L,维持期为 0.4~0.8mmol/L,超过 1.4mmol/L 即有可能发生中毒反应。中毒症状包括震颤、共济失调、腹泻、恶心、过度镇静等,严重锂中毒可引起昏迷和死亡。对于严重肾损害和心脏疾病病人一般不推荐使用,服药期间服用少量钠盐可促进锂盐代谢而减少蓄积中毒的可能性。

(2)抗癫痫药:主要有丙戊酸盐和卡马西平。许多研究显示,丙戊酸盐对急性躁狂发作病人的疗效与锂盐相当,对混合发作和快速循环发作效果也较好,治疗剂量为 400~1200mg/d。有效血药浓度为 50~110μg/ml。丙戊酸盐的常见不良反应为胃肠道症状、震颤、体重增加等。卡马西平适用于锂盐治疗无效或快速循环发作或混合发作的病人。治疗剂量为 600~1200mg/d。卡马西平的常见不良反应有镇静、恶心、视物模糊、皮疹、再生障碍性贫血、肝功能异常等。

(3)抗精神病药物:第一代抗精神病药中的氯丙嗪、氟哌啶醇,第二代抗精神病药中的奥氮平、喹硫平、利培酮及氯氮平等均能较好地控制躁狂发作的兴奋症状,尤其对伴有精神病性症状如幻觉、妄想、怪异行为等有良好的治疗效果,且起效时间比锂盐快。

(4)苯二氮䓬类药物:躁狂发作治疗早期,联合使用苯二氮䓬类药物可以有助于控制兴奋、激惹、攻击、失眠等症状。

2. 电抽搐或改良电抽搐治疗 对急性重性躁狂发作、极度兴奋躁动、对药物治疗无效或不能耐受的病人可使用电抽搐或改良的电抽搐治疗,起效迅速。

（二）抑郁发作的治疗

抑郁发作的治疗主要以药物治疗为主,特殊情况下可以使用电抽搐或改良电抽搐治疗,并且心理治疗应贯穿治疗的始终。

1. 药物治疗 以抗抑郁药物为主。目前临床上常用的抗抑郁药物包括:三环类(TCA)及四环类抗抑郁药、选择性 5-HT 再摄取抑制剂(SSRIs)、5-HT 和 NE 再摄取抑制剂(SNRIs)、NE 和特异性 5-HT 能抗抑郁药(NaSSAs)等。一般来说,上述药物的疗效大体相当,但又各有特点,每种药物的有效率 60%~80%,一种药物无效时换用其他种类药物仍可能有效。新一代抗抑郁药的副作用一般要明显小于传统的抗抑郁药物如三环类和四环类药物,药物起效时间约 2~4 周。由于病人对药物的不良反应存在个体差异,因此在选择药物时应全面考虑病人的症状特点、年龄、躯体情况、药物耐受性、有无合并症等,尽量做到个体化合理用药。

2. **电抽搐治疗或改良电抽搐治疗** 对于有严重自伤自杀行为或有抑郁性木僵或有拒食的病人,电抽搐治疗是首选治疗。对于使用抗抑郁药物治疗无效的病人也可以采用电抽搐治疗。电抽搐治疗见效快,疗效好。电抽搐治疗后仍需要用药物维持治疗。

3. **心理治疗** 在药物治疗的同时常合并心理治疗,尤其是发病时有明显社会心理因素影响的抑郁发作病人,治疗的目的在于改变病人的不良认知,调动病人的积极性,纠正病人不良人格,提高病人的社会适应能力。

(三)双相障碍的治疗

无论双相障碍为何种临床类型,均应以心境稳定剂为主要治疗药物,如抑郁发作明显时可在心境稳定剂使用的基础上谨慎联用抗抑郁药物。此外,由于双相障碍几乎终身都会以循环的方式反复发作,因此需坚持长期治疗的原则以阻断反复发作。

(四)预后

多数心境障碍预后较好,经治疗临床症状可基本或完全消失,社会功能恢复,一般不导致明显的精神衰退,但有15%~20%的病人可慢性化,社会功能不能恢复到病前水平。预后与反复发作、慢性化病史、阳性家族史、病前社会适应不良、缺乏社会支持和治疗不恰当等因素有关。

第二节　心境障碍病人的护理

对心境障碍病人进行护理时,要根据病人的病史、生长经历、身体状况、心理状况、社会功能、社会支持等多方面情况综合分析,制订个性化的护理方案,以保证病人的安全及治疗的顺利进行。当病人出现冲动、自伤自杀等危险行为时,应及时采取应急措施。

一、护理评估

对心境障碍病人进行护理评估时,应从一般情况,目前病情特点,以及个人发育史、既往史、家族史、过去史、家庭状况及社会支持系统等多方面着手,尽可能全面的了解分析病人的情况。对于病人可能会出现的冲动伤人、自伤自杀等危险行为更应重点评估。对病人的精神状况进行评估时,除了要进行详细的精神检查外,还可以利用一些心理测评量表来帮助评估,如倍克-拉范森躁狂量表(BRMS)、汉密尔顿抑郁量表(HAMD)、汉密尔顿焦虑量表(HAMA)等。

1. **生活史** 评估包括家族史、生长发育、家庭生活环境、既往患病情况、工作状态等。
2. **生理评估** 目前病人的营养状况,饮食与睡眠,相关的医学检查。
3. **心理社会评估** 病人的人格特点,精神状况,尤其注意病人有无自伤自杀意念等表现。还要注意评估目前的工作适应性、人际交往情况,病前是否有生活事件等。

二、护理诊断/问题

在面对病人出现的多种多样护理问题时,护士应重视确立护理诊断的优先次序,应将威胁病人生命安全、对病人健康有重大影响的问题放在突出的位置,并作为护理工作的重点。

(一)躁狂发作的护理诊断/问题

1. **有对他人施行暴力行为的危险**　与易激惹、好挑剔、过分要求受阻有关。

2. **营养失调,低于机体需要量**　与兴奋消耗过多、进食无规律有关。

3. **卫生、穿着、进食自理缺陷**　与躁狂兴奋、无暇料理自我有关。

4. **睡眠型态紊乱,入睡困难、早醒、睡眠需要减少**　与精神运动性兴奋、精力旺盛有关。

5. **有受外伤的危险**　与易激惹、活动过多、好挑剔有关。

6. **自我认同紊乱**　与思维障碍(含夸大妄想)的内容有关。

7. **便秘**　与生活起居无规律、饮水量不足有关。

(二)抑郁发作的护理诊断/问题

1. **有自伤(自杀)的危险**　与抑郁、自我评价低、悲观绝望、自罪等有关。

2. **营养失调,低于机体需要量**　与抑郁导致的食欲下降及自罪妄想内容等因素有关。

3. **卫生、穿着、进食自理缺陷**　与精神运动迟滞、兴趣减低、无力照顾自己有关。

4. **睡眠型态紊乱,早醒、入睡困难**　与情绪低落、沮丧、绝望等因素有关。

5. **自我认同紊乱**　与抑郁情绪、自我评价过低、无价值感有关。

6. **应对无效**　与情绪抑郁、无助感、精力不足、疑病等因素有关。

7. **焦虑**　与无价值感、罪恶感、内疚、自责、疑病等因素有关。

8. **便秘**　与日常活动减少、胃肠蠕动减慢有关。

9. **有受伤害的危险**　与精神运动抑制、行为反应迟缓有关。

三、护理目标

(一)躁狂发作的护理目标

1. 通过护理,建立良好的护患关系,使病人能安心接收治疗和护理。

2. 在护士的帮助下,病人能控制自己的情感,不发生冲动伤人、毁物行为。

3. 生活起居有规律,饮水充足,便秘缓解或消失,睡眠恢复正常。

4. 病人过多的活动量减少,机体消耗与营养供给达到基本平衡。

5. 在护士协助下,病人生活自理能力显著改善。

(二)抑郁发作的护理目标

1. 维持营养、水分、排泄、休息和睡眠等方面的生理功能。

2. 住院期间不伤害自己,恢复生活自理。

3. 病人在不服药的情况下,每晚能有 6~8 小时睡眠时间,对睡眠有自我满足感。

4. 与病人建立良好的护患关系,并协助其建立良好的人际关系。

5. 病人生活能自理,可自行洗澡、洗衣,料理个人卫生等。

6. 病人能用言语表达对于自我过去和未来的正向观点,出院前自我评价增强。

四、护理措施

每一个病人都是一个独立的个体,尽管他们的临床诊断、护理诊断可能相同,但每个病人的护理措施却不尽相同。为了更为有效地帮助病人,护理措施必须遵循个体化的原则。

(一)躁狂发作的护理措施

1. 提供安全的生活环境 为病人提供安全的生活环境是首要的护理措施。躁狂发作的病人往往情绪不稳定,很容易受到外界环境的刺激而出现冲动攻击行为,因此提供一个陈设简单、空间宽大、安静的环境,对稳定病人的情绪,具有重要的意义。

2. 建立良好的护患关系 躁狂发作的病人常常兴奋话多,容易激惹,也容易表现为对治疗的不合作。良好的护患关系有利于护患之间的沟通和交流,安抚病人的情绪,提高病人对治疗的依从性。

3. 提供充足的食物和水,以满足病人的生理需要 病人由于极度兴奋、精力充沛,整日忙碌于他认为的有意义的活动而忽略了最基本的生理需要,容易导致营养及水的摄入不足,机体过度兴奋而衰竭。因此护士必须注意病人每天食物、水的摄入量和电解质的平衡,同时安排好病人的活动,使病人能得到适当的休息和睡眠。

4. 引导病人合理发泄精力 躁狂发作的病人往往感觉精力充沛,不知疲倦,但因情绪稳定性差,很容易使精力的发泄变成破坏性行为,不仅伤害自己,也有可能危及周围的人及物品。因此,护士应根据病人的病情特点等情况及医院的场地设施,安排既需要体能又不需要竞争的活动项目,如健身器运动、跑步等。

5. 预防病人的暴力行为 部分躁狂发作的病人以愤怒、易激惹、敌意为特征,动辄暴跳如雷、怒不可遏、甚至出现破坏和攻击行为。护士需及时了解每个病人既往发生暴力行为的原因,评估这些原因是否依然存在,或是否有新的诱发因素出现,设法消除或减少这些因素。此外护士还需要善于早期发现病人暴力行为的先兆,如情绪激动、挑剔、质问、无理要求增多、有意违背正常秩序、出现辱骂性言语等,以便及时采取预防措施,设法稳定病人情绪,避免暴力行为的发生。对处于疾病急性阶段的病人,应尽可能满足其合理的要求,对于不合理、无法满足的要求也应尽量避免采用简单、直接的方法拒绝,以免激惹病人。

6. 保证药物治疗的顺利实施 药物治疗是控制躁狂发作的主要有效手段。在药物治疗过程中,护士要密切观察病人服药的依从性、服药后的不良反应情况,尤其对应用锂盐治疗的病人。对恢复期的病人,要做好病人及家属的卫生宣教工作,明确告知维持用药对巩固疗效、预防复发的重要意义,并了解病人不能坚持服药的原因,与病人及家属一起寻找可行的解决方法。

(二)抑郁发作的护理措施

1. 加强饮食调理 抑郁发作的病人常伴有食欲下降,严重时受自责、自罪影响而拒绝进食。因此必须根据不同情况,制订出相应的护理策略,保证病人营养的摄入。如选择病人平时喜爱的食物,少食多餐等。若病人坚持不肯进食,则必须采取另外的措施如喂食、鼻饲、静脉输液等方式。

2. 改善睡眠 抑郁发作的病人睡眠障碍主要表现为早醒,而早醒时病人往往处于情绪最低落时,此时也是自伤自杀等行为最容易发生的时间段。因此,护士应尽可能采取方法帮助病人改善睡眠,如督促病人白天多参加些运动,服用一些帮助睡眠的药物等。凌晨时应加强巡视,对于早醒的病人应予以安抚,使其延长睡眠时间。

3. 改善病人抑郁情绪 抑郁发作的病人往往会情绪低落,兴趣下降,甚至有自责自罪感,严重时伴有自杀观念。因此护士应能以平常心接受病人,建立良好的护患关系,经常与病人保持沟通,在交流过程中不要表现出不耐烦、不关心、甚至嫌弃、鄙视等表情和行为,也要避免使用简单生硬的语言,如"你不要……"、"你不应该……"等。同时要鼓励病人,设法改变病人的一些负性认知方式,帮助病人分析事情当中的积极一面,培养正性认知方式,帮助病人重新建立起治疗的信心。

4. 防止自杀行为发生 严重的抑郁发作病人往往伴有自杀观念甚至自杀行为,预防或防止自杀行为的发生是护理的重点。护士必须随时了解病人自杀意念的强度及可能会采取的方式,谨慎地安排病人生活和居住环境,使其不具有自杀的工具和条件。

5. 做好日常生活护理 抑郁发作的病人由于意志活动减退,往往无法照料自己的日常生活,包括个人卫生等。因此,护士应提供督促及帮助病人完成日常生活起居、个人卫生等事项。同时应给予积极的鼓励和支持,辅以信任、关切的表情和目光,使病人逐步建立起生活的信心。

五、护理评价

护理评价虽然是护理程序的最后一个步骤,但并非要在最后才做,而是始终贯穿于整个护理过程。

1. 病人的症状是否逐步得到减轻或完全控制。
2. 病人的基本生理需求是否得到满足。
3. 病人与人交往、沟通的能力是否得到改善。
4. 病人是否能正确认识和分析自己的病态行为。
5. 家属是否对疾病的简单知识及如何应对疾病有所了解,掌握一定的护理方法。

六、健康教育

心境障碍是一组反复发作的慢性疾病,而且可能出现冲动伤人、自伤/自杀行为,合适的健康教育有助于早期干预和减少复发,降低冲动行为的发生率和致残率。健康教育的对象应包括病人及家属。健康教育的内容应该包括:

1. 疾病知识 给病人和家属介绍有关精神分裂症的基本知识(可能的病因和发病机制、表现、危害),使其认识到疾病性质和复发的危害,明白长期治疗对预防疾病复发和恶化的重要意义。

2. 药物及疗程 向病人和家属介绍有关精神药物的知识,使其对药物的作用和不良反应有所了解。告知家属及病人服药维持治疗的时间及注意事项,不擅自增药、减药或停药,定期门诊随诊。

3. 疾病复发的早期识别 教育病人及家属能及时识别疾病复发的早期征兆,如出现睡眠障碍、情绪不稳定、工作生活能力突然下降等,此时应及时到医院就医。

双相情感障碍躁狂发作病人的护理

病人,男,21岁,大四学生。因"心情差3个月,兴奋、夸大2周"入院。3个月前病人无明显诱因出现心情低沉,难以开心起来,兴趣减退,感到大脑不好用,转得慢,注意力不能集中,学习成绩明显下降。逐渐感到不想说话,不想下床。感到自己很没有用,看不到未来,有时觉得度日如年,尤其是在凌晨4点多醒来难以再睡的时候,会有厌世的想法。2周前忽然想开了,心情豁然开朗,感到"天空都晴了",每日喜气洋洋、兴高采烈,感到前途一片光明,认为自己很聪明,随便制订一个计划就可以成功。对人热情,常呼朋唤友去吃饭、唱KTV,但常常自己没有带钱而要其他人掏钱。近3天变得易发脾气,爱管闲事,如果他人不按他说的去做就会大发脾气,摔物,训人。每天忙个不停,有时顾不上吃饭,从不觉得劳累,即使每天只睡3个小时。老师通知家属,带其来院。

既往体健,无重大疾病史。病人足月顺产,与同龄人发育基本正常,学习成绩中等。病前性格外向、精力充沛。无特殊不良嗜好。两系三代无精神疾病史。

入院后体格及神经系统检查无异常体征。

入院后精神检查:意识清晰,家人陪同入院,衣貌鲜亮。主动语言多,语音高、语量大、语速快,滔滔不绝地讲其宏伟计划,如怎么发大财,怎么使这个城市更高效等。情感高涨,兴高采烈。在谈话被打断时会突然愤怒,很快又会满脸笑容。称自己是华国锋的私生子,并称有人嫉妒他的身份而跟踪、要害他。入院后满院查看,提出很多意见,要求医院整改。帮助医生给其他病人做心理治疗。否认自己有病,称自己只是为了让父母安心来体检的。

入院后血常规、血生化、甲状腺功能、胸片、脑电图、心电图及颅脑磁共振等检查均无明显异常。

思考:1. 该病人的主要护理问题是什么?
　　　　2. 该病人的主要护理目标是什么?
　　　　3. 该病人的主要护理措施是什么?

抑郁症病人的护理

病人,女,22岁,因"感到能力下降、心情低沉1年"入院。1年前大学毕业,开始工作。刚开始对工作很感兴趣,逐渐感到压力大,感觉自己的能力越来越差,无法思考和应对工作,心情不好,认为自己无能,辞职回家休息。回家后仍然高兴不起来,生活中的乐趣逐渐丧失,慢慢感到家务也做不来。家人请心理医生对其进行心理辅导,上述情况时轻时重。近1个月来,病人病情明显加重,不出门,多卧床,懒言少语,无精打采,愁眉苦脸,长吁短叹,认为自己是个废人,拖累了家人,拒食,体重从50kg下降到42.5kg。近1周有两次企图跳楼的行为。家人要其就医被拒,家人强行带其来院。近1个月来入睡困难,早醒,便秘。

曾有慢性胃炎。无其他重大疾病史。

性格无明显内外向，对父母的依赖性强。无特殊不良嗜好。

月经近1年来不规律。未婚未育。

舅舅有双相情感障碍病史。

入院时体型偏瘦，营养不良。

精神检查：神情被动，多问少答，应答切题，语音低，语速慢，语量小，内容简单。愁眉苦脸，承认情绪低落。认为自己能力差，拖累了家人，自己也辛苦，死了的好。否认幻觉。感觉到家人嫌弃她。认识到自己得了抑郁症，但不想治疗。动作迟缓，卧床，少动。感到自己做什么都有心无力。

入院后血常规示中度贫血，血生化示血钾：2.89mmol/L，甲状腺功能、胸片、脑电图、心电图及颅脑磁共振等检查均无明显异常。

思考： 1. 该病人的主要护理问题是什么？

2. 该病人的主要护理目标是什么？

3. 该病人的主要护理措施是什么？

（魏钦令）

学习小结

心境障碍是以显著而持久的心境或情感改变为主要特征的一组疾病，包括躁狂发作、抑郁发作、双相情感障碍等几种类型。躁狂发作的典型症状包括心境高涨、思维奔逸和活动增多，也可伴有精神病性症状和冲动行为等。抑郁发作的典型症状包括心境低落、兴趣减退、思维迟缓、精力减退、意志活动减退，也可伴有躯体症状、自杀观念和行为等。无论是躁狂发作还是抑郁发作的病人，一般生理和心理护理是基础，防伤人、自伤/自杀等护理是重点。

复习参考题

1. 躁狂发作和抑郁发作的主要临床表现有哪些？

2. 躁狂发作的主要护理问题和护理措施

3. 抑郁发作的主要护理问题和护理措施有哪些？

第九章

神经症性障碍与分离性障碍病人的护理

学习目标	
掌握	神经症性障碍的共同特点、各种神经症性障碍与分离性障碍的临床表现及护理措施。
熟悉	各种神经症性障碍与分离性障碍的诊断要点与治疗原则。
了解	各种神经症性障碍与分离性障碍的病因。

神经症性障碍(neurotic disorders)是一组精神障碍的总称,主要表现为焦虑、抑郁、恐惧、强迫、疑病症状或各种躯体不适感。18世纪苏格兰医生库伦(Cullen)在1769年首次采用神经症这一术语来描述"没有发热和局部病变的感觉和运动病"。随后,法国精神病医生比奈尔(Pinel)把神经症分为功能性和躯体性两类,或两者兼而有之。后来随着临床神经病学的发展,很多器质性的神经疾病从神经症中分离出去,最后达成的共识是神经症是一种精神障碍。

随着对神经症性障碍认识的深化,其概念发生了一系列的演变,在ICD-10中几乎完全抛弃了神经症这一概念,把这类疾病分解为七种不同的障碍,称之为神经症性、应激相关和躯体形式障碍(neurotic,stress-related and somatoform disorders)。

尽管各类神经症性障碍有着不同的病因、发病机制、临床表现、治疗反应及病程与预后,无法用统一或单一的理论加以解释和阐述,但多年的研究发现神经症性障碍仍具有明显的共同特征。

1. **发病常与心理社会因素有关** 神经症性障碍的发病常常与长期而持续的工作压力、人际关系紧张及其他生活事件有关。

2. **起病前多有一定的人格基础** 神经症性障碍常见于情绪不稳定和性格内向的人,其个性多具有多愁善感、焦虑素质、刻板、过于严肃、悲观保守以及孤僻等特征;不同的个性特征可能与所患的神经症性障碍亚型有关,如有强迫型人格特征者易患强迫障碍,有表演型人格特征者易患分离性障碍,有A型行为倾向者易患焦虑症等。

3. **症状没有明确的器质性病变为基础** 就目前的医疗技术水平而言,神经症性病人的精神症状及躯体不适没有相应的器质性病变作为基础。

4. **一般无明显或持续的精神病性症状** 神经症性障碍主要表现为焦虑、抑郁、恐惧、强迫、疑病症状等,这些症状可以单独存在,大多数混合存在,尤其是焦虑症状;但无明显或持续的幻觉、妄想等精神病性症状。

5. **自知力大都良好,对疾病体验痛苦** 多数神经症性障碍病人在疾病的发作期均保持较好的自知力,能够评判自己的病态感受,能分清病态体验和现实环境,并因此而深感痛苦,故其求治欲望非常强烈。

6. **社会功能相对完好** 神经症性障碍病人比重性精神病病人的社会功能完好,但与正常人相比,他们在学习、工作和适应能力均有不同程度减退。

第一节　神经症性障碍的临床特点

一、焦虑障碍

问题与思考　　　　病人,男性,38岁。因胸闷、呼吸不畅伴恐惧感半小时由120急诊送入院。病人近来生意难做,常常亏损。今因工作劳累,半小时前在工作时突然感到胸闷、气急,心脏好像要从嘴里跳出来,且大汗淋漓、全身颤抖、极度恐惧、不能控制,有一种即将窒息、马上要死亡的感觉。

在他人帮助下病人由 120 急救入院。入院后病人经 ECG 检查正常,精神检查有明显焦虑,未发现其他阳性躯体症状。

病人有高血压史 3 年,近 3 个月经常有类似症状发作,持续数分钟至半小时自行缓解,发作后 ECG 检查正常。

思考:该病人的疾病是生理疾病,还是心理疾病? 如果是心理疾病,病人为什么出现这些躯体症状? 如何对病人进行治疗护理?

焦虑障碍(anxiety disorder)是以广泛和持续性的焦虑或以反复发作的惊恐不安为主要特征的神经症性障碍,常伴有头晕、胸闷、心悸、呼吸困难、口干、出汗、尿频、发抖、神经肌肉紧张等自主神经系统和运动性不安等症状。病人的紧张程度与现实情境不符,其焦虑情绪也并非来自于实际的威胁或危险。可分为广泛性焦虑障碍(general anxiety disorder,GAD)和惊恐障碍(panic disorder)两种形式。

(一)病因

1. **生物学因素**　研究发现,焦虑的发生有家族聚集性,焦虑障碍病人的一级亲属中约 25% 患本病。而有关双生子患病的研究发现,单卵双生子的同病率为 50%,双卵双生子的同病率为 15%。研究也发现,去甲肾上腺素(NE)、γ-氨基丁酸(GABA)、5-羟色胺(5-HT)等神经递质与焦虑症的发生密切相关。

2. **心理社会因素**　行为主义理论认为焦虑是对某些环境刺激的恐惧而形成的一种条件性反射;精神分析学派认为焦虑源自于内心冲突,是童年或少年时期被压抑在潜意识中的冲突在成年后被激活,导致焦虑症的发生。一些焦虑障碍病人在发病前有应激性生活事件,特别是威胁性事件更容易导致焦虑发作。研究显示,童年时期的不安全依恋关系、对照顾者的矛盾情感、父母的过度保护、被虐待和威胁、与养育者过多分离都可能是焦虑产生的原因。

(二)临床表现

1. **广泛性焦虑障碍**　又称慢性焦虑障碍,是焦虑障碍最常见的表现形式。缓慢起病,以泛化或持续存在的焦虑为主要临床相。主要表现为:①精神性焦虑:精神上的过度担心是该病的核心症状。有的病人不能明确意识到他担心的对象或内容,而只是一种提心吊胆、惶恐不安的强烈的内心体验,称为自由漂浮性焦虑(free-floating anxiety)。有的病人担心的也许是现实生活中可能会发生的事情,但其担心、焦虑和烦恼的程度与现实很不相称,称为预期焦虑(apprehensive expectation)。病人警觉性增高,注意力难于集中,易受干扰;难以入睡,睡中易惊醒;情绪易激惹等。②躯体性焦虑:表现为运动不安与肌肉紧张。运动性不安表现为搓手顿足、不能静坐、不停地来回走动、无目的的小动作增多;肌肉紧张表现为胸骨后的压迫感、气促、肌肉紧张,严重时有肌肉酸痛,紧张性头痛。③自主神经功能紊乱:表现为心动过速、胸闷气短、皮肤潮红或苍白、口干、胃部不适、恶心、腹痛、腹胀、便秘或腹泻、出汗、尿频等症状,有的病人可出现早泄、阳痿、月经紊乱等症状。④其他症状:广泛性焦虑障碍病人常合并疲劳、抑郁、强迫、恐惧、惊恐发作及人格解体等症状,但不是疾病的主要临床相。

正常的焦虑与病理性焦虑的区别

正常人的焦虑,是几乎每个人都有过的体验,是对现实情境的实际强度的反应并伴有减轻这种紧张和避免更加焦虑的行为表现。这样的焦虑是建立在现实情况之上的,自己明确知道焦虑的来源,所担心的事情也符合客观规律。

病理性焦虑情绪反应的强度与实际危险是不相称的,大大地超过实际的危险或威胁;是持续的焦虑反应,而且所担心的危险或威胁是可能的或潜在的;个体社会的或职业的功能常常有受损或削弱;个体身体和心理会受到影响,常伴有头晕、胸闷、心悸、出汗等自主神经紊乱等症状和运动性紧张。

2. 惊恐障碍 又称急性焦虑障碍,该病突然出现,一般历时 5~20 分钟,很少超过 1 个小时,发作时伴濒死感和自主神经功能紊乱症状,自行缓解,发作后一切正常,不久后可再发。主要表现为:①惊恐发作:是病人在无特殊的恐惧性处境时,突然感到一种突如其来的惊恐体验,伴濒死感和失控感,有严重的自主神经功能紊乱症状。如胸闷、心跳加速、心律不齐、呼吸困难或过度换气,严重时有窒息感、头痛、头昏、眩晕、四肢麻木和感觉异常。也可有全身发抖或全身无力等症状,部分病人有人格或现实解体。发作期间始终意识清晰。②预期焦虑:发作后心有余悸,担心再发。③回避行为:60%的病人因担心发病时得不到帮助而产生回避行为,如不敢单独出门,不敢到人多热闹的场所,渐渐发展为广场恐惧症。

(三)诊断要点

1. 符合神经症性障碍的共同特点。

2. 符合广泛性焦虑障碍或惊恐障碍的临床症状。

(1)广泛性焦虑障碍以持续的原发性焦虑症状为主,经常或持续的无明确对象和固定内容的恐惧或提心吊胆,伴有自主神经症状或运动性不安。

(2)惊恐障碍发作无明显诱因、无相关的特定情境,发作不可预测;在发作间歇除害怕再发作外,无明显症状;发作时表现强烈的恐惧、焦虑及明显的自主神经症状;并常有人格解体、现实解体、濒死恐惧或失控感等痛苦体验;发作突然开始,迅速达到高峰,发作时意识清晰,事后能回忆。

3. 病人社会功能受损,因难以忍受而又无法解脱而感到痛苦。

4. 广泛性焦虑障碍症状至少已 6 个月;惊恐障碍 1 个月内至少有过 3 次惊恐发作,或者首次发作后因害怕再次发作而产生的焦虑持续 1 个月。

5. 广泛性焦虑障碍要排除躯体疾病、精神活性物质过量、催眠镇静药或抗焦虑药的戒断反应、其他精神障碍伴发的焦虑;惊恐障碍排除其他精神障碍和躯体疾病,如二尖瓣脱垂、低血糖症、甲状腺功能亢进时继发的惊恐发作。

(四)病程与预后

广泛性焦虑障碍起病缓慢,病程迁延,少见自行缓解。发病年龄越早,症状越重,社会功能缺损越显著,预后越不理想。惊恐发作起病常在青少年和 35~40 岁两个发病高峰年龄。部分病例会在几周内完全缓解,病程超过 6 个月的病人容易发展为慢性波动性病程。

（五）治疗

1. 心理治疗 心理治疗可以与药物合用,也可以单独使用,关键是要适合病人的情况。主要的治疗方法包括:

(1)认知疗法:焦虑症病人对事物的一些歪曲认知,是造成疾病迁延不愈的原因之一,所以要帮助病人改变不良认知或进行认知重建。

(2)行为疗法:焦虑症病人多有焦虑引起的肌肉紧张、自主神经功能紊乱引起的心血管系统与消化系统症状。运用呼吸训练、放松训练、分散注意技术、生物反馈技术等行为疗法减轻病人焦虑的躯体症状。

(3)健康教育:让病人明白疾病的性质,消除某些顾虑,同时了解病人自身对疾病的理解,减轻病人的心理压力,更好地配合治疗。

2. 药物治疗

(1)治疗原则:药物治疗应从低剂量开始,以减少药物的不良反应,尤其是对药物比较敏感的病人更应该缓慢加量。一般在 1~2 周加到治疗量,个别对药物反应敏感者,在 4~6 周后达到推荐剂量。一般在达到治疗剂量后 4~8 周内,症状可以明显减轻。为防止焦虑症复发,主张应长期治疗 12~24 个月。

(2)治疗方法:选择性 5-HT 再摄取抑制剂(SSRIs)、5-HT 和去甲肾上腺素再摄取抑制剂(SNRIs)对广泛性焦虑障碍有效,且药物不良反应少,目前临床上广泛使用。苯二氮䓬类药物可作为较早期的辅助用药,尤其对于急性焦虑或激惹时,可用于急性干预。由于依赖、镇静和认知损害等副作用,苯二氮䓬类药物限于短期应用。β-肾上腺素能受体阻滞剂如普萘洛尔也常被用于减轻焦虑症病人自主神经功能亢进所致的躯体症状,如心悸、心动过速、震颤、多汗、气促等有较好疗效,但对减轻精神焦虑和防止惊恐发作效果不大。

二、恐惧性焦虑障碍

问题与思考

李某,女,27 岁,未婚,大学文化,某国家机关公务员。

病人自述从小性格较内向,听话。父母要求严格,除对学习要求严厉外,还很在意她与男孩子的交往,偶尔有男同学打电话来,总是盘问半天。病人回忆上小学时有男同学给她写信,她也回了信,母亲知道后狠狠地骂了她一顿,还骂她是“狐狸精”。从此,她经常想此事,总觉得自己不正经、不纯洁、很坏。大约从上初中开始,看见男孩子就脸红、紧张,不知说什么好。上中学和大学时,都有男同学明确表示喜欢自己,但因为紧张、恐惧而不敢交往。工作后这种情况更为严重,见了年轻的异性就紧张、恐惧,很少参加单位集体活动。近半年来甚至见了人都感觉害怕,很少与人交往,下班后就自己在家中看书、看电视。吃不好、睡不香,注意力不集中,记忆力下降,容易急躁,遇到一点小事就发脾气。

思考:病人出现上述症状与其家庭教养方式、生活事件及其应对方式有关吗?如何进行系统脱敏疗法减轻病人症状?

恐惧性焦虑障碍(phobia)是对某种客观事物或情境产生异乎寻常的恐惧和紧张,并常伴有明显的自主神经症状。病人明知这种恐惧反应是过分的或不合理的,但在相同场合下仍反复出现,难以控制,以致极力回避所恐惧的客观事物或情境,影响其正常活动。

(一)病因

1. 生物学因素 广场恐惧症具有家族遗传倾向,尤其影响到女性亲属,病人近亲的发病率较正常人的发病率高近3倍,而双生子调查发现13对单卵双生子中的4对均患有广场恐惧症和(或)惊恐发作,16对双卵双生子间的同病率却为0。另外,有研究发现50%社交恐惧症病人出现恐惧症状时肾上腺素和血清素较高。

2. 心理社会因素 学习理论认为恐惧症状的发生是由于条件反射而形成的,个体通过从恐惧的物体或情境中体验到不舒服或焦虑,而回避这些所害怕的物体或情景,可减轻焦虑,同时也强化了恐惧。

(二)临床表现

依据恐惧症病人所惧怕的对象,分为以下临床类型:

1. 特定恐惧症 以往又称单一恐怖症。常发生在儿童早期,以女性多见。是指对存在或预期的某种特殊物体或情境出现的不合理恐惧,并有回避行为而影响了生活或引起明显苦恼。通常病人认识到自己的恐惧是不合理的和过分的,最常见的恐惧对象有:某些动物(如蛇、狗、猫、鼠)、昆虫(如蜘蛛、青蛙、毛毛虫)、登高、雷电、黑暗、外伤或出血、锐器及特定的疾病(如性病、艾滋病)。

2. 广场恐惧症 又称场所恐惧症、旷野恐惧症等。多起病于25岁左右,女性多于男性。主要表现为对某些特定环境的恐惧,如高处、广场、密闭的环境和拥挤的公共场所等。病人害怕离家或独处,害怕进入商店、剧场、车站或乘坐公共交通工具,因为担心在这些场所出现恐惧感,得不到帮助,无法逃避,因而回避这些环境,甚至根本不敢出门。病人恐惧发作时还常伴有抑郁、强迫、人格解体等症状。

3. 社交恐惧症 又称社交焦虑障碍,多在17~30岁期间发病,男女发病率几乎相同,常无明显诱因突然起病。主要表现为害怕被人注视,一旦发现别人注意自己就不自然、脸红、不敢抬头、不敢与人对视,甚至觉得无地自容,因而对一种或多种人际处境有持久的强烈恐惧和产生回避社交的行为,不敢在公共场合演讲,集会不敢坐在前面。常见的恐惧对象是异性、严厉的上司和未婚夫(妻)的父母亲等,也可以是熟人,甚至是自己的亲属、配偶。

(三)诊断要点

1. 符合神经症性障碍的共同特点。

2. 以恐惧为主,同时符合以下4项症状:

(1)对某些客体或处境有强烈的恐惧,恐惧的程度与实际危险不相称。

(2)发作时有焦虑和自主神经紊乱的症状。

(3)出现反复或持续的回避行为。

(4)明知恐惧是过分的、不合理的、不必要的,但仍无法控制。

3. 对恐惧的情景和事物的回避行为必须是或曾经是突出症状

4. 排除广泛性焦虑障碍、疑病症、抑郁障碍、精神分裂症。排除躯体疾病如内分泌疾病。

（四）病程与预后

各类恐惧症均有慢性发展趋势,如在起病 1 年内未获痊愈,趋向慢性的可能性极大,可能持续数年,病程越长预后越差。儿童期起病、单一恐惧者预后较好,广泛性的恐惧病人预后较差。近年治疗方法改善,不少已病多年的病人在药物治疗和(或)心理治疗下,可在较短时间内获得痊愈或显著进步。随访研究证明,本病的诊断相对稳定,并不演变成其他精神疾病。

（五）治疗

1. 心理治疗 以心理治疗为首选,特别是认知行为疗法。认知行为疗法是治疗恐惧性焦虑障碍的首选方法。系统脱敏疗法或暴露疗法对恐惧效果良好,基本原则一是消除恐惧对象与焦虑恐惧反应的条件性联系;二是对抗回避行为。

2. 药物疗法 药物对单纯恐惧一般没有效果,但可用苯二氮䓬类、β-肾上腺素能受体阻滞剂如普萘洛尔缓解病人的焦虑情绪和自主神经症状。三环类抗抑郁剂丙咪嗪和氯米帕明对恐惧症有一定的疗效,并能减轻焦虑和抑郁症状。单胺氧化酶抑制剂(MAOI)类如吗氯贝胺等对社交恐惧有一定效果。SSRIs 类的氟西汀、帕罗西汀等也可部分缓解恐惧症状。

三、强迫障碍

问题与思考

某病人,汉族,男性,24 岁,大学学历,未婚,收入中等,经济状况良好。

病人自述从小性格较内向,不爱说话,生活在很传统的家庭,父母是小学教师,感情融洽,但对他管教很严厉。从小做任何事情都要做到最好,养成了按部就班、追求完美的习惯,遇到做不好的事情,都重新去做,直到做好为止。兴趣爱好较少,很少与同伴玩耍、做游戏,只是一心学习。从小学到大学,学习成绩优秀,一直名列前茅。高中毕业后,以优异成绩考入名牌大学。

在大三时正准备期末考试,学习非常紧张,同寝室的一位同学这时突然查出患了肝炎,感到很紧张,担心自己会不会被传染,自此开始反复洗手,有时甚至洗十几遍,自己知道没有必要,却控制不住,只有做了才感到轻松。学生宿舍在 15 层,有一个阳台,每当走到阳台就有一种想跳下去的冲动,总是担心自己控制不住而感到焦虑、害怕,为此尽量避免去阳台。自此,变得更加孤僻、做事优柔寡断,不愿与人交往,没有要好朋友,这种情况持续到现在,症状越来越重,耽误许多时间,工作和生活受到很大影响,内心非常痛苦,因此来到心理门诊。

病人自幼身体健康,未患过严重疾病。童年时曾经发生过这样的事情,有一次因为没有洗手就拿东西吃,被母亲严厉训斥并告诫,手上有成千上万的病菌,不洗手就会得病,此后总在母亲监督下,把手洗干净才被允许吃东西。从此养成爱干净的习惯,认为若不卫生就会染病。

　　思考：洗手症状是在什么背景下发生？这些症状与病人的成长经历、教养方式、生活事件有关吗？他有哪些错误的认知？如何让病人恢复健康？

　　强迫障碍(obsessive-compulsive disorder,OCD)是以反复出现强迫观念和强迫行为为主要特征的一类神经症性障碍。特点是有意识的自我强迫与反强迫并存,两者强烈冲突使病人感到焦虑和痛苦;病人意识到强迫内容不必要、无意义,但不能控制,因无法摆脱强迫症状而痛苦、焦虑。

（一）病因

　　1. 生物学因素　对强迫障碍的家系遗传研究中发现,其一级亲属中患病率达35%,远远高于一般人群。单卵双生子研究发现同病率为65%~85%,双卵双生子同病率为15%~45%。大量研究发现,强迫障碍的发病与5-HT系统的功能增强有关。在临床中,5-HT再摄取抑制剂对强迫障碍有良好疗效,5-HT下降时强迫症状可以减轻,但5-HT是不是引起强迫障碍的原因目前尚不清楚。脑影像技术发现,引起基底结损害的疾病可伴发强迫症状,提示强迫障碍与基底结功能失调有关。

　　2. 心理社会因素　个性与强迫障碍有密切关系。其人格特点包括优柔寡断,办事古板,胆小怕事,凡事求全,一丝不苟等。长期的精神因素,如工作压力大,家庭关系紧张、性生活不满意及剧烈的心理冲突和突然打击,可诱发本病。

（二）临床表现

　　强迫障碍基本症状为强迫观念和强迫行为。有的以强迫观念为主,有的以强迫行为突出,多数病人有强迫观念和强迫行为,强迫行为是对强迫观念的典型反应。

　　1. 强迫观念　强迫观念是本症的核心症状,最为常见。表现为反复而持久的观念、思想、印象或冲动念头等出现在病人意识中,对病人的正常思维过程造成干扰,但病人无力摆脱。常见有以下几种表现形式：

　　(1)强迫性穷思竭虑:病人对一些常见的事情、概念或现象反复思考,刨根问底,自知毫无现实意义,但不能自控。如"究竟是先有鸡还是先有蛋?"。

　　(2)强迫怀疑:病人对自己所做过的事的可靠性表示怀疑,需要反复检查、核对。例如门窗是否关好,钱物是否点清等。

　　(3)强迫联想:病人脑中出现一个观念或看到一句话,便不由自主地联想起另一个观念或词句,而大多是对立性质的,又叫强迫性对立思维。如想起"和平",马上就联想到"战争"等。

　　(4)强迫回忆:病人意识中不由自主地反复呈现出经历过的事情,无法摆脱,感到苦恼。

　　(5)强迫意向:病人体会到一种强烈的内在冲动要去做某种违背自己意愿的事情,但一般不会转变为行动,因病人知道这种冲动是非理性的、荒谬的,故努力克制,但内在冲动无法摆脱。如一走到河边就想跳下去。

　　2. 强迫行为

　　(1)强迫检查:为减轻强迫性怀疑引起的焦虑而采取的措施。常表现为反复检查门窗、煤气是否关好,电插头是否拔掉等。

（2）强迫洗涤：多源于怕受污染这一强迫观念而表现为反复洗手、洗衣物、消毒家具等。

（3）强迫性仪式动作：通常是为了对抗某种强迫观念所引起的焦虑而逐渐发展起来的在他人看来可笑的仪式或程序，行必如此，稍有偏差或被打断，即需从头来过，否则就会紧张，焦虑不安。

（4）强迫询问：为消除疑虑或穷思竭虑带来的焦虑，常反复询问他人。

3. 回避行为　回避可能是强迫障碍最突出的症状，病人回避触发强迫观念和强迫行为的各种情境，在疾病严重时回避行为可能成为最受关注的症状，而在治疗过程中，随着回避行为的减少，强迫行为可能增加，因为治疗过程增加了病人暴露在诱发强迫症状的环境中。

4. 其他　焦虑继发于强迫思维和（或）强迫行为；强迫症状加重时常出现抑郁，抑郁症状的加重或减轻一般会伴有强迫症状严重的平行变化。

（三）诊断要点

1. 符合神经症性障碍的共同特点。

2. 病人至少应具有强迫思想（包括强迫观念、回忆或表象、强迫性对立观念、强迫性穷思竭虑、害怕丧失控制力等）或强迫行为（包括反复洗涤、核对、检查，或询问等）症状中的一项症状，或具有强迫思想和强迫行为症状同时存在的混合情况。

3. 病人的强迫症状至少持续 3 个月。

4. 病人的社会功能损害。

5. 排除其他精神障碍（如精神分裂症、抑郁症或恐怖症等）或器质性疾病，特别是基底核病变的继发强迫症状。

（四）病程与预后

在神经症性障碍中，强迫障碍是疗效与预后比较差的一类障碍，可伴有中度甚至重度社会功能障碍。多数病例起病缓慢，病程较长，呈波动性，如在情绪好、注意力集中或高强度体力劳动时，症状会暂时消失或减轻。一些起病急，病前无性格特征，起病有精神因素者，有时可自行缓解，若予以治疗效果显著；强迫症状严重或伴有强迫人格特征持续遭遇较多生活事件的病人预后较差。

（五）治疗

1. 心理治疗　常用的心理治疗方法有行为疗法、认知疗法、精神分析疗法和森田疗法。暴露疗法、反应预防是治疗强迫障碍有效的行为疗法。暴露疗法是让病人反复暴露于引起病人所焦虑的物品或环境中；反应预防要求病人推迟、减少甚至放弃能减轻焦虑的行为，尽可能抑制强迫行为，学习以非强迫行为的方式来逐渐减轻焦虑反应，如缩短洗手时间，减少洗手频度，甚至放弃洗手。在实施行为疗法时，首先应教育病人服从治疗计划，提高病人治愈的信心，要求家庭成员鼓励、监督病人完成家庭作业。有效的暴露疗法和反应预防一般需 12 次会谈和长时间的家庭作业。

2. 药物疗法　严重强迫病人往往伴有严重焦虑和抑郁症状，这时药物治疗应为首选。三环类抗抑郁药物中以氯米帕明效果最好，最为常用。SSRIs 类的氟西汀、氟伏沙明、帕罗西汀、舍曲林也常用于治疗强迫障碍，效果与三环类抗抑郁药相似，但副作用较少。此外，对强迫症伴有严重焦虑情绪者可合用苯二氮䓬类药物，如常被用于对抗焦虑情绪。一般而言强迫障碍药物治疗不短于 6 个月。

四、躯体形式障碍

病人,男性,40岁,已婚,高中文化。因右腹部不适,疑患有肝癌2年就诊。

病人自述两年前一位朋友总是捶右腹部,就建议他去医院检查,结果发现是肝癌,不到半年就去世了。病人在两年前年终评先进时,因名额有限,虽然各方面很优秀,但没被评上。此后开始感觉右腹部不舒服,也愿意捶打右腹部,联想到朋友的情况很害怕,觉得自己是得了肝癌,就到医院去检查,查来查去医生都说没问题,但病人不相信,认为是医生的水平太差,现在还是右上腹不适,坚信自己有病。可医生就是诊断不出来,想想自己还年轻,还不想死,医生没有给予明确的诊断和治疗感到非常痛苦。这两年来心情很不好,晚上经常失眠,经常感到头、胸、肩等部位疼痛不适,工作不能坚持。

病人出身干部家庭,家教严格,家境良好,由于是家中唯一男孩,父母对其健康很重视。病人从小事事争第一,但性格内向,有些胆小怕事。

思考:病人得了肝癌吗?为什么对自己得病坚信不疑呢?如何对病人进行心理治疗?

躯体形式障碍(somatoform disorders)是一种以躯体症状来表达其内心情绪和冲突的精神障碍。其特点是躯体症状类似于躯体疾病,但没有可证实的器质性病变或者病理性改变,实验室检查也不能发现阳性结果。病人因这些躯体不适症状反复就医,各种医学检查阴性和医生的解释均不能打消其疑虑。有些病人确实存在某种躯体障碍,但其严重程度不足以解释病人感受到的性质、程度或病人的痛苦。尽管病人症状的存在、发展与负性生活事件和心理冲突有关,但病人常常否认心理因素的存在。病程多为慢性波动。在ICD-10中,躯体形式障碍主要包括躯体化障碍(somatization disorder)、未分化的躯体形式障碍、疑病障碍(hypochondriasis)、躯体形式的自主功能紊乱和躯体形式的疼痛障碍等多种形式。该病在一般人群中的发病率估计为0.1%~0.2%,女性多见,发病率是男性的5~20倍,起病年龄多在30岁以前。该病的发生与社会地位有关,在教育程度低和贫穷的人中发病率较高。

(一)病因

虽然ICD-10将上述障碍归入躯体形式障碍,但有关病因和发病机制的研究并不多。

1. **生物学因素**　神经心理方面研究提出神经心理是该障碍的发病基础,躯体化障碍病人在注意和认知上常有某些损害,从而导致对输入的躯体感知信息不能进行正确评估和感受。

2. **心理社会因素**　在病人生活中存在的现实冲突可能是患病的重要原因,症状的出现可以控制他人的行为,并引起他人的关注、同情和照顾;部分病人具有敏感多疑、固执、对健康过度关心的神经质个性特征。另外,疑病症有家族聚集性,但无法判断这种倾向是遗传还是学习的效果。

（二）临床表现

1. 躯体化障碍 躯体化障碍又称 Briquet 综合征,常在成年早期发病,多见于女性。临床表现为多种多样、反复出现、经常变化的躯体不适症状至少 2 年,但又未发现任何恰当的躯体疾病来解释上述症状。常见症状为胃肠道症状(疼痛、呃逆、反酸、呕吐、恶心等),异常的皮肤感觉(烧灼感、痒、刺痛、酸痛等),以及性功能和月经方面的问题。病人不断拒绝多名医生关于其症状没有躯体解释的忠告与保证,不遵医嘱,注意力集中于症状本身及其影响,反复就医,过度使用消除症状的药物,通常存在明显的抑郁和焦虑,常伴有严重的社会、人际及家庭方面功能障碍。

2. 疑病症 病人表现为担心或相信自己患有某种严重的躯体疾病,其关注程度与实际健康状况很不相称。病人反复就医,因得不到相关证据的支持和医生的认可而感到烦恼不已,日常生活工作受到不同程度的影响。多数病人伴有焦虑与抑郁情绪。

3. 躯体形式的自主神经功能紊乱 特征为病人有明确的自主神经兴奋的症状,如心悸、出汗、颤抖、脸红等,经检查相应器官的结构和功能并无明显紊乱的证据。心脏神经症、胃神经症、心因性呃逆、肠激惹综合征、心因性过度换气、心因性尿频和心因性排尿困难等诊断也属于此类疾病。

4. 躯体形式的疼痛障碍 又称心因性疼痛,是一种不能用生理过程或躯体障碍予以合理解释的、持续而严重的疼痛,病人常感到痛苦,影响社会功能。病程常迁延,持续 6 个月以上。疼痛部位涉及广泛,疼痛性质多样。

（三）诊断要点

1. 符合神经症性障碍的共同特点。

2. 病人具有躯体化障碍、疑病障碍、躯体形式自主神经功能紊乱、躯体形式疼痛障碍等类型的症状标准之一。

3. 各类躯体形式障碍的病程至少要 3 个月,有的要求 2 年以上。

4. 病人的社会功能损害。

5. 排除其他精神障碍(如精神分裂症、抑郁症或恐怖症等)或躯体疾病。

（四）病程与预后

大多起病年龄较早,呈慢性波动性病程,女性多于男性。急性起病、有明显精神诱发因素者预后良好。若起病缓慢、病程持续 2 年以上者,则预后较差。

（五）治疗

1. 心理治疗 心理治疗是主要治疗形式,其目的在于让病人逐渐了解所患疾病的性质,改变其错误的观念,解除或减轻精神因素的影响,使病人对自己的身体情况与健康状态有一个相对正确的评估。目前常用的心理治疗有精神分析疗法、认知疗法与行为疗法等,有研究显示森田疗法对消除疑病观念可能产生良好影响。

2. 药物治疗 可用苯二氮䓬类、三环抗类抑郁剂、SSRIs 类药物以及对症处理的镇痛药、镇静药等。用药时注意从小剂量开始,向病人说明可能的副作用及起效的时间以增加病人对治疗的依从性。

第二节　神经症性障碍病人的护理

一、护理评估

神经症性障碍病人的护理评估可从病人生活史、生理、心理社会三方面进行。另外,因为神经症性障碍在确立诊断前需排除器质性疾病引起的焦虑,所以护士在评估时,除观察病人的外显的症状外,还需仔细聆听病人对其精神、情绪的主观描述,并应用专业技术判断病人目前的心理状况和可能的内在、外在压力源对病人日常生活所带来的影响程度。

(一)生活史

包括病人个人成长发展史、现病史、既往史和家族史。评估病人婴幼儿期、青少年的生活及个人成长中的重大事件以及现在对它的评价,近期有无重大生活事件,内容及强度如何;本次起病时间和病程经过等;评估病人既往健康状况如何,包括躯体疾病和精神疾病两个方面;家族成员中有无神经症性障碍病史及其他遗传病史。

(二)生理评估

有无运动性不安、肌肉紧张、自主神经功能紊乱等表现;是否有感觉过敏、异常、缺失、皮肤不适等;是否有躯体化症状,如胃肠道不适,泌尿、生殖器症状等;躯体功能是否正常,有无实质性的躯体疾病。

(三)心理社会评估

1. **精神状况**　有无焦虑、抑郁、恐惧、强迫、疑病症状或各种躯体不适感的精神障碍。
2. **个性**　病人病前性格如何,面对应激的心理应对方式。
3. **社会功能**　病人社会背景、受教育程度如何;社交及人际关系是否受影响;家属对病人患病前、后的评价如何,病人社会关系如何,患病后有无改变;病人对住院所持态度怎样。

二、护理诊断/问题

神经症性障碍的临床表现广泛,包括病人主观感受和客观表现、精神症状和躯体不适,因此护理诊断涉及十分广泛,这里仅就其精神症状及具有共性的躯体症状方面提出如下诊断以供参考。

(一)生理方面

1. **睡眠型态紊乱**　与焦虑引起的生理、心理症状有关。
2. **舒适度的改变**　与疑病症状有关。
3. **皮肤完整性受损**　与强迫行为(反复洗手)有关。
4. **潜在的或现存的营养失调,低于机体需要量**　与焦虑症状导致的食欲差有关。
5. **进食自理缺陷**　与紧张不安、担心出事的焦虑症状有关。

（二）心理社会方面

1. **焦虑**　与焦虑症状,担心再次发作有关。

2. **恐惧**　与对某物体或情景不合理的害怕有关。

3. **抑郁**　与不适症状持续存在,影响社会功能有关。

4. **无能为力**　与认知能力受损、自我概念的影响有关。

5. **自尊紊乱**　与缺乏自信心、角色功能改变有关。

6. **社会交往障碍**　与恐惧人际交往有关。

7. **个人应对能力失调**　与恐惧、焦虑反应而采用一些不适应的行为有关。

三、护理目标

（一）短期目标

1. 病人症状减轻。

2. 病人基本的生理及心理需要得到满足,舒适感增加。

3. 能正确认识疾病表现,以及与内心冲突的关系。

4. 能接受症状。

（二）长期目标

1. 能运用有效的心理防御机制及应对技巧处理压力和控制不良情绪,减轻不适感觉。

2. 能与他人建立良好的人际关系。

3. 家庭及社会支持提高。

4. 社会功能基本恢复正常。

四、护理措施

（一）生理护理

1. **保证病人安全**　密切观察病人情绪变化,对有抑郁情绪,自杀、自伤倾向的病人,注意防范病人发生自杀自伤的情况;做好安全检查,避免环境中的危险物品和其他不安全的因素。

2. **满足生理护理,提高躯体舒适度**　提供基础护理,保证病人饮食、活动、睡眠、排泄等生理需要的满足;对于个人生活自理能力下降的病人,协助病人做好沐浴、更衣、头发、皮肤等护理。

（二）心理护理

在对神经症性障碍病人的护理中,要帮助病人恢复或者改善社会功能,护士应遵循的原则是:接受病人症状,理解病人;帮助病人认识症状,减轻症状或者能够带着症状生活。

1. **建立良好的护患关系**　以支持、真诚和理解的态度接触病人,使病人对医护人员产生信任。

2. **接受病人**　与病人接触过程中,护理人员对病人所主诉的疼痛不适,以接受的态度倾听,接受病人的症状。

3. **鼓励病人表达自己的感受**　这有利于病人认识自己的焦虑,也帮助护士发现病人的心理问题,制订相应的护理措施。护士与病人交流时,应音调柔和、速度慢、字句简明。

4. **与病人共同探讨与疾病有关的压力源,协助病人解决问题** 护理人员应从病人的描述中,倾听出其中隐藏的信息,包括病人生活中的压力源与焦虑,把病人内在的焦虑提升到意识层面,让病人对目前的处境有进一步的认识。护理人员进一步询问病人如下问题:"你在什么时候感觉最累"、"在什么情况下会让你紧张"、"什么时候感受疼痛"等,有技巧地协助病人将话题从身体症状转移到目前生活中的情境,协助病人认识相关的压力源与疾病的关系,确立解决的方法,但护士不能代替病人做决定,而应鼓励病人自己做出决定。

5. 帮助病人矫正扭曲的认知,或改变各种不正确的看法,从而使病人改善或消除不良的情绪和行为。

6. **帮助病人建立积极的调适技巧** 如教会病人负性思维阻断的行为技术,以阻断负性思维;指导病人使用放松技巧,引导想象,深呼吸运动,视觉或听觉转移等以减轻症状。

7. 重建正确的疾病概念和对待疾病的态度,顺其自然,接受症状,带着症状参加力所能及的活动。

(三)社会方面的护理

1. 与病人共同探讨其压力源及诱因,与病人制订出适合病人的压力应对方式,并提供环境和机会让病人学习和训练新的应对技巧。

2. 协助病人获得家庭的理解和可及的社会支持。有研究表明,短期或长期的家庭治疗对改善病人的人际关系十分有效。指导病人的配偶和亲友对病人的疾病应建立积极、关心、帮助的家庭气氛。

五、护理评价

1. 病人情绪是否稳定,有无焦虑、恐惧、紧张等不良情绪。
2. 病人的安全和生理需要是否得到满足。
3. 病人能否正确认识应激事件,是否学会有效的应对方法。
4. 病人是否接受了症状,是否能够顺其自然,带着症状生活。
5. 病人的社会功能是否得到提高。

六、健康教育

1. 指导病人了解疾病的相关知识,正确认识疾病,帮助其领悟自己的心理症状,增强个人的应对能力。帮助病人适应现实,正确面对现实,带着症状生活。

2. 指导病人使用恰当的应对技巧:①学习自主技巧,以便恰当掌控自己的情绪;②选择感兴趣的活动,转移注意力,同时可以疏通情绪;③使用放松技巧,如缓慢深呼吸、肌肉松弛法等;④树立正确的人生观和生活观念,以健康的心态适应现实环境;⑤寻求药物治疗,协调情绪与行为的一致。

3. 向家属宣教疾病的有关知识,使家属多给病人心理上的安慰和精神上的支持,减少家属因观念模糊而焦虑、抑郁,指导家属配合治疗护理,掌握家庭治疗护理的知识,防止复发。

惊恐发作的护理

病人,女性,33岁,已婚,科员。因紧张、烦躁、坐立不安、心悸、气急、怕疯、怕死1年余而入院。

病人婚后多年不孕,曾四处求医。1年前做诊断性刮宫,术中无明显不适,但术后出现阴道出血。病人听他人讲有癌症的可能,随后感到心慌、气短、紧张。2周后出血停止,但病人仍担心得了不治之症,怕不能生育被丈夫抛弃。主诉失眠、烦躁、易激惹,兴趣缺乏,但能坚持上班和操持家务。2个月后病情加重,出现发作性烦躁、坐卧不安、呼吸急促、胸闷、心悸、出汗、手脚麻木。自觉会发疯、变傻,有濒死感,每次发作持续约30分钟,几乎每天都有发作。发作间歇期仍有烦躁,担心再发,但可以控制自己。半年来症状更加严重,无明显间歇期,整日处于惶恐不安中,感觉"太难受了",有自杀企图,但又怕死,不愿到精神科医院就诊。不能完成工作及操持家务,生活不能自理。家中无法护理而入院治疗。

病前性格急躁、易激惹、好强顽固、好攻击、敏感多疑、优柔寡断。既往身体健康,无家族史和遗传病史。精神检查:意识清,仪表整,接受合作,焦虑、恐慌貌,两眉紧锁,动作多,搓手顿足、来回走动。交谈中,常常抓住医生的手,喋喋不休地讲述自己的痛苦,声泪俱下,语言哆嗦重复,认为"家会被别人夺走",否认幻觉、妄想,后悔没有及早就医,自知力完好,求治心切。体检、神经系统检查正常,实验室检查正常,心电图正常。

思考: 1. 病人目前的身心和社会功能状况如何?

2. 该病人的诊断及诊断依据是什么?

3. 病人目前存在的护理问题及其相关因素?

4. 如何对病人进行护理及有效的健康教育?

第三节　分离性障碍病人的护理

问题与思考

某女,29岁,工人。主诉发作性暴怒,捶胸撕衣,咬人毁物,嚎哭呻吟,狂奔乱跑,每次症状持续一至数小时后缓解,反复发作已经9年。

病人"热心助人",逢红白喜事就去里外张罗,如东道主一样,喜欢说三道四,人际关系紧张。她生孩子时竟无好友探视,感到万分委屈。产褥期临时工作被解除,闻讯后双眼凝视,片刻后开始抽泣,然后骤停,掀开被子,扔下婴儿,从床上一跃而起,狂呼乱叫,冲出门外。家人劝阻时,病人一反平时弱不禁风状态,怒发冲冠、拳脚并用、碰撞撕咬,被关进房间后,捶胸撕衣、哭天喊地、以头撞墙,后伏床痛哭,昏昏入睡。其后多次发生此类症状,均因鸡毛蒜皮的小事而引发,尤其在众人围观时,病人怒不可遏、顿足叉腰、唾沫四溅。

病人素来性格急躁,总喜欢高谈阔论,有意无意标榜自己。检查时病人眉飞色舞,绘声绘色,未发现明显精神障碍。

思考:病人发病与哪些因素有关?如何对病人进行心理治疗?

一、分离性障碍的临床特点

分离性障碍(dissociative disorders)又称分离(转换)性障碍[dissociative(conversion)disorders],以往也称癔症、歇斯底里,是指一种以分离症状和转换症状为主的精神症状。分离症状表现为部分或完全丧失对自我身份识别和对过去记忆;转换症状表现为在遭遇无法解决的问题和冲突时所产生的不快心情,以转化为躯体症状的方式出现,但症状与病人的现实不相符,也无可证实的器质性病变。

分离性障碍在普通人群中的患病率约为0.355%。首次发病年龄在20岁以前者占14%,20~30岁者占49%,30~40岁者占37%,40岁以上初发者少见。发病多见于女性。多数学者认为文化落后、经济状况差的地区患病率较高。在我国部分地区有儿童、青少年集体发作的情况。

(一)病因

1. 生物学因素 临床遗传学研究结果很不一致。家系研究发现男性亲属的患病率为2.4%,女性亲属的患病率为6.4%,这些结果表明该病与遗传有关。但斯莱特(Slater)对12对单卵双生子和12对双卵双生子的研究没有发现同患分离性障碍者,不支持该病与遗传有关。

2. 心理社会因素 一般认为,心理社会因素是分离性障碍的主要病因。

(1)应激性事件:急性的、能导致强烈的精神紧张、恐惧或尴尬难堪的应激事件是引起本病的重要因素,如战争期间的急性癔症性反应;而幼年期的创伤性经历,如遭受精神、躯体或性的虐待等则是成年后发生分离或转换性障碍的重要原因之一。

(2)个性因素:个体在人格方面具有情感反应强烈、易于接受暗示、表情夸张做作、喜欢寻求别人注意和自我中心等特征,在受到挫折、出现心理冲突或接受暗示后容易产生分离性障碍。

(3)文化因素:社会文化及其变迁对分离性障碍的患病率和症状的表现形式有较大的影响,如现代文化程度越高,以兴奋为主要表现者就少见,而以躯体症状表现者就多见;文化闭塞、迷信观念重的地区发病率高,甚至可能出现该病的流行。

(二)临床表现

病人起病常与心理因素密切相关,病前往往有较明显的人格缺陷。大多数病人的症状是无意识的,疾病的发作常有利于病人摆脱困境、发泄压抑的情绪、获取别人的注意和同情、得到支持和补偿,但病人本人可能否认。临床表现复杂多样,归纳起来可分为下述三类。

1. 分离性障碍

(1)分离性遗忘:主要表现为突然出现的不能回忆自己重要的事情,如姓名、职业、家庭等,遗忘可以是部分性和选择性,被遗忘的事件往往与精神创伤有关。遗忘不是由器质性原因所致,但也不能用一般的健忘或疲劳加以解释。

(2)分离性漫游:表现为病人突然从家中或工作场所出走,往往是离开一个不能耐受的环境,到外地旅行。病人给人清醒的感觉,但意识范围缩小,能自我照顾和简单的社交接触,往往持续几十分钟到几天,清醒之后对病中经过不能完全回忆。

(3)分离性身份识别障碍:病人表现为两种或两种以上的人格,各有其记忆、爱好和行为方式,完全独立,交替出现,不同人格间的转换很自然,对以往身份遗忘而以另一身份进行日常活动。每种人格都较完整,不能意识到其他身份的存在。首次发病时,往往与精神创伤有密切关系。

(4)分离性精神病:包括分离性木僵和分离性附体障碍。

分离性木僵:常在精神创伤之后或创伤性体验后触发,病人出现精神活动的全面抑制,呈木僵或亚木僵,但姿势、肌张力无明显异常,数十分钟可缓解。

分离性附体障碍:发作时暂时性地丧失个人身份感和对周围环境的完全意识,对过程有全部或部分遗忘,病人意识范围缩小,处于自我封闭状态。常见亡灵、神鬼附体,从言谈到举止好像被外界力量控制,这个过程是病人不能控制的,与迷信活动的神鬼附体不同。

2. 转换性障碍 病人症状和体征没有任何可以证实的相应的器质性改变,不符合神经系统解剖生理特征。症状在被观察时常常加重,病人对症状的焦虑增加时,症状也趋于加重。主要为运动和感觉功能障碍。常见的类型有:

(1)运动障碍:可表现为肢体瘫痪、肢体震颤、站立或步行不能、失音症或缄默症。肢体瘫痪可表现单瘫、截瘫或偏瘫,伴有肌张力增强或弛缓。有肌张力增强者常固定于某种姿势,被动活动时出现明显抵抗,慢性病例可有失用性肌肉萎缩。肢体震颤、抽动和肌痉挛表现为肢体粗大痉挛,或不规则抽动。立行不能病人表现为双下肢可活动,但不能站立,扶起则需人支撑,否则向一侧倾倒,但通常不会跌伤,也不能起步行走,或行走时双足并拢,或呈摇摆步态。部分病人可出现言语运动障碍,表现为失音、缄默等。

(2)抽搐发作:常于情绪激动或受到暗示时突然发生,发作时病人缓慢倒地或卧于床上,呼之不应,全身僵直,肢体抖动,或翻滚扭动,或呈角弓反张姿势,或揪衣抓发、捶胸咬人,但无口舌咬伤、跌伤及大、小便失禁,大多历时数十分钟后症状自行缓解。

(3)感觉障碍:包括感觉缺失、感觉过敏、感觉异常、视觉障碍和听觉障碍等。感觉缺失可以是局部或全身的感觉缺失,也可以表现为半身痛觉消失,或呈手套、袜套式感觉缺失,缺失范围与神经分布不一致;感觉过敏表现为皮肤局部对触摸特别敏感,轻微的抚摸可引起剧烈疼痛。感觉异常是指病人在咽部检查无异常时,感到咽部有异物感或梗阻感,又称癔症球;或有头部紧箍感,心因性疼痛等感觉异常。视觉障碍可表现为弱视、失明、管状视野、单眼复视等。而病人视觉诱发电位正常。听觉障碍多表现为突然听力丧失,电测听和听诱发电位检查正常。

3. 特殊表现形式 集体性癔症:多发生在共同生活、经历和观念基本相似的人群中。起初为一人发病,周围目睹者受到感应,在暗示和自我暗示下相继出现类似症状,短时内爆发流行。这种发作一般历时短暂,女性较多见。在精神紧张、过度疲劳、睡眠不足、月经期,以及具有表演型人格特征者等情况下较易发病。其他还有赔偿性神经症、职业性神经症等也属于癔症的特殊表现形式。

(三)诊断要点

1. 具有分离性障碍中各种障碍之一的临床特征;

2. 不存在可以解释症状的躯体障碍的证据;

3. 有心理因素致病的证据,表现在时间上与应激性事件、问题或紊乱的关系有明确的联系。

(四)预后

分离性障碍病人发病年龄多在 16~35 岁之间,常由明显精神因素诱发,急剧起病,呈持续性和发作性两种病程。分离症状一般呈发作性,历时较短,转换症状大部分呈持续性,病程较长。本病一般预后良好,60%~80%病人可能在一年内自发缓解,但当病人因病得到原发性获益或继发性获益时,或病因去除不及时,则会导致疾病反复发作,病程延长,治疗困难,并且预后不良。

(五)治疗

分离性障碍的心理治疗是主要的,药物治疗主要是对症治疗,同时强化心理治疗疗效。

1. **心理治疗** 较常用的有暗示治疗、催眠治疗、解释性心理治疗、行为疗法和家庭治疗。

(1)暗示疗法:是治疗分离性障碍的经典方法,特别适用于那些急性发作而暗示性较高的病人。包括觉醒时暗示、催眠暗示和诱导疗法。

(2)个别心理治疗:一般分若干段进行,首先详细了解病人的个人发展史、个性特点、社会环境状况、家庭关系、重大生活事件。然后安排机会,让病人表达、疏泄内心的痛苦、积怨和愤懑。医护人员耐心倾听、稍加诱导,既不随声附和,也不批评指责。医护人员的认识、观点不宜强加于病人,最好是与病人共同寻找问题、分析和解决问题。

(3)分析性心理治疗:可采用精神分析技术或领悟疗法,探寻病人的无意识动机,引导病人认识到无意识动机对自己健康的影响,并加以消除。主要适用于分离性遗忘、分离性多重人格、分离性感觉和分离性运动障碍。

2. **药物治疗** 根据病情对症选用药物。如伴有精神病性症状或兴奋躁动的病人可给予抗精神病药治疗,或失眠、紧张可用抗焦虑药,情感爆发、朦胧状态可选用地西泮注射,以尽快恢复意识状态。

二、分离性障碍病人的护理

(一)护理评估

1. **生活史** 主要包括病人的个人成长发展史、所存在心理问题的过去病史,如分离性障碍发生的情况等,病人亲属中所出现的心理障碍病史。

2. **生理评估** 护士全面询问和评估病人目前和过去的身体健康病史,病人的食欲及营养状况、睡眠情况、饮食情况、大小便情况以及每天的活动等,并详细记录病人身体功能情况的改变。

3. **心理社会评估** 评估与病人疾病发作有关的心理社会压力事件,或病人早期成长过程中曾出现过的一些生活压力事件;评估病人的个性特征、心理状态、应对方式;病人的种族、文化、教育背景以及精神信仰,了解病人发病前、后在家庭或社区等环境中的社会功能状况,以及病人在社会环境中与家人和朋友相互交往的能力和水平。

（二）护理诊断/问题

通过对病人资料进行全面整理和分析,分离性障碍常见的护理诊断有:

1. **思维过程异常**　与病人由于记忆缺失,而致严重的心理压力和极度焦虑有关。

2. **个人应对无效**　与突然离家并无法回忆从前的身份,而导致痛苦与严重的焦虑有关。

3. **人格识别障碍**　与儿时的创伤或虐待等导致个体目前存在多种人格有关。

4. **有受伤的危险**　与漫游状态,对周围陌生环境恐惧有关。

5. **感知改变**　与极度焦虑导致躯体功能丧失或改变有关,但无器质性改变。

（三）护理目标

1. 病人能够恢复记忆,并发展更多的适应性应对措施来解决其心理压力和焦虑。

2. 病人在压力环境下能运用恰当的应对方法,且没有出现分离转换症状。

3. 病人能够表述自身存在多种人格,并知道存在多种人格的原因,以及最终要使其人格统一的重要性。

4. 病人不会伤害自己和他人。

5. 病人丧失和改变的躯体功能得以恢复。

（四）护理措施

1. **分离性障碍病人基本护理**

（1）在疾病发作时,及时采取保护措施,同时将病人和家属隔离。不过分关心,不表示轻视,不表现惊慌失措,避免其他病人围观,以免这些不良因素对病人的暗示作用,从而加重症状。

（2）当分离性障碍相关的焦虑反应表现为挑衅和敌意时,需加以适当限制。如出现情感爆发或痉挛发作,应安置在单间,适当约束。

（3）病人存在意识朦胧时,需加强生活护理和观察,防止发生意外。同时强化其原来身份,促使恢复自我定向。

（4）严密观察病人的情绪反应,加强与病人的沟通,防止其做作性自杀企图。

（5）对存在失明、失聪的病人,应让其了解功能障碍是短暂的,在暗示治疗见效时,应加强功能训练。

（6）对病人当前的应对方式表示认同,但不过分关注。

（7）注意倾听病人主诉,接纳其症状及其感受,以减轻病人的内心痛苦。

（8）在发作间歇期教会病人放松技术。

（9）做好家属工作,争取家庭和社会对病人的支持。

2. **分离性障碍病人的特殊护理**

（1）思维过程异常:①护士尽可能从病人的家庭和亲属那里获得有关病人的资料,包括病人喜好、行为习惯、生活中与其关系密切的人员、喜欢的音乐等。②护士在收集资料时,注意不要让病人一味回忆以前的生活,避免会加重或促进精神疾病的发生。因此,应尽可能给病人以愉快经历的刺激,如能使其愉悦熟悉的音乐、喜爱的宠物,促进病人的记忆在其进行活动过程中逐步被唤醒。③鼓励病人说出自己感到压力最大的情景及当时的感受。在与病人谈论感受时,护士尽量在一个安静的没有任何恐吓的环境下进行,这有助于病人谈出症状的原因。④护士应注意确认病人仍存在的一些未被解决的特殊冲突,并协助病人寻求可能的应对方法,同时指导病人选择恰当的措施来应对焦虑。

（2）人格识别障碍：①人格障碍的病人表现为两种或两种以上明显不同的人格，各有其记忆、爱好和行为方式，完全独立。这就需要护士必须与病人在不同人格下的个体均建立充分的信任关系，帮助病人认识其存在不同的人格。②护士对病人以不同身份出现时的情形进行了解，接受病人可能不承认自己存在人格分离的状况。③协助病人认识在何种压力环境下，会突然从一种身份转变为另一种身份，仔细观察和记录病人身份转换的过程。这些资料的获得有助于病人在压力环境下进行恰当的应对，并减少病人出现人格的转换。④病人在不同人格状态下采取不恰当的应对方法进行干预。例如，对于具有自杀倾向的病人，护士必须采取适当的防范措施，以避免病人进行自我伤害。⑤由于同一病人的各种人格是各自独立、交替出现的，想要让哪种人格彻底消失的想法都会使病人产生恐惧和抵御。因此，护士应协助在各种人格状态的病人认识到，他们在各种人格状态下都是一个有生命的人，不会受到伤害，但需要将各种人格进行统一。⑥当病人在治疗过程中，再现其痛苦经历时，护士应为病人提供必要的支持，最终协助病人完成人格的统一。

（五）护理评价

1. 病人是否能将其经历的心理压力事件与记忆丧失联系起来。

2. 病人是否与医护人员讨论其恐惧和焦虑，以寻找解决的办法。

3. 病人是否能口述其突然从一种人格转变为另一种人格的情形。

4. 病人能否采取适当的应对技巧来解决压力，而不是转变人格。

5. 病人以前丧失的机体功能能否完全恢复。

（六）健康教育

1. 分离性障碍是一类易复发的疾病，指导病人了解疾病的相关知识，使病人对自身疾病性质有正确的了解，正视自己存在的性格缺陷，改善人际关系，对于预防疾病复发有一定的帮助。

2. 加强病人家属教育，强调在病人住院治疗或在家中休养时，家属对病人的非适应性行为不应迁就或不恰当的强化。

案例9-2

分离性障碍的护理

某女，24岁，大专文化，未婚，无宗教信仰。因双上肢瘫痪伴头颈痛、胸痛一个月入院。

一个月前，病人因公事与同事有不同意见，冲突时被同事用力将双手反扭至背后，经其他同事劝解后，争吵平息，当时心情极为愤懑，很想找个地方大哭一场，但工作耽误很多，只好赶紧做事。下班回家，吃饭时想到白天对方的粗鲁野蛮及自己的委屈，突然感到"一股气从双手经胸部往上冲，直达头顶部"，头痛，双颈活动受限，双上肢发麻无力，筷子跌落地上，不能自己进食。当时病人及家属认为可能是"脑出血"，很着急，即前往某区级医院内科就诊，体格检查与心电图、胸透、胸片均未发现异常。回家后病人查阅医学书籍，怀疑是"中风"或"癌症"，再次前往市级医院就诊。在病人反复要求下作钡餐、脑电图、脑超声波检查，均无异常发现。症状表现一直存在,双上肢瘫痪、头颈痛、胸痛加重,酸胀、闷痛程度中等,昼夜无明显变化。且在人多、别人询问、关心时更加严重。病人自认为病重,已无法救治,表现情绪低落,话语明显减少,终日卧床或呆坐。家人多次送她到各大医院应就诊、检查,均未发现有器质性病变,更加焦虑紧张。

病人病前个性内向、不爱说话,谨慎、认真、执着,有时候会跟自己较劲,尤其容易生气后闷在心里不说,看电影电视爱哭。独生子女,幼年生长发育良好。8 岁入学,成绩一般,4 岁时父母调外地工作后与爷爷奶奶居住,对其特别娇惯,上小学二年级才与父母同住,与父母关系一般,认为与父母谈不来,但特别挂念远在老家的爷爷奶奶。精神检查:意识清楚,仪态整洁,由父母陪伴步行,双目环视四周,神色紧张。当病人家属介绍病情至其发病表现时,病人出现痛苦面容。家属便认为会刺激她而不敢继续介绍,医生巧妙引导她自己诉说病情,其痛苦表情消失,未引出幻觉,言谈切题,有点作态,无思维及逻辑障碍。情感反应及内心体验与周围环境相协调,注意力集中,智能正常,定向力完整。病人认为其生病是被同事打骂而得,担心自己的病治不好了,希望心理医生能给自己治好这个毛病。既往无脑器质性及躯体疾病史,两系三代无精神疾病史。

思考: 1. 如何对病人进行护理评估?

2. 本案例最可能的诊断是什么?诊断依据是什么?

3. 病人目前存在的护理问题及相关因素?

4. 如何对病人进行护理及健康教育?

(张雪芹)

学习小结

1. 神经症性障碍是一类常见的精神障碍,包括焦虑障碍、恐惧性焦虑障碍、强迫障碍、躯体形式障碍等。 神经症性障碍的各亚型有着各自不同的病因、发病机制、临床表现、治疗反应及病程与预后,但研究发现神经症性障碍仍有不少共同特征。

2. 神经症性障碍的病因包括生物的、心理和社会的因素,治疗包括认知疗法、行为疗法和药物治疗。 护士在实施整体护理时,应帮助病人提高对自己疾病的认识能力,协助病人学习控制焦虑技术、适应性的应对方式等。

3. 分离性障碍表现为分离症状和转换症状。 以心理治疗为主,其中暗示疗法效果最好。 护士在应用护理程序对分离性障碍病人进行护理时,应协助病人认识存在的问题,并帮助病人建立新的应对方式。

复习参考题

1. 神经症性障碍的基本概念和共同特征?

2. 焦虑障碍、恐惧性焦虑障碍、强迫障碍的临床特点有哪些?

3. 分离性障碍的类型及其临床表现有哪些?

第十章　　心理因素相关生理障碍的护理

10

学习目标	
掌握	睡眠障碍的原因、临床特点和护理措施。
熟悉	进食障碍的原因、临床特点和护理措施。
了解	性功能障碍的临床特点。

心理因素相关生理障碍(physiological disorders related to psychological factors)是指由心理、社会因素为主要发病原因,以生理障碍为主要临床表现的一类疾病的总称。对心理因素相关生理障碍的认知,是生物-心理-社会现代医学模式的体现,这类疾病的病因是相互联系和相互影响的心理因素,例如情绪、行为方式、生活事件、个体易感素质等,通过人体的自主神经系统、内分泌系统和免疫系统作为中介机制,导致人体生理健康的损害。下面介绍几种常见心理因素相关生理障碍及护理。

第一节　进食障碍

问题与思考

某女,16岁,高一学生,身高1.58m,体重39kg。近1年来开始交异性朋友,爱打扮,还特别注意自己的体形和体重,认为自己偏胖,采取节食行为,不吃肉类和鸡蛋,主食吃得很少,即便是在父母催促下吃些食物,还多次发现饭后偷偷去卫生间诱吐,体重由原来的48kg降低至目前的水平。在校上课心不在焉,学习成绩较差,与同学关系疏远,在家经常因管教问题与父母发生冲突。

既往身体健康,学习成绩一般,较任性。三岁时父母离异,跟着母亲和继父生活,对继父较排斥。体格及实验室检查,面色苍白,营养较差,皮下脂肪较少,血红蛋白80g/L,其他检查均正常。诊断为神经性厌食。

思考: 女孩出现的厌食行为与青春期、学业成绩和家庭成长环境等有关系吗? 如果有,那又可能是怎样的关系呢? 如何才能让女孩恢复心身健康?

一、概述

进食障碍(eating disorders)是指以反常的摄食行为和心理紊乱为特征,伴有显著体重改变和(或)生理功能紊乱的一组综合征。主要包括神经性厌食、神经性贪食和神经性呕吐。

(一)神经性厌食

神经性厌食(anorexia nervosa)是指有意节制饮食,导致体重明显低于正常标准的一种进食障碍。该病多见于青春期女性。

1. **病因**

(1)生物学因素:研究表明厌食症的发生具有家族性,单卵双生子的同病率高于双卵双生子。另有研究认为神经性厌食症可能存在神经内分泌、去甲肾上腺素、5-羟色胺功能异常。

(2)心理因素:发病前往往有负性生活事件发生,并且这些事件很难解决且影响情绪;病人性格上多具有自我评价过低、过分依赖、完美主义倾向,过分关注体型和体重,并以此来判断自我价值。精神创伤所造成情感冲突和对形体的担忧被认为是进食障碍的主要原因。

(3)社会环境因素:家庭关系在神经性厌食的发病中起重要作用。病人家庭常有这样或那样的家庭问题,如家庭教养方式不当,过分严厉、追求完美,导致病人无助感、孤独感、失控感和低自尊。病人的节食行为代表对父母控制的反抗,以此解决家庭冲突。社会文化对身材苗条的崇拜,把肥胖视为一个人的失败可能是潜在的诱因。

2. 临床表现

(1)核心症状:①对"肥胖"的恐惧,对形体和体重的过分关注,严重时甚至可出现体像障碍;②有意限制饮食,即使体重很低,仍不愿意进食;③采用各种方法避免体重增加,如过度运动、诱吐、服用泻药等。

(2)精神症状:主要有情绪不稳,焦虑抑郁情绪,甚至有自杀观念和行为。随着体重下降和机体功能紊乱,病人可有失眠,注意、记忆困难,精力减退,性欲丧失,社交退缩。

(3)躯体症状:病人体重下降并明显的低于正常标准,导致营养不良和各种生理功能的紊乱,如皮肤苍白、毛发稀疏、低血压、心律失常、月经失调等。可因低蛋白血症出现皮肤水肿或因进食减少出现低血糖反应,极度营养不良时,可因衰竭感染导致死亡。

3. 诊断 神经性厌食的诊断主要依据其临床表现,必须排除躯体因素导致的体重下降,诊断要点如下:

(1)进食量明显低于常人。

(2)节食导致明显的体重下降,体重减轻的程度超过正常平均体重值的15%或更低,或体重指数[体重(公斤)/身高(米)的平方]<17.5。

(3)存在异乎寻常的害怕发胖的超价观念。

(4)采用各种措施造成体重减轻,常自我催吐、过度运动、服用泻药和回避自认为发胖的食物。

(5)内分泌紊乱,女性表现为闭经,男性表现为性欲减退及阳痿。

4. 治疗 大多数病人以门诊治疗为主,而当病人体重过低以致出现严重营养不良或有严重自伤、自杀行为时,必须强行治疗。治疗的一般原则:首先纠正营养不良,增加体重,同时开展心理治疗并辅以药物治疗。

(1)纠正营养不良和水电解质紊乱:对于体重明显下降甚至危及生命的病人,应立即通过静脉补充营养、纠正水电解质紊乱,以尽快恢复体重。

(2)心理治疗:首先要取得病人的合作,了解其发病基础和诱因,给予认知疗法、行为疗法、家庭治疗。认知疗法主要是针对病人的体像障碍,进行认知行为的纠正。行为疗法主要采用阳性强化法的治疗原理,物质和精神奖励相结合,达到目标体重便予以奖励和鼓励。家庭治疗主要是针对与发病有关的家庭因素,进行系统的家庭治疗有助于缓解症状、减少复发。

(3)药物治疗:主要针对病人存在的焦虑和抑郁情绪进行对症治疗。抗抑郁药应用较多,常用的有5-HT再摄取抑制剂和三环类抗抑郁药物。

本症常为慢性迁延性病程,缓解和复发呈周期性交替,常伴有持久的营养不良、消瘦,可能并发抑郁症、焦虑症、强迫症、物质滥用和依赖、人格问题等。约有50%病人治疗效果较好,20%病人反复发作,约25%的病人结局差,始终达不到正常体重迁延不愈;约5%的病人死于极度营养不良或其他并发症或情绪障碍所致的自杀。

(二)神经性贪食

神经性贪食(bulimia nervosa)是指反复发作的强烈的、无法控制的摄食欲望和行为,进食后又因担心发胖,进而自我诱吐、导泻和过度运动的方法防止体重增加为特征的一组进食障碍。年龄及性别分布类似于神经性厌食,多数病人是神经性厌食的延续者,但发病年龄稍晚。

1. 病因

(1)生物学因素:双生子研究发现,神经性贪食的遗传率为28%~83%,提示遗传因素起一定作用。

(2)心理因素:神经性贪食病人的心理特点包括低自尊、对社会赞赏和避免冲突的强烈需求、自我期望高、情绪不稳定等。

(3)社会环境因素:该类病人在家庭冲突中被抛弃、被忽视比神经性厌食病人更为多见,儿童期不良经历越多的女性暴食危险越大。"苗条"文化既可以对食欲压抑,也可成反转相,表现为暴饮暴食。

2. 临床表现

(1)核心症状:①反复发作的暴食。暴食有不可控制的感觉,吃到难以忍受的腹胀为止。病人往往过分关注自己的体重和体型,存在担心发胖的恐惧心理。②暴食之后有补偿行为。因恐惧暴食带来的体重增加,病人常采取增加排泄,减少吸收或过度运动。如自我诱发呕吐、滥用泻药等。这种暴食行为常常是偷偷进行。

(2)精神症状:病人开始时为暴食行为感到害羞,偷偷进行,常有情绪改变,表现为焦虑和抑郁,内容多与体型和体重有关。暴食后出现厌恶、内疚和担忧,有的甚至为此产生自杀观念和行为。

(3)躯体症状:可以出现神经内分泌调节紊乱和器官功能的损害。由于反复咀嚼和呕吐可产生腮腺、下颌腺肿大、龋齿等体征。反复呕吐还导致一些并发症。钾流失尤为严重,结果会导致病人身体虚弱、心律失常。

3. 诊断

(1)对食物有种不可抗拒的欲望;难以克制的发作性暴食。

(2)病人试图抵消食物的"发胖"作用:自我诱吐、滥用泻药、间断禁食,使用某些药物如食欲抑制剂、甲状腺制剂和利尿剂。

(3)病人对肥胖的病态恐惧,病人多有神经性厌食发作的既往史。

4. 治疗　治疗目标是营养状况的恢复和进食行为的重建。一些回顾性资料的研究显示,经治疗后的症状可以缓解,治愈率并不乐观,常有反复发作,也有久治不愈者。

(1)支持治疗:急性期以支持治疗为主,包括纠正水电解质紊乱,给予足够维持生命的能量,以尽快解除生命威胁,恢复病人的正常营养状态。

(2)心理治疗:可采用认知疗法、精神分析、行为疗法及生物反馈疗法等,以改变病人过分关注自己的体型,并建立正常的饮食行为。

(3)药物治疗:抗抑郁药被证实治疗神经性贪食有一定疗效,既可以减少贪食行为,又改善焦虑和抑郁情绪。

(三)神经性呕吐

神经性呕吐(psychogenic vomiting)是指进食后出现自发地或故意诱发的反复呕吐,不影响下次进食的食欲。

1. 病因　神经性呕吐常与心理社会因素有关,通常在心情不愉快、心理紧张、内心冲突下发生,无明显器质性病变作为基础。病人个性多具有自我中心、易受暗示、易感情用事、做作等。

2. 临床表现

(1)进食后发生呕吐,表现无明显不适,以后在类似情景下反复发作。

(2)病前有生活事件发生,如父母离异、婚恋或学习受挫等,不能排除以呕吐作为暂缓内心冲突的一种方法。

(3)体重无明显减轻。

(4)无法找到解释该症状的躯体疾病。

3. 治疗

(1)心理治疗:通过澄清与神经性有关的心理社会因素,进行针对性的解释、疏导和支持治疗,也可采用家庭治疗或行为疗法,减少呕吐行为,直至呕吐解除。

(2)药物治疗:根据呕吐轻重注意对症支持治疗,如给予维生素类、能量合剂等。小剂量的抗抑郁或抗焦虑药物对症状的缓解有效。

二、进食障碍病人的护理

(一)护理评估

1. **生活史** 童年教养情况,家庭结构与成员之间的关系,以往的学习与工作情况,对个人有较大影响的生活事件,疾病史等。

2. **生理功能** 生长发育,外貌特征,躯体功能,医学检查等。

3. **心理与社会功能** 个性特征,精神状况,适应环境情况。

(二)护理诊断/问题

1. **营养失调,低于机体需求量** 与厌食、贪食有关。

2. **活动无耐力** 与营养不良及导致的生理功能紊乱有关

3. **有感染的危险** 与营养不良与情绪障碍导致机体生理防御功能降低有关。

4. **父母亲子依恋改变** 与父母关系不和或离异有关。

5. **有孤立的危险** 与社会不认同或潜在的重要丧失等有关。

6. **创伤后反应** 与失恋、学业或工作受挫、重大生活事件发生等有关。

7. **自我认同紊乱** 与青春期自我意识发展、体型体貌、生活事件等有关。

8. **抑郁** 与社会孤立、疾病认知、心理冲突等有关。

9. **焦虑** 与对体型体貌改变的担心或对自身病情的担心有关。

10. **有自伤自杀的危险** 与抑郁情绪有关。

(三)护理目标

1. 恢复正常的营养状况。

2. 重建正常的进食行为。

3. 认知心理社会因素与疾病的关系。

4. 重塑健康人格,积极应对生活事件。

(四)护理措施

1. 生理护理

(1)改善营养状况:①评估病人达到标准体重和正常营养状态所需的热量,与营养师一起制订饮食计划和体重增长计划;②如果病人严重缺乏营养又拒绝进食,可辅以胃管鼻饲;进餐后继续严密观察,保证食物的摄入;③监测生命体征、摄入和排出量、各项生化指标。

(2)提高活动的耐受力:鼓励病人卧床休息,减少机体消耗。

(3)预防并发症:做好皮肤黏膜护理,保持衣物整洁,室内空气新鲜。

2. 心理护理

(1)建立良好的护患关系。运用支持性心理治疗对病人进行疏导、安慰、解释、鼓励、保证和具体的行为指导上,认识目前生理和心理状况,以及进食行为的改变与心理社会因素的关系。既减轻了他们的焦虑、恐惧、抑郁、冲动等负性情绪反应,又取得病人的信任,建立良好的护患关系,同时也为其他治疗打下良好的基础。

(2)运用认知疗法,帮助病人纠正导致进食障碍发生的不合理信念。如有的病人追求完美人格,不接纳自己的体貌和体重,通过体像障碍否定自己的一切。通过与病人进行不合理信念辩论,认识这些信念的不合理性,帮助病人建立新的合理信念,并践行这些新理念的有效性。

(3)运用行为疗法,重建正常的进食模式。如对于神经性厌食病人,可让病人正确理解体型体重与进食的关系,一起制订营养进食计划,包括食物种类、进食速度、进食数量、限制活动、餐后陪伴、体重增减等指标,利用正强化和负强化的方法,帮助病人恢复正常的进食行为。

(4)运用精神分析疗法,认知进食障碍症状的意义。有些病人可能因重要丧失,如亲子关系、学业成绩、婚恋、被迫服从等生活事件,通过潜意识把内心冲突转变为躯体障碍,以获得逃避、反抗、同情、支持效果。

(五)护理评价

1. 病人的饮食情况是否恢复正常。

2. 营养不良以及由此造成的心身损害是否恢复。

3. 病人能否客观地评价自己的形象,认知心理社会因素与疾病的关系。

案例10-1

神经性呕吐发病与心理社会因素

某女,23岁。新入职一年员工,半年前在父母干预下,虽然不情愿还是与自由恋爱两年的男友分手。两周后的一天早晨,饭后出现呕吐,立刻去医院就诊,经检查排除因食物原因或躯体疾病引发呕吐,未经特别治疗,恢复正常,工作胜任。可是一周后,又出现早饭后出现呕吐且每天如此,呕吐时无明显痛苦感,不影响每餐的进食。在父母的陪伴下曾去当地和北京几家医院做检查,均未见异常,后转心理科,诊断为神经性呕吐。

既往身体健康,与父母一起生活,管教严厉,性格偏内向、顺从。从小学习成绩优异,考上理想的大学,是父母的骄傲,也是老师、同学眼中的优秀生。两年前交了一男友,彼此感情基础较好,毕业后各在一方,父母极力要求断绝来往,怕父母生气,只能服从,但内心一直舍不得这份感情,很苦闷。

思考:病人的呕吐虽已排除食物或躯体因素所致,如何看待呕吐与心理社会因素的关系?

第二节　睡眠障碍

问题与思考

某男,32岁,工程师。1年前开始出现失眠,主要表现为入睡困难,躺在床上,一幕幕思绪浮现在脑海,内容多无意义,常默默告诫自己,什么也不要想就能很快能入睡,可事与愿违,多在一两个小时后方能入睡,醒后感疲倦。曾到多家医院就医,未见躯体异常,多诊断"神经衰弱",给予镇静催眠药等,睡眠有所改善。由于担心持续用药的危害,间断使用这些药物帮助睡眠,睡眠时好时坏。近半年来,睡眠问题成为困扰他每天生活的中心问题,工作不思进取,生活缺乏激情,每次睡前都担心睡不好觉第二天还有许多工作要做怎么办,也因这个"病"难治疗而顾虑重重。病人自述病前常因家事苦恼,现在因"病"缠身,已经"顾不上"那些烦恼的事。

病人既往健康,性格温顺、细腻,父亲早年病逝,此后一直是母子两人生活,彼此很依赖,病人也很顺从母亲。5年前结婚,夫妻感情很好,与母亲一起生活,可是婆媳之间常因"家务琐事"发生冲突。三年前有了女儿以后,婆媳之间更是冲突不断,妻子向他抱怨,母亲向他诉说,病人常被母亲、妻子指责,左右为难,为此纠结、痛苦,常出现失眠。

思考: 病人因失眠就医,就医后虽然失眠问题没有解决,但却"顾不上"烦恼的家事了,你是怎么看的? 病人的性格特点、成长经历、生活事件与睡眠障碍有关系吗?

一、概述

正常人每隔24小时有一次觉醒与睡眠的节律性交替。正常人对睡眠的需求因年龄及个体差异而不同。精神科常见的睡眠障碍(sleep disorders)是各种心理社会因素引起的非器质性睡眠障碍。

(一)失眠症

失眠症(insomnia)是指睡眠启动和睡眠维持障碍,致使睡眠质量不能满足个体需要的一种的状态。常表现为难以入睡、维持睡眠困难或早醒。

1. 病因 可有多种原因引起,常见的有:心理因素,急性应激是失眠的主要原因,主要有重要丧失、不愉快事件、睡眠环境改变和过分关注等。生理因素,饥饿、疲劳、兴奋和躯体疾病等。药物或食物因素,酒精、咖啡、茶叶、药物依赖或药物戒断。精神疾病多伴有睡眠障碍,失眠是精神症状的一部分。

2. 临床表现 主要表现为入睡困难、睡眠不深、易醒和早醒、醒后再次入睡困难,还有些表现为睡眠感觉缺失。以入睡困难最常见,常伴有焦虑情绪,对失眠的担心和失眠所致后果的担心反而加重了失眠,失眠陷入恶性循环。

失眠者常常试图以服用药物来应对自己的紧张情绪。服药剂量越来越大,疗效越来越差,信心越来越低,失眠问题更加突出。长期使用药物镇静催眠可造成心理和躯体药物依赖、个性改变。

3. **诊断** 诊断失眠首先应排除躯体疾病和精神障碍导致的继发性失眠。诊断要点如下:

(1)主诉是入睡困难,难以维持睡眠或睡眠质量差。

(2)这种睡眠紊乱每周至少发生三次并维持一个月以上。

(3)日夜专注于失眠,过分担心失眠的后果。

(4)对睡眠的量和(或)质的不满意引起了明显痛苦或影响了社会及职业功能。

4. **治疗** 治疗措施包括:一般性治疗,了解失眠的原因、特点,消除影响睡眠的不利因素,改善睡眠环境,培养良好的睡眠习惯。心理治疗,认知疗法主要是提高病人对睡眠的正确认识,理解睡眠是个自然的生理过程,消除对失眠的焦虑和恐惧。行为疗法是帮助病人建立有规律的睡眠节律。克服睡前焦虑的行为调整方法,包括放松训练、自由想象训练等。精神分析、家庭治疗使病人认识到失眠与个性特征、生活事件、内心冲突等的关系,帮助病人处理好心理冲突,塑造健康的人格。药物治疗,镇静催眠药物可以作为辅助治疗手段,注意短期使用,避免形成药物依赖。

(二)嗜睡症

嗜睡症(hypersomnia)是指白天睡眠过多,这种睡眠过多并非由于睡眠不足,或者药物、酒精、躯体疾病所致,也不是某种精神障碍的一部分。分为原发性睡眠过多和发作性睡病。

1. **病因** 病因不明,大约33%的发作性睡病病人有家族史,有些家族似乎呈常染色体显性遗传,提示可能与遗传因素有关。

2. **临床表现** 经常在安静或单调环境下困乏嗜睡,并可不分场合甚至需要十分清醒的情况下也出现不可抗拒的入睡。过多的睡眠会引起自我显著的痛苦感,社会功能受到损害,致使病人情绪低落,甚至被别人误认为懒惰、不求上进的心理压力。

3. **诊断** 白天睡眠过多或睡眠发作;不存在睡眠不足;不存在从唤醒到完全清醒的时间延长或睡眠中呼吸暂停;无发作性睡病的附加症状(如猝倒、睡眠瘫痪、入睡前幻觉)。病人为此感到痛苦或影响社会功能。每天发作并至少一个月。不是由于睡眠不足、药物、酒精、躯体疾病所致,也不是某些精神症状的组成部分。

4. **治疗** 首先必须尽可能了解病因,以便对因治疗,其次药物治疗。用药原则是个体化,使用低剂量中枢兴奋剂有一定效果。行为疗法,严格遵守作息时间,每天准时入睡和起床,白天可定时小睡。

(三)睡眠-觉醒节律障碍

睡眠-觉醒节律障碍(wake sleep rhythm disorder)是指睡眠-觉醒节律与病人所处环境的社会要求和多数人所遵循的节律不符而引起的睡眠节律紊乱。本病多见于成年人。

1. **病因** 长期形成的习惯与本病发生有关,常出现于夜间工作和生活无规律的人群中。这是因为因工作需要的原因所致的生物钟、大脑动力定型的改变导致紊乱。心理社会压力方面,约有1/3病人病前存在生活事件,如人际关系、学习负担、求职、环境变化等,这些压力导致焦虑情绪并出现入睡时间推迟、易醒、早醒睡眠节律的紊乱。

2. **临床表现**　病人主要表现为睡眠-觉醒节律改变,主要睡眠时段失眠,而在应该清醒时段出现嗜睡。病人多伴有忧虑或恐惧心理,并引起精神活动效率下降,妨碍社会功能。

3. **诊断**　首先应排除躯体疾病或精神障碍导致的继发性睡眠-觉醒节律障碍。

(1)病人的睡眠-觉醒节律与环境和大多数人所要求的节律不一致,是病人在主要睡眠时段失眠,而在应该清醒时段出现嗜睡。

(2)病人明显感到苦恼或社会功能受损。

(3)几乎每天发生,并至少持续1个月。

4. **治疗**　治疗措施主要是结合少量药物调整入睡时间和觉醒时间,以恢复正常的节律。

(四)睡行症

睡行症(sleep walking disorder)指一种在睡眠过程中尚未清醒时起床在室内或户外行走或做一些简单活动的睡眠和清醒同时存在的混合状态。本症多见于男孩,5~12岁最多见。

1. **病因**　尚不明确,可能与神经系统发育有关,部分病人有阳性家族史。

2. **临床表现**　睡行症的病人在入睡以后不久,突然从床上起来四处走动,一般不说话,常双目凝视,问之不答。病人也可有一些较复杂的活动,如能避开障碍物、倒水等,然后自行上床或被领回床上。此过程难以被唤醒,可持续数分钟到数十分钟,次日醒来对睡行过程完全遗忘。

3. **诊断**

(1)反复发作的睡眠中起床行走。

(2)发作时病人表情茫然、目光呆滞,无言语反应,不易唤醒。

(3)在清醒后(无论是发作后还是次日清晨),病人对发作过程不能回忆。

(4)不存在器质性精神障碍的证据,如痴呆、癫痫等。

4. **治疗**　睡行症的治疗主要以预防病人受伤害为主。当病人睡行时,应该引导他回到床上,不要试图唤醒他,次日也不要告诉或责备他,避免造成病人焦虑。发作频繁者可睡前口服苯二氮䓬类药物,如地西泮、氯硝西泮等,以减少发作。也可用阿米替林、丙咪嗪等睡前口服。

(五)夜惊

夜惊(sleep terror)是一种常见于儿童的睡眠障碍,主要为反复出现从睡眠中突然醒来并惊叫的症状。通常发生在睡眠前三分之一阶段。

夜惊病人常常在睡眠中突然惊叫、哭喊伴有惊恐表情和动作,心率增快、呼吸急促、出汗、瞳孔扩大等自主神经兴奋症状。通常在夜间睡眠后较短时间内发生,每次发作约持续1~10分钟。难以唤醒。如强行唤醒,则出现意识和定向障碍,不能说出梦境,对发作不能回忆。诊断时需要排除器质性疾病和躯体障碍导致的继发性夜惊发作。

治疗方法与睡行症相似。主要是减少引起夜惊的相关心理社会因素,可辅以心理治疗,部分患儿可少量使用镇静药物和抗抑郁药物。

(六)梦魇

梦魇(nightmare)指在睡眠中被噩梦所惊醒,引起恐惧不安、心有余悸的睡眠行为障碍。梦境内容通常涉及对生存、安全的恐怖事件,使病人恐惧、紧张、害怕、惊叫、呻吟或动弹不得直至惊醒,醒后对恐怖的内容能清晰回忆,并处于惊恐之中。任何年龄都可以发生梦魇,儿童在听恐怖的故事,看惊险电影后,常可发生梦魇。成人在应激事件后,如遭遇抢劫、强暴、意外事故等灾害性事件可发生噩梦和梦魇。

诊断要点:在睡眠中为噩梦突然惊醒,对梦境中的恐怖内容能清晰回忆,心有余悸,通常在晚间睡眠的后期发作;从恐怖的梦境中醒来迅速恢复定向,处于清醒状态。对梦境的恐怖体验和引起的睡眠障碍感到难受。

偶尔发生梦魇一般不需要特殊治疗,发作频繁者,应了解其心理因素,予以心理治疗。还应进一步躯体检查,如有无心血管系统疾病和消化系统疾病等。

二、睡眠障碍的护理

(一)护理评估

1. **生活史** 生活变迁、学习或工作状况,应激事件,疾病史。儿童还应评估成长环境与发育过程情况。特别要评估精神活性物质使用史。

2. **生理功能** 目前的躯体健康状况,睡眠的质和量,以及睡眠障碍的特点。如果患有某种疾病,还应评估病人对疾病的认知评价。

3. **心理与社会功能** 个性特征,精神状况,学习或工作适应情况,与睡眠障碍有关的心理社会因素。

(二)护理诊断/问题

1. **睡眠形态紊乱** 与环境改变、生活事件、个性特征等有关。
2. **个人应对无效** 与应对生活压力能力、应激事件强度、个性特征等有关。
3. **焦虑** 与睡眠形态紊乱、内心冲突持续存在、长期的担忧等有关。

(三)护理目标

1. 叙述妨碍睡眠的因素,学习帮助睡眠的技巧,恢复睡眠形态。
2. 描述自己的焦虑和应对模式,采用有效的应对机制处理焦虑。
3. 病人能确认可利用的资源或支持系统。
4. 病人能描述可以选择的应对策略。

(四)护理措施
1. **生理护理**
(1)评估病人的睡眠质量,改善环境,创造良好的睡眠环境。
(2)养成良好的入睡方式与习惯。睡前减少活动量,不宜过饱,喝浓茶和咖啡,热水泡脚,洗热水澡等。
2. **心理护理**
(1)评估病人的个性特征,生活事件,应对方式,情绪状态。
(2)让病人认知失眠症与生活事件、内心冲突和个性特征等的关系,并通过心理干预技术,如支持性心理治疗、认知疗法、放松技术等,提高病人的认知能力,建立新的应对方式,以改善睡眠质量。

（五）护理评价

1. 病人的睡眠情况是否改善。

2. 病人对睡眠是否有理性的认识。

3. 病人是否应对有效。

第三节　性功能障碍

问题与思考

某男,24岁,身高1.74m,技术员,结婚半年来没有性生活。一年半前,来访者经人介绍认识了做幼教的女友,两人感情较好,经常牵手逛街,于半年前结婚。病人婚后性生活不仅不主动,就连妻子主动的示爱,也总是用其他话题搪塞过去,回避性生活。妻子曾经质问他为什么? 病人说,童年打过针,疑感染了艾滋病,怕传染给他。为此,家人陪病人到某知名医院检查,也未发现感染艾滋病,同时还做了系统查体,包括内外生殖器发育情况、性激素水平等,均属正常。后转心理科就诊。

来访者既往健康,性格内向,不善交往,做事耿直,幼年与父母一起生活。自述入学前,个人比较好动、调皮、甚至惹是生非。小学三年级时,开始对自己的身体产生疑问,"为什么以前没有我高的同学现在都比我高了? 教室座位逐渐坐到了第一排,猜疑身体哪里出问题了。同时开始对异性关注,变得内向,自卑,少与同学来往。初中后,整日为身材矮小而苦恼,从不主动与同学来往,对集体活动多回避,学习无进取心,成绩一般,毕业后考入某建筑学校,并完成学业。期间,虽然身高长到现在174cm高度,但还是怀疑自己的身体有问题,自卑情绪弥漫在生活的方方面面。工作后虽有谈恋爱的想法,但未曾主动追求过女孩。妻子是病人第一次恋爱对象,婚前两个月主动提出同居,也是其第一次性行为,当时想得最多的一件事就是我能行吗? 来访者担心的事发生了,性生活没有成功,并相信自己身体确实"有问题",此后就再也没有提出过同居。

思考:来访者因婚后排斥性生活而就医,可经医院检查并非因为生长发育或躯体疾病引起,那是什么原因导致的呢?

一、概述

性功能障碍(sexual dysfunctions)是一组与心理社会因素密切相关的性生活过程中的某些

阶段发生的生理功能障碍。不包括各种器质性病因、躯体因素及衰老引起的性功能障碍。

（一）性欲减退

性欲减退（sexual hypoactivity）指成年人持续存在性兴趣和性活动的降低甚至丧失。表现为性欲望降低、性思考、性幻想缺乏，为此引起明显的苦恼或人际关系的困难。性欲减退常导致夫妻无法维持稳定的关系，甚至危及婚姻。

性欲减退主要心理因素：夫妻感情不和而产生厌恶；婚外性行为造成的疏离或负罪感；害怕性传播疾病而产生的恐惧感；童年期不正确的性观念、早期不良性经历；长期、沉重的工作生活压力造成的持续疲劳等。

诊断：性欲缺乏或降低，表现为对性提示的寻求减少，性的思念、性的幻想减少；缺乏发动与性伙伴或独自手淫性生活的兴趣。

（二）性厌恶

性厌恶（sexual aversion）是一种对性生活或性活动思想的持续憎恶反应。这种病人丧失了正常性生活启动时的性冲动或拒绝接受性刺激，如接吻、拥抱、抚摸等，并表现出拒绝、焦虑、恐惧等痛苦情感，也可有恶心、呕吐、腹泻等反应。本病女性多见，病常与青春期生长发育有关，如认为青春期体质很差，自信心不足等。另一个原因可能与既往的性伤害经历、性内疚、心理冲突和父母对性的极度负面态度等有关。

诊断：与性伙伴进行性活动的场景使病人极度的厌恶、恐惧或焦虑，以致对性生活回避；或者如果进行性活动，因伴有强烈的负性情绪而不能体验到任何愉快；这种厌恶不是对过去性行为失败的反应。

（三）性乐高潮障碍

性乐高潮障碍（orgasm disorder）指持续地发生性交时缺乏性乐高潮体验，女性多见，男性往往同时伴有不射精或射精显著延迟。可能与病人对性的消极态度、伴侣关系不和、紧张焦虑情绪等有关。

诊断：持续或反复地在正常性兴奋后性乐高潮延迟或缺乏。诊断时应根据病人性乐高潮能力从年龄、经验和接受性刺激的足够程度来推断。一般来讲这些症状足以引起明显的困扰或使得人际关系变得困难。

（四）早泄

早泄（premature ejaculation）是指不能随意地控制射精反射，在阴茎进入阴道之前、正当进入阴道时、进入不久或阴茎尚未充分勃起即发生射精，以致性交双方都不能享受到性快感或性满足。临床上在评估影响性兴奋持续时间时，应考虑如年龄、性伴侣、近期性活动的频度等因素，偶尔在特定的场合出现属正常现象，只有在持续超过 3 个月以上的射精过早并排除器质性原因方可诊断。

（五）阴道痉挛

阴道痉挛（vaginismus）指性交时阴道肌肉强烈收缩，致使阴茎插入困难或引起疼痛。主要原因为病人对性生活的无知或恐惧而产生的紧张、担心、害怕，性唤起多无困难，阴道润滑作用和性高潮反应正常。可发生在任何年龄有性活动的妇女。

（六）性交疼痛

性交疼痛(dyspareunia)是指性交引起的疼痛。这种情况不是由于局部病变引起,也不是阴道干燥或阴道痉挛引起。具体表现为在性交过程中男性感到阴茎疼痛或不舒服,女性在阴道性交的全过程时发生疼痛,而且这些疼痛的产生并非由于生殖器的器质性病变引起,也不是由于阴道痉挛或阴道干燥所致。

（七）治疗

性功能障碍的治疗,切不可在未全面了解病人详细情况和未全面体检的情况下滥施药物,特别是性激素类药物。

1. **心理治疗** 认知疗法、家庭治疗、行为疗法、精神分析疗法等均可应用于性功能障碍的治疗。认知疗法皆在改善病人性知识缺乏或错误的性认知观念。家庭治疗则着重调整家庭各成员之间的人际关系,调整夫妻二人的相互关系。而行为疗法中的性感集中训练则较为知名,是夫妻双方共同参与的治疗。精神分析疗法则着力于病人童年性心理发展和内心冲突。

2. **药物治疗** 多巴胺能药物如反苯环丙胺、育亨宾、溴隐亭有增强性欲、维持勃起的作用。西地那非可增加阴茎充血达到充分的勃起。激素类睾酮用于女性可增强性欲,对血液睾酮水平正常的男性无效;促黄体化激素可增强性欲及勃起功能,正常男性不能增加性欲。苯二氮䓬类药物,可以减轻情绪上的紧张、焦虑。

二、性功能障碍的护理

（一）护理评估

在评估前,需要征得病人的同意,并告知病人对所谈内容都是保密的。会谈环境要安静、私密。

1. **生活史** 既往生活经历与性创伤情况,夫妻关系与感情,性生活的类型与质量。
2. **生理功能** 躯体健康状况,生殖器病理改变,包括激素水平的医学检查。
3. **心理与社会功能** 对性问题的认知与态度,精神状况,工作适应,人际关系,家庭环境。

（二）护理诊断/问题

1. **性功能障碍** 与生活压力有关,如失业、人际关系紧张、感情受挫等;与对性知识的缺乏有关;与既往性创伤等生活事件有关。
2. **焦虑** 与不能获得满意性生活、与价值观冲突;与担心性交后引发的问题有关。
3. **知识缺乏** 与缺乏生理知识和心理社会知识有关。

（三）护理目标

1. 确定与性功能障碍有关的压力源。
2. 建立积极有效的应对方式。
3. 获得双方都满意的性生活。

（四）护理措施

1. 评估病人性生活史、性生活的满意度和认知态度,评估影响性功能障碍的因素。
2. 帮助病人认知心理社会因素与性功能障碍的关系。

3. 与病人讨论如何改变其应对方式和解决问题的方法。

4. 向病人提供有关性方面的知识,纠正错误观念。

(五)护理评价

1. 病人对性功能障碍与心理社会因素关系是否有正确的认识。

2. 病人对性生活是否满意。

3. 病人的不良情绪是否改善。

(张 彬)

学习小结

1. 心理因素相关的生理障碍病因主要都是源于多种相互联系和相互影响的心理社会因素,如人格特征、生活事件和内心冲突等。

2. 护理评估要重视病人的生活经历、心理与社会功能的评估。

3. 医疗与护理方面,除根据需要使用药物治疗和生理护理外,运用心理学理论和技术进行心理治疗与护理是取得满意疗效的主要措施。

复习参考题

1. 神经性厌食发病常见的心理社会因素有哪些?

2. 失眠症的临床特点、主要护理问题和措施有哪些?

3. 性功能障碍有哪几种类型?它们的临床特点是什么?

第十一章　应激相关障碍病人的护理

11

学习目标	
掌握	急性应激障碍和创伤后应激障碍的护理措施。
熟悉	急性应激障碍和创伤后应激障碍的护理诊断和目标； 适应障碍的护理措施。
了解	适应障碍的护理诊断和目标。

第一节　应激相关障碍的临床特点

问题与思考　　病人,女,38岁,小学教师,于暑假期间带着十多名小学生(包括自己的儿子)去北京周边某山村中参加夏令营,恰逢百年一遇之大雨,病人与学生们半夜被突发的洪水围困,电被洪水切断,天空中电闪雷鸣,病人心急如焚,担心学生和自己孩子的生命安全,却又无能为力,漆黑中大家相互牵着手站在教室的课桌上等待救援,当洪水没至胸前的紧张时刻救援官兵赶到,大家脱险。其后1周不到,病人出现失眠,经常做噩梦,梦见自己和孩子们被洪水围困,以至于梦中常常大喊着惊醒;同时,一逢雨天病人就倍感莫名的恐惧担心、紧张憋闷,似乎北京夏令营时的经历又历历在目,甚至有时会出现呼吸困难,觉得周围环境和实物都不是真实的;渐渐地,病人回避和不愿谈及北京夏令营的相关事情,喜欢独处,对外界事物兴趣下降,情绪低落,且容易激惹,故来院就诊。

病人系足月顺产,幼年生长发育与同龄人无异,本科毕业,自幼活泼外向但也比较敏感,平素人际关系一般,家族中父母两系三代无精神疾病史。入院后躯体检查及神经系统检查无阳性表现,血常规、血生化、胸片、脑电图、心电图及颅脑磁共振检查均无明显异常。

思考:该病人属于何种应激障碍? 此种障碍的发生与哪些因素有关? 对该病人应如何实施相应的护理措施? 其预后如何?

一、概述

随着社会的迅速发展和进步,人们在日常生活中遭遇应激事件的机会越来越多,导致人们产生认知、情绪、行为及生理方面的变化。自20世纪50年代以来,应激相关障碍已经成为精神医学领域研究的热点。

应激相关障碍(stress related disorders)是一组主要由强烈的心理、社会(环境)因素引起异常心理反应所导致的功能性精神障碍。包括急性应激相关障碍、创伤后应激障碍和适应障碍,它们具有下列共同特点:①病因多为剧烈或持久的精神创伤因素(如经历重大灾害、罹患重大疾病、被强暴等);②临床症状表现与心理社会因素密切相关;③心理社会因素消除以后,多数病人的临床症状会随之改善;④一般预后良好,无人格方面的缺陷。

急性应激相关障碍的终生患病率研究很少,有研究报道:车祸幸存者中约为13%～14%,大屠杀目击者中约为33%,暴力犯罪受害者中约为19%。适应性障碍的发生率缺少大型流行病学的报告,国外有报道其占到精神科门诊的5%～20%。虽然创伤后应激障碍的患病率研究较多,但由于诊断标准、研究方法和样本特征的不同,报道结果差异性也较大,如:1991 年采用 DSM-Ⅲ标准调查发现创伤后应激障碍的终生患病率为 1.3%,1995 年按照 DSM-Ⅲ-R 标准研究后报道该病的终生患病率为 7.8%,中国河北(2007 年)资料显示其时点患病率为 0.35%、终生患病率为 0.85%。有关创伤后应激障碍的研究共同显示其终生患病率女性高于男性,且发病高峰年龄男性在 45~54 岁,女性是 25~34 岁。

心理社会(环境)因素是应激相关障碍发病的直接原因,但其发病机制比较复杂,迄今仍未完全阐明。现有的研究显示:个体在应激状态时,一般通过中枢神经系统、神经生化系统、神经内分泌系统、神经免疫系统之间的相互作用,影响机体内环境的平衡,引起各器官功能障碍、组织结构变化,从而最终导致各类应激相关障碍的发生。

二、临床表现

(一)急性应激障碍

急性应激障碍(acute stress disorders,ASD),既往也被称为急性心因性反应,指个体在遭受到急剧而严重的心理社会刺激因素后立即(通常在数分钟或数小时内)发病,表现为精神运动性兴奋或精神运动性抑制,甚至木僵。

其临床特点如下:急剧而严重的精神应激为直接病因,遭受精神应激后数分钟至数小时内发病,病程短暂,在应激源消除以后,一般几天至一周内完全缓解(不超过 1 个月,否则应考虑诊断为创伤后应激障碍),多数病人预后良好。其临床症状主要表现为以下几个方面,可单独或混合出现,个体症状差异性较大。

1. **精神运动性抑制** 可出现目光呆滞,情感迟钝,处于茫然状态,继而不动不语,呆若木鸡,对外界刺激无相应反应,呈木僵状态,称为心因性木僵。此种状态多历时短暂,也可直接转入兴奋状态。

2. **精神运动性兴奋** 行为有一定的盲目性,表现出兴奋激越、活动过多及冲动毁物,常可伴惊恐性焦虑的自主神经系统症状,如心动过速、多汗、面部潮红、呼吸急促等。

3. **意识障碍** 定向障碍,对周围事物不能清晰感知,自言自语,内容零乱,表情紧张、恐怖,动作杂乱、无目的,或躁动不安、冲动毁物,事后不能完全回忆,称为心因性意识模糊状态。

4. **严重的情绪障碍** 情绪低落、抑郁、焦虑,也可伴有自主神经系统症状,如大汗、心悸、面色苍白等。

5. **精神病性障碍** 这是急性应激障碍的一种亚型,部分病人在精神应激下可直接引起精神病性障碍,称为"急性应激性精神病"或"反应性精神病"。其表现以妄想和情感症状为主,症状内容与应激源密切相关,较易被人理解。本障碍急性或亚急性起病,预后良好。

(二)创伤后应激障碍

创伤后应激障碍(post traumatic stress disorder,PTSD),又称为延迟性心因性反应,是指个体在遭受异乎寻常的威胁性、灾难性精神创伤后延迟出现的一种精神障碍。导致 PTSD 的事件往往具有异常惊恐或灾难的性质,而且是被个体所亲身经历或目睹发生的,如残酷的战争、空难、地震、大洪水等,常引发个体极度恐惧和无助之感。创伤后应激障碍多发生于遭受创伤后数日至半年内,其核心临床症状可概括为"创伤三联征":重新体验症状、回避症状和警觉性增高的症状。

1. 重新体验症状 创伤性体验的反复重现是创伤后应激障碍最常见、最具特征性的症状。其最典型的症状是闯入性表象、症状闪回及梦魇。病人在经历创伤性事件后,有各种形式的反复发生的闯入性地出现以错觉、幻觉(妄想)构成的创伤性事件的重新体验和症状闪回。另外,病人在创伤性事件后可频频出现内容非常清晰的、与创伤性事件明确关联的梦魇,病人常常从梦境中惊醒,并在醒后继续主动"延续"被"中断"的场景,伴有强烈的心理痛苦和生理反应。儿童病人可出现短暂的"重演"性发作,即再度恍如身临其境,出现错觉、幻觉及意识分离性障碍。

2. 回避症状 病人表现为长期或持续性极力回避与创伤经历有关的事件或情境,如与创伤有关的人、物、环境及有关想法、感觉、话题等,甚至表现为对创伤性事件的选择性遗忘或失忆。同时还可表现情感麻木,对周围环境刺激普遍反应迟钝,出现社会性退缩。对以往的爱好失去兴趣,疏远周围的人。对未来的工作、学习和生活都失去憧憬,外表给人以木讷、淡漠的感觉,但实质上机体却处于高度的警觉状态。

3. 警觉性增高的症状 这是一种自发性的持续高度警觉状态,且在创伤暴露后的第一个月最普遍、最严重。临床表现为过度警觉、惊跳反应增强,可以伴有注意力不集中,激惹性增高、焦虑情绪以及睡眠障碍等症状。心慌、出汗、头痛、躯体多处不适等躯体化焦虑的症状明显,睡眠障碍以入睡困难和浅睡、易惊醒为多见,而且持续时间比较长。

4. 儿童创伤后应激障碍 儿童由于大脑语言表达、词汇功能等发育尚不成熟,其临床表现与成人有一定的差异,儿童主要表现为时常从噩梦中惊醒、在梦中尖叫,也可主诉头痛、胃肠不适等躯体症状。有研究指出:儿童重复玩某种游戏是闪回或闯入性思维的表现之一。值得注意的是,PTSD会阻碍儿童日后独立性和自主性等健康心理的发展。

除上述主要临床特点以外,PTSD病人还出现兴趣范围缩窄、人生观和价值观的改变,乃至人格的改变,并常伴有抑郁、焦虑、睡眠障碍、自杀、攻击言行等异常,还往往与酒精、苯二氮䓬类等精神活性物质滥用共病。多数PTSD病人在创伤性事件后数天至半年内发病,一般在1年内恢复正常,少数病人可持续多年,甚至终生不愈。

(三)适应障碍

适应障碍(adjustment disorders)是指因长期存在应激源或困难处境,加上个体本身的性格缺陷而产生的以烦恼、抑郁等情感障碍为主,伴有适应不良行为(如行为退缩、不注意卫生、生活无规律等)和生理功能障碍(如睡眠障碍、食欲缺乏等),并使个体社会功能受损的一种慢性心因性障碍。适应障碍的发生是由于心理社会应激因素与个体素质共同作用的结果,是个体对某一明显的生活变化或应激性生活事件所表现的不适反应,一般不出现精神病性症状。适应障碍多发病于应激性生活事件发生后的1个月内,临床表现多种多样。成人以抑郁焦虑症状为主,青少年可表现为品行障碍,而儿童则常表现为行为退缩。

1. 抑郁型适应障碍 是成年人最常见的适应障碍。主要表现为心境低落,对生活丧失兴趣,自责、哭泣和绝望感,但程度比抑郁症轻。常伴有睡眠障碍、食欲减退、体重减轻。

2. 焦虑型适应障碍 主要表现为紧张不安、担心害怕、神经过敏、震颤、心悸、憋闷感或窒息、出汗、激越等症状。

3. 混合型适应障碍 表现为焦虑和抑郁的综合症状及其他情绪异常的综合症状,但症状的严重程度比抑郁症和焦虑症为轻,如有些青年入伍或求学时,离开家庭和父母后出现抑郁、矛盾、易怒和明显依赖表现。

4. 品行障碍型适应障碍 多见于青少年,主要表现为侵犯他人权利或违反社会准则和规章,不履行法律责任,违反社会公德。如:逃学、旷工、打架斗殴,毁坏公物,对人粗暴无礼,偷窃行为,离家出走,过早的性行为,酗酒等。

5. 行为退缩型适应障碍 表现为孤僻离群,不参加社交活动,不注意个人卫生,生活无规律,在儿童常表现为尿床、幼稚语言或吮拇指等形式,一般无焦虑抑郁情绪,也无恐惧症状。

上述各型均可出现躯体不适主诉,如疲乏、头痛、背痛、食欲差、慢性腹泻等不适,但体检无相应阳性体征,其他辅助检查也均正常。同时,适应障碍也可导致病人出现社会功能受损。

适应障碍起病通常在应激性事件或生活改变发生后1个月之内,病程往往较长,但症状持续时间一般不超过6个月。应激源消除或经过调整形成了新的适应后,病人的精神症状也即随之缓解。

三、诊断要点

(一)急性应激障碍的诊断要点

异乎寻常的应激源的影响与症状的出现之间必须有明确的时间上的联系。症状即使没有立刻出现,一般也在几分钟之内出现。此外,症状还应:

1. 表现为混合性且常常是有变化的临床相,除了初始阶段的"茫然"状态外,还可有抑郁、焦虑、愤怒、绝望、活动过度、退缩,且没有任何一类症状持续占优势。

2. 如果应激性环境消除,症状迅速缓解;如果应激持续存在或具有不可逆转性,症状一般在24~48小时开始减轻,并且大约在3天后往往变得十分轻微。

本诊断不包括已符合其他精神科障碍标准的病人所出现的症状突然恶化。但是,既往有精神科障碍的病史不影响这一诊断的使用。包含:急性危机反应、战场疲劳、危机状态、精神休克。

(二)创伤后应激障碍的诊断要点

1. 病人经历异乎寻常的威胁性或灾难性应激事件或情境,这类事件几乎能使每个人产生弥漫的痛苦。创伤后,发病的潜伏期从几周到数月不等(但很少超过6个月)。病程有波动,大多数病人可望恢复。少数病例表现为多年不愈的慢性病程,或转变为持久的人格改变。

2. **典型症状** 在"麻木"感和情绪迟钝的持续背景下,不断地在闯入的回忆("闪回")或梦中反复再现创伤,与他人疏远,对周围环境淡漠无反应,快感缺乏,回避易使人联想到创伤的活动和情境。通常存在自主神经过度兴奋状态,表现为过度警觉、惊跳反应增强、失眠。焦虑和抑郁常与上述症状和体征并存。自杀观念也非罕见。另一个使情况复杂化的因素是过度饮酒和服用药物。

(三)适应障碍的诊断要点

1. 明显的生活改变或应激事件为诱因,尤其是生活环境和社会地位的改变。个人素质或易感性在发生本症的危险性乃至表现形式方面起重要作用。起病通常在应激性事件或生活改变发生后1个月之内,除长期的抑郁性反应外,症状持续时间一般不超过6个月(若超出,则应根据临床表现作相应更改)。

2. 临床表现多样性,包括抑郁、焦虑、烦恼(或上述各症状的混合),感到对目前处境不能应付,无从计划,难以继续,有一定程度的日常事务中的功能缺损。病人可能感到易于做出出人意料的举动或突发暴力行为,但这种情况极少真正发生。不过,品行障碍(如攻击或非社会行为)可为伴随特征,尤其是青少年。在儿童,可重新出现尿床、幼稚语言、吸吮手指等退行现象。

四、治疗与预后

(一)急性应激障碍的治疗与预后

1. 治疗原则 及时、就近、简洁、紧扣重点。

(1)心理治疗:ASD 发生后 24~48 小时之间是最理想的干预时间,在事件发生后 24 小时内不主张进行心理危机干预。让病人尽快摆脱创伤环境和应激源、避免进一步的刺激。建立良好的护患关系,与病人促膝交谈,帮助病人建立起自我的、有力的心理应激应对方式。与病人讨论应激性事件发生的经过、病人的所见所闻和所作所为,明确告知病人,人们身处紧急意外情境时,多数不大可能做得更令人满意,以降低病人可能存在的对自身感受的消极评价,帮助其正确认识应激事件。指导病人家属给予积极、全面的社会心理支持。

(2)药物治疗:主要是对症治疗,以中小剂量为宜,疗程不宜过长。适当的药物可以较快地缓解病人的抑郁、焦虑、恐惧、失眠等症状,利于心理治疗的开展和奏效。对表现为激越兴奋或急性精神病性症状的病人,应给予适当的抗精神病药物;对表现为抑郁或焦虑症状者,可给予适当的抗抑郁或抗焦虑药物。

2. 预后 若应激性环境消除,ASD 病人通常在 2~3 天内(常可在几小时内)症状迅速缓解;如果应激源持续存在或具有不可逆转性,则病人的症状一般可 2~3 天后开始减轻,通常在一周内可缓解,预后良好。

(二)创伤后应激障碍的治疗与预后

1. 治疗原则 PTSD 病人的治疗目标因人因疾病的阶段不同而异,具体包括:最大限度地减轻或消除 PTSD 的核心症状,减轻或消除创伤相关的并发症,减轻病人的痛苦体验;提高病人的心理应对能力,恢复病人的安全感及信任感,最终帮助病人社会功能恢复到创伤前水平;防止 PTSD 症状慢性化及复发;促进创伤后的人格成长和职业发展,帮助病人重建职业目标、人际交流能力、核心价值及信念。

(1)心理治疗:是 PTSD 的重要治疗方式。其中,认知行为疗法及眼动脱敏再处理治疗(eye movement desensitization and reprocessing,EMDR)是治疗急性和慢性 PTSD 核心症状的有效方法。延长暴露技术对 PTSD 相关的焦虑或回避症状治疗也有效。基于精神动力学的心理治疗寻找生长过程中人际或内心的冲突,对 PTSD 病人的社会、职业和人际功能的恢复尤为重要。关注现实和创伤为中心的团体治疗也可减轻 PTSD 的症状。无论采取何种心理治疗,其实施过程应依据正常化、协同化、个性化原则。

(2)药物治疗:是 PTSD 的重要治疗手段。应针对病人的躯体症状及时给予药物对症治疗。有研究表明:帕罗西汀、氟西汀和舍曲林等能有效地治疗 PTSD 的回避、警觉性增高和麻木等症状;单胺氧化酶抑制剂和三环类抗抑郁药等对闯入性回忆和噩梦疗效较好。另外,临床研究证实：①抗癫痫药物对 PTSD 也有一定疗效：拉莫三嗪对闯入性回忆和回避症状有改善，卡马西平和丙戊酸钠分别对闯入性回忆和回避症状有明显改善，卡马西平、丙戊酸钠和锂盐均对警觉性增高症状有改善作用；②α_2-肾上腺素能激动剂如可乐定可以改善 PTSD 病人的警觉性增高（如易激惹、失眠等），阿片拮抗剂如纳洛酮对 PTSD 病人的回避、麻木和悲观症状有效。

2. **预后** PTSD 病程长短因人而异，大约 50% 病人 3 个月内完全恢复正常，超过 1/3 的病人症状持续一年以上。美国国家共病调查（National Comorbidity Survey，NCS）研究资料显示，PTSD 症状在创伤后一年内迅速缓解，但大约 33% ~ 50% 的 PTSD 病人会成为慢性，甚至终生不愈。

一般而言，PTSD 病人具备下述一些特点，提示预后相对较好：临床症状出现急、持续时间短暂（<6 个月）；患病前社会功能良好；社会支持系统比较完善；无躯体疾病及其他精神疾病共病；无其他显著危险因素。

但当 PTSD 病人具备下列一些因素时，其病情往往更易于慢性化、更趋于难治：年幼或年老病人；女性病人；症状数量多，麻木和警觉症状所占比例较高；有童年创伤史；共病其他精神疾病；经历的创伤性事件强度巨大；经历创伤事件后未及时接受危机干预者；缺乏或丧失有效的情感支持和社会支持；经常以自责、回避、酗酒吸烟等不良方式应对困境者；有效药物治疗的疗程不足够；缺少心理治疗者等。

（三）适应障碍的治疗与预后

1. 治疗原则

（1）心理治疗：主要是解决病人的心理应付方式和情绪宣泄的途径问题，通常采取个别指导、家庭治疗和社会支持等方式。

（2）药物治疗：主要用于情绪异常较明显的适应障碍病人，或作为心理治疗的辅助作用。对焦虑、恐惧不安者，可使用抗焦虑药；对抑郁症状突出者，可选用 SSRI 或 SNRI 类药物，也可根据需要选用三环类的丙米嗪和阿米替林等抗抑郁药；对有妄想、幻觉、兴奋激越者，或出现冲动行为威胁到自身或他人安全者，可给予短期抗精神病药物治疗，如第二代的抗精神病药奥氮平、奎硫平等，或第一代的氯丙嗪、氟哌啶醇等，药物可持续服用到病人症状消失后数周再停。药物治疗宜遵循低剂量、短疗程的原则。药物治疗的同时，心理治疗应继续进行，特别是对恢复较慢的病人更为有益。

2. 预后

给予适当治疗后预后良好。应激源消失后，一般几个月或最长不超过 6 个月，病人可恢复正常。有报道指出，青少年比成年病人病程要稍长些，并可出现伴发自杀的行为。对迁延不愈的病人，应考虑应激源是否未完全消除，并仔细深入接触，观察有无其他精神障碍未被发现的可能，对于青少年，需要关注有无共病物质滥用或依赖问题。

第二节　应激相关障碍病人的护理

一、护理评估

对应激相关障碍病人的护理评估主要包括应激源、心理、生理、精神状况和行为方式、社会功能等方面,尤其需要关注病人是否存在冲动伤人及自伤自杀的危险。对应激源、病人的应对方式及人格特点的评估,有助于选择针对性的护理措施。

1. **应激源的评估** 包括应激源的种类、强度、发生的原因和持续的时间,以及病人对应激源的主观感受与评价,疾病发作与心理创伤的关系,病人的应对方式等。

2. **生理评估** 包括:①病人的一般情况,尤其要注意营养、食欲、大小便、睡眠等情况;②既往健康状况,如精神病史、躯体疾病史、物质滥用史;③各器官功能情况,通过体格检查、实验室及其他辅助检查等进行评估。

3. **心理评估** 主要是对病人应对方式和认知模式的评估。包括:①评估病人平时对应激性事件的处理方式及所需时间;②评估病人对应激性事件的认识及对待疾病的态度;③评估病人的情绪状态,特别是焦虑、抑郁、恐惧等情感反应;④评估病人的精神状态和行为。

4. **社会功能评估** 主要评估病人的社会角色、职业功能、人际交往、个人生活能力等有无受损;评估病人家属对疾病的认识情况及家属对病人所持的态度;评估病人可利用的社会资源、强度、性质和数量。

二、护理诊断/问题

1. **创伤后综合征** 与下述因素有关:事件超出一般常人所能承受的范围、经历多人死亡的意外事故、遭受躯体及心理的虐待、被强暴、目击暴力死亡和肢体严重受损的恐惧事件、面临战争、切身感受到对自身或所爱者的严重威胁和伤害等。

2. **急性意识障碍** 与强烈的精神刺激以及病人应对机制不良有关。

3. **迁居应激综合征** 与居住环境改变有关。

4. **强暴创伤综合征** 与被人强暴有关。

5. **有暴力行为的危险** 与应激事件引起的兴奋状态和冲动行为有关。

6. **有受伤的危险** 与病人的意识蒙眬、行为紊乱和兴奋状态有关。

7. **有自伤、自杀的危险** 与应激事件引起的抑郁焦虑等情绪有关。

8. **睡眠型态紊乱** 与应激事件引起的情绪波动、坐立不安、环境改变和精神运动性兴奋等有关。

9. **有营养失调的危险** 与病人精神运动性兴奋或精神运动性抑制引起的生活不能自理有关。

10. **自理能力下降** 与应激事件导致行为紊乱或退缩等有关。

11. **恐惧焦虑** 与病人经历应激后反复出现闯入性症状有关,与病人持续面对应激事件主观感到不安及担心有关。

12. **感知觉改变** 与应激引起的反应有关。

13. **环境认知障碍综合征** 与应激引起的对周围环境认知的不正确有关。

14. **社交能力受损** 与应激事件导致的行为障碍有关。

15. **无效性角色行为** 与家庭冲突、应激、不切实际的角色期待及支持系统不足有关。

三、护理目标

以消除应激源的影响及矫正不良的心理应对方式为最终目标。

1. 能认知哪些是触发创伤体验的情境。

2. 能与他人沟通,控制自己的自责、内疚、愤怒、紧张、恐惧等情绪。

3. 症状减轻或消失,不发生伤害自己或他人的行为,无走失、跌伤等。

4. 能现实面对创伤事件,应用所学技巧控制躯体症状和情绪。

5. 保持良好的个人卫生和充足的营养及睡眠。

6. 恢复正常的社会功能。

四、护理措施

应激相关障碍的临床护理措施包括应激源的处理、安全护理、生理和心理护理等几个方面。鉴于应激源和病人的表现不同,针对不同病人其护理措施应有所侧重。对于急性应激障碍的病人,侧重关注病人的安全、基本生理需要的满足和稳定情绪;对于缓解期病人,重点加强病人的应对能力;对于创伤后应激障碍的病人而言,早期着重于保障病人安全和消除情绪障碍,后期主要侧重于帮助其建立有效的应对机制;对适应障碍的病人,护理重点放在帮助其提高适应环境和应对应激的能力方面。

1. **脱离应激源**　由于应激相关障碍的病因明确,主要由应激性事件所致,因此首要护理措施就是帮助病人尽快消除精神因素或脱离导致精神创伤的环境,最大限度地避免进一步的刺激。同时,为病人提供安静温馨、宽敞舒适的室内休息环境,尽量减少各种不良因素对病人的刺激和干扰。通过这一护理措施,可以消除病人的创伤体验,促进症状的缓解和消退。

2. **安全护理**　ASD 病人可以出现意识蒙眬状态、精神运动性兴奋或精神运动性抑制等症状,易发生跌伤、走失、自伤、伤人等行为安全问题;PTSD 和适应障碍的病人常因情绪低落存在自杀自伤行为,因此对应激障碍病人要严密观察和护理,防范各种安全问题的发生。

(1)评估病人意识障碍的程度、暴力行为和自伤自杀的危险度。密切观察病人暴力行为及自伤自杀的可能先兆,一旦发现征兆时应立即采取果断措施,保证病人及周围人员的安全。

(2)妥善保管剪刀、绳索、药物、尖锐利器等危险物品,定期进行安全检查,发现隐患时要及时处理,以杜绝危险。

(3)病人处于精神运动性兴奋状态时,可给予适当约束,以保证病人安全。

(4)对意识障碍的病人需要严密观察和护理,限制其活动范围,防止走失、跌伤或受到其他意外伤害。

(5)对有自杀自伤危险的病人,应将病人安置在重病室,其活动范围应控制在护理人员的视线内,必要时设专人看护。要多与病人交流沟通,掌握其病情、心理活动变化,鼓励其表达思想、情感,利用各种机会动摇和消除病人自杀的意念。加强病情观察和巡视,尤其是夜间、清晨、节假日等易发生自杀时段,更要严加防范。

3. **生理护理**　针对病人不同状态采取不同措施。对于生活不能自理的病人,应加强生活护理,帮助病人满足基本生活需要,如:沐浴、洗漱、如厕等个人卫生方面的护理。对于营养失调和(或)进食存在障碍的病人,应加强饮食护理,必要时可予以鼻饲饮食或胃肠外营养辅助,以保证病人正常能量的摄入及机体的水电解质平衡。对于心因性木僵的病人,需作好皮肤口腔的护理,为病人定时翻身,预防压疮和口腔溃疡。对于睡眠型态紊乱的病人,有针对性的作好睡眠护理,保证病人每日有充足的睡眠。对于所有应激相关障碍的病人,都需要提供舒适、温馨、安静的室内氛围。

4. 心理护理

（1）建立良好的护患关系：护士通过主动倾听、共情支持、态度温和真诚、接纳病人的感受等方法，建立起病人对于护士的信任感。增加责任护士与病人接触的次数和时间。通过言语沟通，鼓励病人倾诉自己的创伤体验，宣泄愤怒压抑的负面情绪，帮助病人认识应激相关障碍的症状，分析各种原因及危害性。

（2）给予支持性心理护理：对急性期病人给予支持性心理护理，具体措施包括：①言语或非言语方式的安慰，如保持与病人的密切接触，积极的暗示性语言，护士握住病人的手鼓励或倾听其诉述等；②鼓励病人共同参与活动：根据病人的承受能力，鼓励病人选择做些什么，促使病人在活动中或与他人交往中减少对以往创伤事件的回忆，或减轻孤独感及纠正退缩回避他人的行为；③合理解释指导：对病人的症状进行解释，协助病人认识疾病的性质，以解除病人的思想顾虑，树立战胜疾病的信心，鼓励、指导病人正确对待客观现实；④帮助病人宣泄：护士应鼓励病人运用言语描述、联想回忆、表达等方式促其宣泄，讨论创伤性事件包括病人的所见所闻、所思所想，减少病人可能存在的自我消极评价，鼓励病人按照可控制和可接受的方式表达焦虑、激动，允许自我发泄，如来回踱步、哭泣等；⑤强化疾病可以治愈的观点。

（3）帮助病人纠正负性认知：帮助病人寻找自身存在的负性自动思维，纠正病人的这些认知障碍，进而培养病人积极的、建设性的思维方式，如教会病人正性思维（用积极的想法代替消极的想法）、自信训练（学会表达感受、意见和愿望）、思维阻断法（默念"停"来消除令人痛苦的想法）等方法，促使病人在面临应激环境和适应障碍时，建立积极的应对策略。

（4）指导病人使用放松技术，学会自我管理焦虑的方法，主要包括：听音乐、呼吸训练（学习缓慢的腹式呼吸）、全身放松训练（系统的肌肉放松）等方法，积极配合医生做好暗示治疗、行为疗法（如暴露疗法）、生物反馈治疗等。

（5）帮助病人认识自己个性中的不足之处，正确对待致病因素和疾病的发生，确认以前应用过的有效的心理应对方法，或通过训练有效的心理应对方法，帮助病人提高自我康复能力及应激能力。

（6）帮助病人学会处理应激的各种积极有效的认知和行为技能，并将其积极应用于现实生活中。如：①选择性重视：重视自身的优点和长处，以己之长较他人之短；②选择性忽视：不故意去关注自己的挫折和痛苦，对创伤事件不故意去感知、不接触、不回忆；③改变原有的价值系统：用平常心看待事物，不与他人作比较、不计较得失、学会放弃，接受自己的长处和优点；④降低自己的期望值：将自己的期望值降低，使之更符合现实；⑤改变愿望满足的方式：放弃目前难以实现愿望的方法，采取其他方式满足愿望；⑥转移注意力：采取运动休闲、与人交流、听音乐看电视等方法转移自己对应激的注意力。

（7）帮助病人运用社会支持系统应对应激：①帮助病人发现有哪些人能关心支持自己，帮助其寻找适当的社会资源和支持系统；②指导病人重新调整和建立社会支持，鼓励其动用一切可利用的社会支持资源以减轻应激反应，促进身心的早日康复。

5. 药物护理　遵照医嘱给予病人服用相应的药物治疗，如抗焦虑抑郁的药物，小剂量的抗精神病药物等，让病人了解药物的作用和副作用，学会自己观察药物的作用与不良反应。

五、护理评价

1. 病人的异常情绪和反应是否按预期目标得到改善,病人能否控制自己的情绪。

2. 病人是否发生了自伤自杀、冲动攻击行为,是否有跌伤、走失发生。

3. 病人是否改善了心理应激的应对方式。

4. 病人是否睡眠充足、营养良好、生活自理并有规律。

5. 病人是否恢复了正常社会功能。

六、健康教育

1. 让家属理解病人的痛苦和所处的困境,使其能够关心和尊重病人,但不会过分地迁就或强制病人。

2. 帮助家属和病人学习应激相关障碍的相关知识,正确地认识疾病,消除模糊观念引起的焦虑不安和抑郁情绪。

3. 指导家属协助病人合理安排工作、生活,恰当处理与病人的关系,并教会家属正确帮助病人恢复社会功能。

(王秀清)

1. 急性应激障碍是指个体在遭受到急剧而严重的心理社会刺激（环境）因素以后立即（通常在数分钟或数小时内）发病，可表现为精神运动性兴奋或精神运动性抑制，甚至木僵。病程短暂，在应激源消除以后，一般几天至一周内完全缓解，多数病人预后良好。

2. 创伤后应激障碍是指个体在遭受异乎寻常的威胁性、灾难性精神创伤后延迟出现的一种精神障碍。临床主要表现为"创伤三联征"，即：重新体验症状、回避症状和警觉性增高。

3. 适应障碍指因长期存在应激源或困难处境，加上个体本身的性格缺陷而产生的以烦恼、抑郁等情感障碍为主，伴有适应不良行为（如行为退缩、不注意卫生、生活无规律等）和生理功能障碍（如睡眠障碍、食欲缺乏等），并使个体社会功能受损的一种慢性心因性障碍。

4. 对于急性应激障碍的病人，侧重关注病人的安全、基本生理需要的满足和稳定情绪；对于缓解期病人，重点加强病人的应对能力。对于创伤后应激障碍的病人而言，早期着重于保障病人安全和消除情绪障碍，后期主要侧重于帮助其建立有效的应对机制。对适应障碍的病人，护理重点放在帮助其提高适应环境和应对应激的能力上。具体可从脱离应激源、安全护理、生理护理、心理护理及药物护理几个方面开展。

1. 创伤后应激障碍、适应障碍、急性应激障碍的定义。

2. 叙述急性应激障碍的干预原则、护理诊断和护理目标。

3. 阐述创伤后应激障碍的护理措施。

第十二章 儿童及青少年期精神障碍病人的护理

12

学习目标	
掌握	儿童及青少年期精神障碍的类型；精神发育迟滞、儿童孤独症、注意缺陷与多动障碍的概念；儿童及青少年期精神障碍的护理措施。
熟悉	儿童及青少年期精神障碍的临床表现。
了解	儿童及青少年期精神障碍的病因、诊断和治疗。

儿童及青少年期精神障碍是指发生于儿童及青少年时期的各种心理发育、情绪和行为等精神障碍。病因与成人类似，包括生物学因素、心理和社会因素，此外还存在发育性因素。在儿童及青少年精神障碍的治疗中心理治疗起了非常重要的作用，药物治疗则具有重要而局限的作用，主要用于治疗抑郁症、强迫症、注意缺陷与多动障碍、抽动障碍等的治疗。

儿童及青少年处于生长发育期，是人生重要的生长发育阶段，其躯体和心理都在不断地成长变化，不同年龄阶段的儿童和青少年有其特点，与成人差别很大。儿童及青少年精神障碍的临床表现、病程转归、治疗和护理具有其独特的区别于成人的特征，所以在治疗和护理方面也具有自己的特点。

第一节　精神发育迟滞病人的护理

一、概述

问题与思考　　　　小明是父母的第一个孩子，足月顺产，母亲在怀孕期间除了经常感冒外无其他重大疾病史。小明幼年时长得非常可爱，安静，不好吵闹，好喂养。他的生长发育较同龄人要晚，1岁多会坐，2岁左右会走，说话晚，1岁半才开始喊爸爸妈妈，而且语言发育迟缓，4岁时才能讲完整的句子。家人只是认为小明的发育慢一些，而不认为他有病。

思考：该病人为什么出现这些症状？如何对病人进行治疗护理？

（一）概念和分类

精神发育迟滞（mental retardation，MR），又称智力低下、精神发育不全，是指个体在18岁以前，由于先天和后天的各种不利因素引起的以智力低下和社会适应困难为主要特征的心理发育障碍。临床上表现为认知、语言、情感、意志、行为和社会化等方面的障碍，大脑在成熟和功能水平上都显著落后于同龄儿童，可同时伴有其他精神障碍或躯体疾病，是导致人类残疾的主要疾病之一。根据智力缺损的程度和社会适应能力不良，一般分为轻度、中度、重度和极重度精神发育迟滞四个临床类型。

（二）病因

世界卫生组织（WHO）报道，任何国家或地区精神发育迟滞的患病率一般为1%~3%。男性患病略多于女性，农村和其他不发达地区患病率高于城市，低经济水平、低文化家庭中多见。精神发育迟滞的病因十分复杂，生物学因素、心理社会因素以及其他因素均可能导致大脑功能发育阻滞，大部分精神发育迟滞的病因不明确。一般来讲，病情越重，病因越明确。从时间上来看，精神发育迟滞的病因分为产前、产时和产后因素。产前因素包括遗传因素和母孕期因素，产时因素包括宫内或出生时窒息、产前出血、前置胎盘、胎盘早期剥离、产程过长、产伤、新生儿颅内出血、早产、未成熟儿等。产后因素包括中枢神经系统感染如脑炎、脑膜炎、颅脑外伤、脑出血、脑缺氧、甲状腺功能低下、中毒、营养不良、长期隔绝等。

（三）临床表现

1. 轻度精神发育迟滞（mild mental retardation）　智商介于 50~70,为最常见的一个类型,占精神发育迟滞总数的 85%。此类型病人智力缺陷程度较轻,不易被早期发现,常常在入学后其智力活动较其他儿童明显落后才被发现。轻度精神发育迟滞病人的语言发育缓慢,但能掌握日常生活词汇,通过学习能进行阅读和背诵,能够进行日常生活交谈。其计算、读写、抽象思维能力比同龄儿童差,随年级增高学习越来越困难,难以与同龄儿童一起升班,一般不易考入中学,需要特殊教育。其社会适应能力低于正常水平,但能够自理生活,从事简单的劳动或技术性操作。病人考虑问题简单,缺乏预见性和灵活性,常依赖别人,遇到刺激容易产生心理障碍。成年后其智力水平相当于 8~12 岁的儿童。

问题与思考　　明明患儿自幼发育迟缓,2 岁多才能喊爸妈,5 岁多可讲单词,但至今词汇不多。2 岁能立,3 岁能走,8 岁时开始上学,一年级时成绩较差,勉强能够及格。二年级的时候成绩更差,语文、数学经常不及格,特别是数学成绩更差。学校老师反映明明的理解能力差,作业完成的质量差,很难教会。明明和同学的关系一般,虽然能够主动帮助同学做一些简单的事情,如削铅笔、收作业等,但是经常招惹其他同学,也经常受到一些顽皮孩子的欺负,有时在一些同学的教唆下出现不良行为如偷同学的铅笔、本子等。明明小学毕业后没有考上中学,一直在家。长大后明明虽然能做一些简单工作,但是好吃懒散。他经常偷别人的东西,有时还猥亵女青年,因此曾经被劳教过。至今还没有结婚,一直和父母一起生活。

思考：该病人为什么出现这些症状？如何对病人进行治疗护理？

2. 中度精神发育迟滞（moderate mental retardation）　智商介于 35~49,占精神发育迟滞总数的 10%。中度精神发育迟滞的病人在语言、运动能力等方面的发育明显落后于同龄儿童,能够说话,但是词汇贫乏,不能表达复杂的内容。阅读、计算和理解能力差,不能适应普通学校的教育,需要进行特殊教育。生活自理困难,需要别人的指导和照顾,能部分自理日常简单的生活,能做简单的劳动。多数中度精神发育迟滞病人有生物学病因,躯体和神经系统检查常常有异常发现。成年后其智力水平相当于 6~9 岁的儿童。

3. 重度精神发育迟滞（sever mental retardation）　智商介于 20~34,占精神发育迟滞总数的 3%~4%。重度精神发育迟滞病人在语言和运动方面的能力很差,能说一些简单的词句,表达能力差,不能理解别人的言语,无法学习。生活不能自理,需要在监护下生活,不能劳动。运动功能很差,无社会行为能力,常伴有各种畸形和神经系统异常体征。此种类型几乎均由生物学原因所致。成年后其智力水平相当于 3~6 岁的儿童。

4. 极重度精神发育迟滞（profound mental retardation）　智商在 20 以下,较少见,占 1%~2%。大多数病人在出生时就有明显的先天畸形和神经系统异常,无语言能力,不会说话也不理解别人的言语,有的能说简单的词,但发音不清。不能活动,生活不能自理,完全依靠别人照料生活。大多数病人因生存能力薄弱及严重疾病而早年夭折。其智力水平相当于 3 岁以下的儿童。

（四）诊断

精神发育迟滞要结合病史、全面的体格检查、神经系统检查、实验室检查、精神检查和心理测验等多方面的材料进行诊断。诊断要点包括：①起病于18岁以前；②智商低于70；③存在不同程度的社会适应困难。在临床分级上通常根据智力低下和社会适应能力的水平进行，以智商（IQ）和适应商（ADQ）为分级标准，当然还要结合病人的临床表现。

相关链接　　　　智商（IQ）和适应商（ADQ）简介

智力是指人类学习和适应环境的能力，包括观察能力、记忆能力、想象能力和思维能力等。对智力的科学测试需要智力测验，世界上第一个智力量表是法国心理学家比奈和西蒙于1905年编制的。目前在世界上广泛应用的是韦克斯勒智力量表，包括学前和幼儿智力量表、儿童智力量表和成人智力量表，由美国心理学家韦克斯勒编制，我国心理测验专家龚耀先教授修订，制定了中国常模。智力的高低用智商（intelligence quotient, IQ）来表示。

社会适应能力是个体处理日常事务和承担社会责任的实际能力，包括自理能力、沟通能力、社会化和职业能力。社会适应能力常用适应行为评定量表进行评估，社会适应水平的高低用适应能力商数[简称适应商（adaptive quotient, ADQ）]表示。

（五）治疗和预防

1. 治疗　目前没有特效的药物治疗。治疗的原则是早期发现，早期诊断，查明原因，早期应用医学、社会、教育和职业训练等综合措施干预。治疗以照管、教育训练为主，并结合病因和病情采取相应的药物治疗。

（1）教育训练：一般在特殊教育学校、训练班、社区、家庭等环境中完成，主要包括语言功能、运动功能、认知功能、劳动技能和社会适应能力等方面。教育训练要对不同程度的病人采取不同的方法，并注意个体化。轻度精神发育迟滞病人主要是在认知功能、劳动技能和社会适应能力方面进行训练。中度精神发育迟滞病人重点训练语言功能、运动功能、认知功能、简单的劳动技能和适应能力。对于重度及极重度病人则主要是生活自理能力与基本生活技能的训练。教育训练时要注意对病人应耐心，坚持不懈地进行教育和训练，才能取得较好的效果。

（2）药物治疗：主要包括病因治疗和对症治疗，对病因清楚的疾病如苯丙酮尿症、甲状腺功能低下、先天性颅脑畸形、脑积水等及时针对病因治疗。而对于伴发精神症状的病人可选用小剂量抗精神病药物、心境稳定剂和抗焦虑药治疗。另外可给予改善脑细胞功能的药物如吡拉西坦（脑复康）、吡硫醇（脑复新）、叶酸、脑活素等进行治疗。

（3）心理治疗：病人随着年龄增长可以出现很多心理问题，比如孤僻、退缩、自尊心差、容易自卑、对立、攻击性行为等，所以心理治疗也十分必要。

2. 预防　对精神发育迟滞来讲，预防是至关重要的，要做好三级预防工作。一级预防是消除病因，防止精神发育迟滞的发生。一级预防的措施包括遗传咨询、做好婚前检查、孕期保健、做好产前检查和围生期保健等。二级预防是指早期发现可能引起精神发育迟滞的疾病，对可疑病人进行定期随访和早期干预。二级预防的措施包括产前诊断、新生儿遗传代谢疾病筛查、可疑病人监测等。三级预防是对疾病采取综合措施，提高医疗质量与水平，减少残疾。

二、精神发育迟滞病人的护理

（一）护理评估

1. **生活史** 包括母孕期情况、出生时状况、发育情况、父母的教养方式、学习情况、与同龄人的交往情况、有无躯体疾病史(特别是中枢神经系统疾病和遗传病史)、家族史(父母是否近亲婚配、有无遗传疾病者、有无智力低下者)等。

2. **生理评估** 评估病人目前的躯体状况，有无躯体疾病、畸形或缺陷，有无运动障碍，有无贪食、食欲减退、便秘、睡眠障碍等。病人辅助检查的各项指标情况，如颅脑 CT/MRI、脑电图、心电图、各种化验检查、染色体检查等。

3. **心理社会评估** 包括个性、智力水平、精神状况和社会功能四个方面。

(1)个性：病人的个性是稳定型的还是兴奋型的，稳定型病人一般较安静、和善、听话、不吵闹、依赖性强、容易接受教育；兴奋型病人一般容易兴奋、多动、情绪多变、好争吵、容易与人发生冲突，引起法律问题等。

(2)智力水平：一般通过韦氏儿童智力量表测验得出病人的智商。对于不合作无法完成者可通过简单的测定如计算力、常识、抽象思维能力等方法，结合临床表现、社会功能等来确定。

(3)精神状况：病人的感知觉状况，有无错觉和幻觉；情绪状况如何，包括情绪稳定性、控制力、有无焦虑及抑郁等；意志行为状况如何，有无意志活动增强或减退，有无冲动攻击、自伤、刻板动作等行为。

(4)社会功能：评估病人的生活自理能力和语言交往能力。病人能否独立进食、穿衣、洗漱、大小便、能否独立外出、做饭、买东西等。病人的语言发育情况、表达能力如何，有无言语障碍，能否使用日常的社交性语言，以及是否能用语言较好地表达自己的感受和意愿。

（二）护理诊断/问题

1. 营养失调。

2. 有受伤的危险。

3. 有冲动行为的危险。

4. 生活自理缺陷。

5. 言语沟通障碍。

6. 社会交往障碍。

（三）护理目标

1. 病人维持正常的营养状态，体重维持在正常范围。

2. 病人避免受伤。

3. 病人避免出现冲动行为，如果出现则采取相应的有效措施。

4. 病人的生活自理能力改善。

5. 病人的言语沟通能力改善。

6. 病人的社会交往能力、学习能力改善。

（四）护理措施

1. 生活护理 主要包括卫生、饮食、睡眠等方面的护理,一般根据病人精神发育迟滞的严重程度不同,采取不同的护理方法进行护理,如督促、协助、替代等。轻度者具有相对较好的生活自理能力,主要是督促病人养成良好的生活习惯,按时起床、进餐、洗漱、大小便、进行适当的活动,保证营养摄入;中度病人的生活自理能力较差,护士要协助病人料理个人生活;重度的病人不能生活自理,完全需要别人的照顾,病人由于常常合并器质性疾病,运动功能严重受损,所以护士要帮助其料理个人生活。

饮食护理时需要注意的是进餐前应尽量使病人情绪稳定,切记态度粗暴。有些病人不能控制进食量,要注意防止暴饮暴食。有些病人具有挑食、偏食行为,要注意纠正。有些病人需要特殊的饮食,护士需要格外注意。如苯丙酮尿症的病人则需要低苯丙氨酸饮食,所以护士配合医生严格执行饮食治疗,监督病人食用低苯丙氨酸食物如羊肉、大米、大豆、玉米、淀粉、蔬菜等,限制小麦、蛋类、鱼、虾、乳类等富含苯丙氨酸的食物摄入。半乳糖血症的病人要注意不要食用乳类食物,地方性克汀病要注意及时补碘。

2. 安全护理 患儿居住的环境应温馨、安全、简单实用,排除不安全的隐患和设施,如锐器、火柴、药品、电源插座等不要放在患儿可以触及的地方。禁止患儿进行攀爬、打闹等危险活动。不要放置危险物品,每天要检查是否有危险物品。对于影响病人安全的活动应及时制止,防止出现危险。有的病人具有自伤或冲动、伤人、毁物行为,更需要护士严加防范和处理。对不能正确述说躯体不适的病人应更加注意观察,及时向医生汇报,以尽快控制精神或躯体症状。

3. 心理护理 精神发育迟滞病人的心理年龄远远落后于实际年龄,心理发育落后,其在日常生活中容易遇到一些不良的生活事件,如被歧视、被拒绝、失败、无助感等,从而产生内心冲突和心理问题,出现焦虑、愤怒等不良情绪,所以心理护理非常重要。

(1)建立良好的护患关系:精神发育迟滞病人语言表达能力差,与人交流困难,护士要对其具有强烈的爱心、同情心和耐心,充分了解病人的喜好,取得病人的充分信任,才能取得良好的护理效果。

(2)充分了解病人各方面的情况:心理护理前护士要充分了解病人生长发育情况、家庭情况、父母的教育方式、躯体情况、精神症状和教育训练情况等,与医生和家长密切配合,保证治疗方案的顺利实施。

(3)注意交流的方式:护士与病人交流时注意态度和蔼可亲,不要冷落、嫌弃、讽刺病人,并且用简单、易懂的语言交流。

(4)精神症状的护理:精神发育迟滞的病人的精神症状主要是情绪和行为问题。当病人出现焦虑、恐惧、愤怒、冲动伤人或自伤等不良情绪和行为时,护士应保持冷静,将病人带离引起上述情况的环境,采取安慰、转移病人的注意力、做游戏等方法控制其情绪和行为。轻度精神发育迟滞的病人具有一定的理解和自控能力,护士要帮助其分析出现不良情绪和行为的原因,使其学会控制自己的情绪。

(5)护士要协助医生进行心理治疗和行为干预。

4. 教育训练

(1)轻度、中度精神发育迟滞的患儿:学习掌握与其智力水平相当的文化知识、日常生活技能和社会适应技能,从而具有基本的生活自理能力和一定的社会适应能力。

(2)重度精神发育迟滞的患儿:重点训练基本的生活技能,在特殊教育学校或专门机构中进行基本生活技能训练、语言功能训练、劳动技能训练和道德品质教育。

(3)基本生活技能训练:包括大小便自理、饮食、穿衣、洗澡、睡眠以及安全等方面训练,使患儿学会如何躲避危险、如何求助,也可教他们学习交通安全知识及简单的救护常识等。训练时可以先选择目前最迫切要求学会的生活技能作为训练的起点,注意积极鼓励病人,持之以恒,才能取得较好的训练效果。

(4)语言功能训练:主要是对中度和重度的精神发育迟滞病人进行训练,训练要注意和家庭、学校密切配合,协同进行。训练的方式是通过反复教、模仿并配合实物和动作使他们尽可能多的掌握一些词汇,多与外界接触,多说话、多练习,及时表扬和强化,提高患儿的学习兴趣和信心。

(5)劳动技能训练:劳动技能训练必须结合病人的实际情况如智力水平、动作发展水平和病情严重程度进行,可从自我生活劳动培养,如洗脸、刷牙、穿衣、吃饭、扫地等,逐渐进入社会生活服务劳动技术的培养。然后根据实际的工作需求,进行定向职业技能培训。

(6)道德品质教育:病人由于心理发育落后、智力低下,其认识水平低,对事物分析能力差,应变能力差,往往不能预见自己的行为后果。因而常出现一些不符合社会规范和要求的行为,甚至犯罪行为如偷窃、抢劫、性犯罪等。所以做好病人的道德品质教育很重要。道德品质教育可以和其他教育训练相结合,贯穿于教育训练之中。道德品质教育要注重提高病人分辨是非的能力,培养遵纪守法、有礼貌、勤劳善良的品质。同时还要注意病人的生理、心理特点,充分了解每位病人的缺陷,保护病人的自尊心,把缺陷行为和不道德行为严格区分开。

5. 健康教育 健康教育主要是针对家长和教师进行。

(1)疾病知识教育:首先要求家长了解精神发育迟滞的基本知识,如临床表现、治疗方法、病程、预后等,使家长和教师正确认识疾病的特点,从而根据病人的实际情况进行教育,也能对其将来的发展寄予恰当的希望。

(2)治疗和教育训练知识:要求家长和教师充分了解精神发育迟滞的治疗方法和需要注意的事项,特别是教育训练方面的知识和技能,最好让家长和教师能够学会一些重要的、能在家庭和学校开展的教育训练技能。

(3)预防知识教育:要向家长和教师宣传预防精神发育迟滞发生的知识,如优生优育、孕期保健、做好产前检查和围生期保健、遗传咨询等。

(五)护理评价

1. 病人的生活自理能力是否改善。

2. 病人的语言能力是否改善。

3. 病人的社会功能是否改善。

4. 病人的精神症状如异常的情绪和行为等是否改善。

5. 病人是否有受伤的情况发生。

6. 病人的营养状况是否改善。

7. 病人的家庭功能是否改善,如家属对疾病的认识、对待病人的态度、对治疗的配合程度、家庭的教养方式、家庭对病人的教育训练情况等。

第二节　儿童孤独症病人的护理

一、概述

问题与思考　　　　　小美的出生给小家庭带来无数的欢乐与激动,非常俊美。可是好景不长,在她3岁左右家人发现她和别的孩子相比有许多不一样。家人喊她的名字好像没听见似的,她不像其他小朋友那样会伸开双手让父母抱,父母看她的时候她却不看父母。小美对一般孩子都会特别喜爱的玩具一点都不感兴趣,却喜欢玩圆圆的东西,如瓶盖、化妆品瓶等。她不喜欢和别的小朋友玩,喜欢独处,不会与人交谈,仅能讲很少几个词。目前小美4岁半,她的记忆力特别好,教她的古诗会在无意之中完整地说出来,去哪里一趟就记得回来的路。家人非常困惑。

　　　　　　思考:该病人为什么出现这些症状?如何对病人进行治疗护理?

(一)概念

儿童孤独症(childhood autism),又称儿童自闭症,是一种广泛性发育障碍,起病于婴幼儿期,主要表现为社会交往障碍、言语发育障碍、兴趣范围狭窄和行为方式刻板。

(二)病因

儿童孤独症和遗传因素、病毒与免疫学因素、神经生化因素、脑结构及功能异常以及社会心理学因素有关。其中遗传因素在孤独症的起病过程中起着主要的作用。很多研究显示孤独症的发病与产前感染因素有关,以病毒感染为主,如风疹病毒、巨细胞病毒、水痘带状疱疹病毒和单纯疱疹病毒等。对孤独症神经递质的研究发现约1/3孤独症病人外周血5-羟色胺水平增高,还有一些研究发现脑内多巴胺的增加可引起部分孤独症儿童刻板行为增加。有人认为孤独症病人存在社会认知缺陷,他们缺乏推测他人意图、需要、情感等方面的能力,难以理解他人心理状态,无法判断和预测他人的行为,进而损害了社会交往能力。一般起病于3岁以前,男性多于女性,比例在2~4∶1。

(三)临床表现

1. **社会交往障碍**　是孤独症的核心症状。

(1)患儿不能与他人建立正常的人际关系,缺乏社会兴趣,不与外界接触,对环境缺乏兴趣,对熟悉与不熟悉的人都不加区分地表现出冷漠,极度孤独。

(2)患儿年幼时缺乏与别人眼对眼的对视,与人讲话时目光常常低着头或望着别处,不参加集体游戏,不主动接触别人。

(3)分不清亲疏关系,不能与父母建立正常的依恋关系,不能与同龄儿童建立正常的伙伴关系,有追踪报道,这类病人即使到了青春期后仍然缺乏社交技能,不能建立恋爱关系。

2. **言语交流障碍**　是孤独症的第二大症状,也是就诊的主要原因。患儿在语言交流方面存在明显缺陷,表现为以下四个方面:

（1）语言发育迟缓或缺如：也有部分患儿2~3岁前曾有表达性言语，但以后逐渐减少，甚至完全消失。重者语言发育完全受阻，无语言理解能力；轻者语言发育较好，在一定阶段甚至可有超前发育，但这类患儿常伴有不自然或造作的讲话方式、新造词汇、不断重复某个单词或句子。

（2）语言形式及内容异常：常常存在模仿言语、刻板重复言语，言语内容常常与他人问话或周围情景无关，语法结构、人称代词不会用或常用错，语调、语速、节奏、重音等也常存在异常。语言单调平淡，缺乏抑扬顿挫和感情，讲话内容也常与当时的情境缺乏联系。

（3）语言理解力不同程度受损：患儿对语言的理解低于相应的同龄儿童的心理年龄。语言理解力的不同程度受损，会使语言的表达也同时受损。

（4）言语运用能力受损：多数患儿语言运用能力低下，不会用已经学会的言语表达自己的愿望，即使会背儿歌、会背广告词，却很少会用言语进行交流。小部分患儿言语发育较好，能表达简单的愿望和要求，但是常常不会提出话题、维持话题或仅仅靠刻板重复的短语进行交谈或纠缠于同一个问题。

3. 兴趣范围狭窄和行为方式刻板

（1）患儿兴趣范围狭窄，甚至怪癖，对玩具、动画片等正常儿童感兴趣的内容没有兴趣，而通常对某些无生命的物体表示出迷恋，如车轮、瓶盖、旋转的电风扇等。喜欢玩一些非玩具性的物品，如锅盖、瓶盖或一段废铁丝等，采用不适当的方法摆弄玩具，缺乏想象力和创造力。

（2）患儿行为方式常常很刻板，会用同一种方式做事或玩玩具，会要求物品放在固定的位置、不能变动；出门非要走同一条路线；长时间只穿同一套衣服、盖同一床被盖或每天要吃同样的饭菜及固定地点解便；若环境或日常生活常规发生变化，则出现明显的不愉快和焦虑情绪，甚至出现反抗行为。

（3）患儿常常会出现各种刻板、重复的动作或奇特怪异的行为，如最常见的姿势是将手置于胸前凝视、反复搓弄手指、拍手、不停地旋转、摇摆身体、用脚尖走路或无目的地哭或笑。

4. 感知觉反应异常　主要表现对外界刺激反应迟钝或过分敏感，他们对声音、光线、冷热、疼痛等感觉迟钝或过敏。

5. 智能障碍　75%的病人存在不同程度的智力低下，其中中重度智力低下者占50%。孤独症儿童智力的各方面发展不平衡，有些孤独症在普遍智力低下的基础上具有某些超出正常人的特殊能力，如特殊的机械记忆能力、计算能力、阅读能力、音乐能力和绘画能力等。

（四）诊断

详细询问有关患儿的发育状况和行为特点，仔细观察患儿是否具有社会交往障碍、言语交流障碍、兴趣狭窄和行为方式刻板三大基本特征。患儿病前常常没有毫无疑问的正常发育期，即使有，在3岁以前也已表现明显异常。在各个年龄段都可以做出孤独症的诊断，但只有在3岁以前就已出现发育异常的患儿才可以确断为儿童孤独症。孤独症行为筛查量表（autism behavior checklist，ABC量表）、儿童孤独症评定量表（childhood autism rating scale，CARS量表）等可供辅助诊断之用。

（五）治疗和预后

1. 治疗

（1）教育训练：目前国内外公认教育训练是改善孤独症核心症状、提高病人生活质量的最有效方法。目标是促进病人言语发育,提高社会交往能力,掌握基本的生活技能。中华医学会制定的儿童孤独症诊疗康复指南推荐用行为分析疗法、孤独症病人治疗教育课程和人际关系发展干预作为儿童孤独症的干预方法,这也是目前国际主流应用的方法。除此之外还有其他的干预方法如感觉统合治疗、音乐治疗、游戏治疗、整合疗法、高压氧治疗等。孤独症的训练和预后密切相关,要长期不懈的坚持。

(2)心理治疗:主要采用行为疗法的方法,目的在于矫正或减少如攻击行为、自伤、刻板行为等病态行为,强化社会化行为,增强自信,激发好奇心。

(3)药物治疗:目前缺乏能治疗孤独症核心症状的药物,药物治疗主要是针对病人伴随的精神症状如情绪问题、攻击行为、活动过多、注意力缺陷等进行对症治疗。常用的药物有抗精神病药、心境稳定剂、抗抑郁药和中枢兴奋剂。利培酮和阿立哌唑是获得美国食品和药品管理局批准的用于儿童孤独症的抗精神病药。

2. 预后　孤独症的预后差,国外研究显示只有5%的病人成年可以相对独立地生活。预后与疾病严重程度、智商高低、是否存在言语发育障碍以及是否进行教育训练等有关。尽早地接受系统的教育训练在一定程度上可以改善孤独症的预后。

二、儿童孤独症病人的护理

(一)护理评估

1. 生活史　包括母孕期情况、出生时状况、发育情况、父母的教养方式、学习情况、与同龄人的交往情况、有无躯体疾病史、家族史等。

2. 生理评估　评估病人目前的躯体状况,有无躯体疾病、畸形或缺陷,有无运动障碍,有无饮食、睡眠异常等。病人辅助检查的各项指标情况,如颅脑 CT、MRI、脑电图、心电图、各种化验检查、染色体检查等。

3. 心理功能

(1)认知活动:评估患儿有无言语发育障碍、注意缺陷,评估患儿的智力状况,检测孩子是否有感觉异常,比如感觉迟钝或感觉过敏等。是否有某一方面特殊的能力,如阅读、记忆、音乐、绘画等;是否有固定不变、刻板的生活方式和习惯;有无重复刻板行为等。

(2)情感活动:评估患儿情绪方面是否有焦虑、抑郁、恐惧、易激惹、情绪不稳、淡漠等异常情绪。

(3)意志行为活动:观察患儿是否有某些奇怪的行为,是否显得多动,有无冲动攻击、固执违拗、重复刻板等行为。观察孩子是否对某些非玩具性的物品感兴趣,是否对某些物品特别依恋,患儿是否有某一方面的特殊爱好、兴趣和能力,如对数字、地名等有不寻常的记忆力。有无刻板的生活习惯等。

4. 社会功能方面

(1)生活自理能力:评估患儿的个人生活自理能力,穿衣、吃饭、洗浴、大小便等能否自理。

(2)社会交往和学习:观察患儿是否依恋父母,对亲情爱抚是否有相应的情感反应;是否能分辨亲疏;是否与小朋友交往、玩耍;接受新知识的兴趣和能力如何,在游戏活动中是否有兴趣参与。

(3)语言交流与非语言交流:了解孩子发育过程中是否一直不说话或很少说话;能否主动

与人交谈;讲话时的语音、**语调**、**语速**等方面有无异常;有无重复、刻板和模仿言语等。另外还要观察孩子是否常以哭闹、尖叫或**其他姿势**表达他们的不适或需要;有无体态语言等。不会使用代词"你"、"我"、"他",说话言语简单、平淡,**缺乏情感表达**。

(4)对周围环境变化的适应能力:当周围环境变化时病人能否适应,如搬家、房间的物品位置变换、饮食内容变化等,病人是否出现哭闹、烦躁、焦虑不安等。

(二)护理诊断/问题

1. 社会交往障碍。

2. 语言障碍。

3. 生活自理缺陷。

4. 情绪障碍   如焦虑、恐惧。

5. 行为障碍   如冲动、攻击、自伤、刻板运动等行为。

6. 睡眠障碍。

7. 营养失调。

(三)护理目标

1. 维持病人正常的营养状态,体重维持在正常范围。

2. 病人的社会交往能力改善。

3. 病人的交流能力改善。

4. 病人的生活自理能力改善。

5. 尽量避免病人出现冲动行为,如果出现则采取相应的有效措施。

6. 病人的情绪稳定性提高。

7. 病人有良好的睡眠。

(四)护理措施

1. 生活护理、安全护理、心理护理   可参阅"本章第一节"的相关内容。

2. 教育训练

(1)基本生活技能训练:包括饮食、穿衣、卫生、睡眠和安全等方面。训练时可以将每一种基本的生活技能分成许多小单元,由简到繁、循序渐进地完成。

(2)语言能力训练:注意把语言功能训练尽量融入日常生活当中,并且要坚持不懈。首先提供良好的语言环境,如利用看电视、听音乐、讲简单故事等让病人感受语言,或带孩子到公园、广场、超市等公共场所去感知事物,丰富病人的词汇和生活经验,加强对语言的理解能力;其次要反复强化,让病人多说,最好在游戏活动中边说边做,有目的地让病人说出身边的人和事,使病人的语言循序渐进地发展。

(3)社会交往能力训练:训练病人在和他人交流时能注视他人的眼睛和脸,可以用手捧着病人的头,追随他的目光,呼唤他,吸引他的注意。训练病人理解别人表情、手势、姿势等的含义,如让病人看不同表情的照片,告诉他相应表情的名称。护士还可以自己做不同的表情、手势、姿势等,让孩子模仿,进行反复训练,直到理解为止。同时还要训练病人用语言表达自己的需要和用语言传递信息。

(4)行为矫正训练:可以应用正、负强化法,系统脱敏,作业疗法等方法。训练时一定要有极强的耐心,不能急于求成,步骤要由简单到复杂,方法要形象、具体、直观、生动。同时,对孩子的进步要及时给予表扬和赞美。应针对不同行为,采用不同的矫正方法。

3. 精神症状的护理 孤独症病人经常情绪不稳,如发脾气、大声尖叫等,有些病人有冲动攻击、自伤行为。要注意不要在病人出现情绪和行为问题时满足他的需要,及时把病人带离出现不良情绪和行为的环境,积极从事一些有助于改善不良情绪和行为的活动,如游戏、写字、画画等。对于出现自伤行为的病人应立即制止。

(五)护理评价

1. 病人的生活自理能力是否改善。

2. 病人的语言能力是否改善。

3. 病人的社会交往能力是否改善。

4. 病人的精神症状如异常的情绪和行为等是否改善。

5. 病人是否有受伤的情况发生。

6. 病人的家庭功能是否改善,如家属对疾病的认识、对待病人的态度、对治疗的配合程度、家庭的教养方式、家庭对病人的教育训练情况等。

第三节 注意缺陷与多动障碍病人的护理

一、概述

问题与思考

强强是个精力特别充沛的孩子,他总是动个不停,不能静下来看书、看电视或者听故事,而是特别喜欢打闹,与小朋友玩耍时经常挑起事端。上小学后,学校环境的约束并没有使他的行为有所收敛。上课时他的小动作特别多,不遵守纪律,好晃椅子,经常招惹周围的同学。任何玩具到手就要拆开弄坏。注意力不集中,东张西望,易丢东西,如玩具、书本等。学习成绩差,不能完成课堂作业。课余活动好搞"恶作剧",有时接连把几个同学撞倒,自己却满不在乎,不受同学欢迎,常和同学打架。

思考:强强是个顽皮的孩子吗?为什么会出现这些症状?如何对他进行治疗护理?

(一)概念

注意缺陷与多动障碍(attention deficit hyperactive disorder,ADHD)又称多动症,主要指发生于儿童时期,表现为与病人年龄不相称的过度活动、注意力不集中或注意持续时间短暂、冲动任性、情绪不稳并伴有认知障碍和学习困难的一组综合征。症状发生在各种场合,男孩明显多于女孩。

（二）病因

注意缺陷与多动障碍的病因未明，可能与生物学因素、心理和社会学因素有关。多项研究表明遗传因素在本病的发生中起了重要的作用。双生子研究表明ADHD的遗传度为0.8或更高，单卵双生子的同病率为65%，异卵双生子的同病率为30%，且症状越严重，遗传的概率越大。病人脑内多巴胺和去甲肾上腺素功能低下，5-HT功能亢进，上述三种递质系统失衡可导致注意缺陷多动障碍。不良的家庭、环境、社会均可成为本病发病的诱因，如家庭破裂、教养方式不当、父母关系不和、童年与父母分离、受虐待、父亲有反社会行为或物质依赖、家庭经济困难等。还有研究显示本病可能与铁、锌缺乏、血铅增高有关。美国学龄期儿童注意缺陷与多动障碍的患病率为3%~5%，中国人群的患病率也逐渐增高，但目前尚缺乏大样本的流行病学调查资料。国内现有的调查发现患病率为1.3%~15.9%。男性与女性的性别比为1~9：1。

（三）临床表现

注意缺陷与多动障碍的主要临床表现包括注意障碍、活动过度和情绪不稳、行为冲动三大症状，并可伴有学习困难、情绪问题、品行障碍、抽动障碍等多方面的问题。

1. **注意障碍** 为本病最主要的症状。病人注意力集中时间短暂，难以保持持久，很难将注意力较长时间维持集中于某一项活动，主动注意保持时间达不到病人年龄和智力相应的水平。容易受外界环境变化的影响而分心，注意对象频繁地转变。在与别人交谈时心不在焉，似听非听。在活动中不注意细节，常发生粗心大意的错误。经常有意回避或不愿意从事需要较长时间持续集中注意力的任务，如课堂作业或家庭作业。病人做事时常丢三落四，经常遗失玩具或学习用具等。

2. **活动过多** 为本病最显著的症状，表现为与年龄不相称的活动过多。活动过多起始于婴儿期，表现为过分哭闹、不安静，从摇篮或小车里往外爬。在幼儿期表现为好动，坐不住，难以安静地玩耍。在学龄期病人表现更突出，上课时小动作多，手总是闲不住，喜欢玩东西，在座位上扭来扭去，东张西望，和其他同学讲话，招惹别人，甚至离开座位走动。

3. **情绪不稳、行为冲动** 病人的自我控制能力差，在采取行动前缺乏思考，遇到事情时往往过分激动，常与同伴争吵或打架，话多，好插嘴，别人问话未完就抢着回答。难以遵守集体活动的秩序和纪律，如游戏时抢着入场，不能耐心地排队等待。在不适当的场合奔跑或登高爬梯，好冒险，易出事故。情绪不稳定，容易过度兴奋和冲动，容易出现攻击性行为。病人的要求必须立即满足，否则就哭闹、发脾气。

4. **学习困难** 病人的智力虽然正常或接近正常，但由于注意障碍、多动和认知障碍，病人常常成绩不佳。部分病人存在空间知觉障碍、视-运动障碍、视-听转换困难等。

5. **共病** 各种不同的发育障碍、情绪障碍或行为障碍可能与注意缺陷多动障碍共存，具体包括：品行障碍、对立违抗障碍、焦虑障碍、心境障碍、抽动障碍、物质滥用和人格障碍等。

（四）诊断

1. 起病于7岁以前（多在3岁左右），症状持续6个月以上。

2. 在多个场合（如学校、家庭）出现明显的注意力障碍、活动过度或冲动行为。

3. 对社会功能（如学业成绩、人际关系等）产生不良影响。

4. 排除精神发育迟滞、广泛发育障碍、情绪障碍等。

（五）治疗和预后

1. **治疗**　注意缺陷多动障碍是一种长期的慢性疾病,需要各相关学科的医师(精神科、儿科、神经科、儿童保健科、初级保健医师)配合,采取综合治疗的方法。

(1)行为疗法:包括一系列不同的干预方法,目的是改善病人的不良行为。行为疗法一般是通过父母完成的,ADHD病人父母接受特殊的训练以提高其改变和重塑病人行为能力及病人对自身行为的管理能力。治疗策略包括正性强化法、消退法和处罚法等。

(2)药物治疗:目的是改善病人的注意障碍、减少多动、增强对冲动的控制、提高社交技能等,常用的药物种类有中枢兴奋剂、选择性去甲肾上腺素再摄取抑制剂、抗抑郁药、α-去甲肾上腺素受体激动剂等。中枢兴奋剂是治疗本病的一线药物,可以减轻大多数ADHD病人的核心症状,有效率为75%~80%。常用的药物有哌甲酯、苯异妥因和苯丙胺,仅限于6岁以上病人使用。疗程据病情而定,可间断用药数月至数年。

2. **病程和预后**　注意缺陷与多动障碍多起病于3岁,病程呈持续性,一般先出现多动症状,随着年龄增长逐渐从多动向注意缺陷演化。多数病人的症状持续到青春期前逐渐缓解,少数持续至成人。预后不良因素有:存在共病(如合并品行障碍、学习困难、情绪障碍等)、智力偏低、不良的家庭和社会心理因素。

二、注意缺陷与多动障碍病人的护理

（一）护理评估

1. **生活史**　包括母孕期情况、出生时状况、发育情况、父母的教养方式、学习情况、与同龄人的交往情况、有无躯体疾病史、家族史等。

2. **生理评估**　包括病人的身体发育情况,营养状况,饮食、睡眠情况,有无躯体疾病,病人辅助检查的各项指标情况,如颅脑CT、MRI、脑电图、心电图、各种化验检查等。

3. **心理社会评估**

(1)心理功能:评估注意力的广度、持续时间、稳定性等;病人情绪的稳定性如何,有无一定的自控能力,有无焦虑、抑郁等情绪,是否有自尊心低下、自卑心理;病人的活动量如何,有无明显增多,如果增多时在什么环境中活动多,活动的性质是否具有危险性,是否能在应该安静的场合安静,是否容易因外界刺激而出现冲动行为;是否喜欢冒险、做事不顾后果;有无逃学、撒谎、偷窃、斗殴等品行问题等。

(2)社会功能:评估病人料理个人生活的能力;病人的学习成绩如何,做作业的质量如何,有无学习困难;与其他同龄人的交往及相处如何,是否合群,能否有耐心和同学游戏,并遵守游戏规则。

（二）护理诊断/问题

1. 注意障碍。

2. 情绪障碍。

3. 行为障碍。

4. 学习障碍。

5. 人际交往障碍。

6. 生活自理缺陷。

（三）护理目标

1. 维持病人正常的营养状态,体重维持在正常范围。

2. 病人的注意力改善,能集中注意听讲,主动注意维持时间长。

3. 病人的多动行为改善。

4. 病人的情绪问题改善。

5. 病人的学习能力、人际交往能力改善。

6. 病人未发生受伤现象。

（四）护理措施

1. 生活护理

(1)保持安静舒适的环境,注意病室内的温度及患儿的保暖,保证充足睡眠,防止合并症的发生。

(2)提供合理的饮食,保证患儿营养,协助个人卫生,观察大、小便情况,必要时可在训练和督导下进行。

(3)培养患儿良好的生活规律,从日常生活小事中培养患儿专心的习惯。

2. 安全护理

(1)密切观察,严防病情变化发生意外,确保环境安全。限制患儿做如攀爬等有危险隐患的游戏,住所也应提供相应的安全措施。

(2)防范患儿由于社会障碍和冲动行为,而遭到他人的威胁或伤害。

(3)房间物品安置简单,注意不要放置危险品,以防病人受伤。

3. 用药护理   对于需要服用药物治疗的病人,要让病人和家属了解服药的必要性、可能出现的副作用等,以取得他们的配合。在服药过程中护士要督促病人按时服药,并且密切观察药物疗效与不良反应,及时向医生汇报。

4. 心理护理

(1)建立良好的护患关系,提高患儿的自尊心及价值观,并争取家长和老师的主动配合。

(2)注意力训练:训练病人集中注意力,根据病人的年龄和病情制订合适的计划,注意目标不要定得太高,一般设定集中注意的时间比病人能保持的最长时间长几分钟。这样病人通过努力能达到目标,从而提高训练的效果。以后可以逐步延长集中注意的时间。

(3)行为训练:需要医务人员、家长、教师的配合共同完成,要注意对病人的行为进行正性或负性强化,逐步改善不良行为,形成新的有效行为。组织病人参加一些需要精力的活动,如登山、打球、跑步等,以发泄病人旺盛精力。

(4)配合医生做好其他的心理治疗,如认知疗法、社交技能训练、感觉统合治疗等。

5. 健康教育

(1)家庭教育:父母的态度对儿童治疗的效果影响极大,指导父母明确患儿所患疾病的性质,选择合理的期望水平,不要对孩子有过高要求;给予患儿充分的爱心,学会与他们和谐相处,既不娇宠溺爱也不粗暴打骂;父母学会进行前后一致的、正性的行为矫正方法,对患儿的行为进行规律化训练。对于药物治疗的患儿,要使家属了解此类药物的作用、用法、常见的和长期服用可能出现的不良反应以及处理办法,并且要定期和医务人员联系。

（2）学校教育：应使学校教师了解疾病的性质，学会观察评估患儿的病态表现，了解针对这类患儿的教育训练方法，避免歧视、体罚或其他粗暴的教育方法，恰当运用表扬和鼓励方式提高患儿的自信心和自觉性，通过语言或中断活动等方式否定患儿的不良行为，课程安排要考虑到给予患儿充分的活动时间。应将病人安排在离教师较近的位置，这样当病人注意力不集中或活动多时教师能及时提醒和管理。

（五）护理评价

1. 病人的注意缺陷是否改善。

2. 病人的多动行为是否改善。

3. 病人的学习能力是否改善。

4. 病人的交往能力是否改善。

5. 病人的情绪是否改善。

6. 病人的家庭功能是否改善，如家属对疾病的认识、对待病人的态度、对治疗的配合程度、家庭的教养方式、家庭对病人的教育训练情况等。

第四节　品行障碍病人的护理

一、概述

问题与思考

刚刚家庭经济条件好，从小受到溺爱，性格固执，顽皮好动，以自我为中心，喜欢恶作剧。上学后不断打架闹事，欺负小同学，辱骂老师等。考入中学后，学习压力大，学习成绩下降。由于怕挨打，刚刚开始说谎蒙骗父亲，以逃学来逃避老师。常背着书包在街上游荡，有时在电子游戏厅消磨时光。半年前，开始与坏孩子为伍，偷母亲的钱，抢小同学的东西。以后发展到经常挑起或参与斗殴，采用打骂、折磨、骚扰及长期威胁等手段欺负他人；虐待弱小、残疾人和动物；故意破坏他人或公共财物等。初一时因多门功课不及格留级，此后表现更差，最终刚刚被勒令退学。

思考：该病人为什么出现这些症状？如何对病人进行治疗护理？

（一）概念和分类

品行障碍（conduct disorder）　是指儿童少年期反复而持久性地出现的反社会性行为、攻击性行为和对立违抗性行为，这些异常行为严重违反了与其年龄相适应的社会道德准则和规范，影响了儿童少年本身的社会功能，损害了他人或公共利益。CCMD-3 将品行障碍分为反社会性品行障碍和对立违抗性障碍。

（二）病因

国内调查发现患病率1.45%~7.35%，男性多见，男女之比为9:1，患病高峰年龄13岁，城市患病率高于农村。病因包括生物学因素、家庭因素和社会环境因素。

(1)生物学因素：包括遗传因素、个体素质和智力因素。双生子研究发现反社会行为在单卵双生子中的同病率高于双卵双生子。中枢5-HT水平降低的个体控制力下降，容易出现攻击和违抗行为。个体素质包括喜欢冒险、寻求刺激、情绪易冲动、易激惹、好交际、渴望刺激、不关心他人、难以适应环境等。有研究显示智商低、围产期并发症等因素与品行障碍发生有关，智力低下者的分析、判断、推理能力和自控能力均低，容易出现兴奋、攻击行为，而且容易受人教唆出现违法犯罪行为。

(2)家庭因素：不良的家庭因素是品行障碍的重要病因。这些因素包括：家庭不和睦、父母经常争吵或打架、分居或离异；父母教养孩子的方式存在问题如对孩子粗暴，甚至虐待孩子，或者冷漠、忽视，对孩子过分放纵，不予管教；父母本身患有精神疾病，存在物质依赖或父母有违法犯罪行为。

(3)社会环境因素：不良的社会环境因素对青少年犯罪心理形成起着重要作用，如果经常接触暴力或黄色媒体宣传，接受周围人的不正确的道德观和价值观，与违纪青少年为伍，则容易出现品行障碍。

（三）临床表现

1. 反社会性行为　表现为说谎、逃学、离家出走、流浪不归、不顾父母的禁令而经常在外过夜、偷窃、纵火、勒索或抢劫、虐待他人、故意伤害他人、猥亵行为、强迫他人与自己发生性关系、吸毒、参与社会上的犯罪团伙等，这些行为均不符合道德规范，社会准则。

2. 攻击性行为　指侵犯和攻击他人的行为，可表现为躯体攻击和言语攻击。表现为对他人的人身或财产进行攻击，如经常挑起或参与斗殴，采用打骂、折磨、骚扰及长期威胁等手段欺负他人；虐待弱小、残疾人和动物；故意破坏他人或公共财物等。男性以躯体性攻击为多见，女性则以言语性攻击为多见。

3. 对立违抗性行为　指故意地违抗和不服从他人，特别是对家长所采取的明显不服从、违抗或挑衅行为，多见于10岁以下儿童。表现为：经常说谎而不是为了逃避惩罚，经常暴怒，怨恨他人、怀恨在心或心存报复；经常不服从、不理睬或拒绝成人的要求或规定；经常因自己的过失或不当行为而责怪他人，与成人争吵，与父母或教师对抗，故意干扰别人，违反校规或集体纪律等。

4. 合并问题　品行障碍病人常合并注意缺陷与多动障碍、情绪障碍如抑郁、焦虑、情绪不稳或易激惹，智力偏低、学习困难等。

（四）诊断

1. 反社会品行障碍诊断要点　病人具有反社会性行为、攻击性行为和对立违抗性行为的临床表现；病程持续半年以上；社会功能受损，症状明显影响同伴、师生、亲子关系或学业；品行问题与发育水平明显不一致，排除精神发育迟滞、注意缺陷与多动障碍、躁狂发作、精神分裂症或神经系统疾病。

2. 对立违抗性障碍诊断要点　起病于儿童时期，以对立违抗性行为为主要临床表现，而没有反社会行为和攻击性行为，一般病人年龄小于10岁。品行问题与发育水平明显不一致，排除精神发育迟滞、注意缺陷与多动障碍、躁狂发作、精神分裂症或神经系统疾病。

（五）治疗和预防

1. 治疗 品行障碍的治疗比较困难，目前缺乏单一有效的治疗方法。治疗方式包括心理治疗、药物治疗以及社区干预，其中心理治疗尤其是行为疗法是品行障碍的基本治疗，需要一个长期的综合治疗的过程。心理治疗包括家庭治疗、认知疗法、行为疗法、社区治疗等。药物治疗是辅助治疗方法，主要是用来处理其他伴随症状，一般选用心境稳定剂和抗精神病药。如果合并其他问题如注意缺陷与多动、焦虑、抑郁等，可给予相应的药物治疗。少数病人预后较好，多数预后不良。预后不良因素包括：发病年龄早、为攻击型或违法型品行障碍、家庭环境不良、合并其他精神疾病等。

2. 预防 品行障碍一旦形成治疗非常困难，所以预防非常重要。预防的时间越早效果越好，重点工作包括：创造良好的家庭环境、干预高危儿童和树立良好的社会风气。预防手段包括以父母为导向的社会认如技能训练、学业技能训练、团体治疗、教师培训等。

二、品行障碍病人的护理

（一）护理评估

1. 生活史 包括母孕期情况、出生时状况、发育情况、父母的教养方式、学习情况、与同龄人的交往情况、有无躯体疾病史、家族史等。

2. 生理评估 评估病人的身体发育情况、营养状况、饮食、睡眠情况，有无躯体疾病等。病人辅助检查的各项指标情况，如颅脑 CT、MRI、脑电图、心电图、各种化验检查等。

3. 心理社会评估

（1）心理功能：主要包括情绪、行为和智力等方面。病人情绪的稳定性如何，有无一定的自控能力，有无焦虑、抑郁等情绪，是否有自尊心低下、自卑心理。病人是否有反社会性行为、攻击行为和对立违抗行为。是否喜欢冒险、做事不顾后果。有无注意缺陷、多动等问题。病人的智力低下还是正常。

（2）社会功能：主要包括人际交往能力和学习能力。病人与其他同龄人的交往及相处如何，是否合群，当出现矛盾或冲突时采用什么方式解决。病人的学习成绩如何，能否按时完成作业，做作业的质量如何，有无学习困难。

（二）护理诊断/问题

1. 情绪障碍。

2. 行为障碍。

3. 学习障碍。

4. 人际交往障碍。

5. 有冲动伤人的危险。

（三）护理目标

1. 病人维持正常的营养状态，体重维持在正常范围。

2. 病人的情绪问题改善。

3. 病人的行为问题改善。

4. 病人的学习能力改善。

5. 病人的人际交往能力改善。

6. 病人未发生受伤现象。

（四）护理措施

1. 生活护理 合理营养,保证睡眠,培养良好的生活习惯与生活规律。

2. 安全护理 限制患儿从事某些有危险隐患的行为,从日常生活小事中培养患儿遵纪守法的习惯。

3. 用药护理 对于需要服用药物治疗的病人,要求病人和家属了解服药的必要性、可能出现的副作用等,以取得他们的配合。在服药过程中护士要督促病人按时服药,并且密切观察药物疗效与不良反应,及时向医生汇报。

4. 心理护理 以耐心、关爱、同情、包容的态度与患儿建立良好的护患关系,取得患儿的信任和合作。讲解疾病的性质,使患儿对自己的病态行为有正确的认识。以支持、肯定和给予希望的语言与患儿交流,使患儿树立起战胜疾病的信心。

5. 教育训练 主要有行为疗法和认知行为疗法两种方式。可采用个别治疗和小组治疗的形式,小组治疗的环境对患儿学会适当的社交技能更为有效。对于患儿进行行为矫正训练,最好是家长、老师及医护人员一起讨论,制订一个统一的治疗计划,根据病人的年龄和临床表现,可选强化法、消退法和游戏疗法等,逐步改善不良行为,建立正常的行为模式,促进社会适应行为的发展。教会病人以亲社会的行为方式和他人交往,让病人学会遇到矛盾或冲突时学会用非攻击性方式来解决,可以通过示范和角色扮演等方式进行训练,增强他们的人际交往能力。

6. 健康教育 主要是针对患儿及家长。一方面要讲解疾病的可能原因、主要表现、预后等疾病的相关知识和应对方法,帮助患儿及家长认识到疾病的性质,对病态的行为有正确的认识。通过教育使家长认识到家庭环境和社会环境对患儿发病的重要影响,引导家长学习和运用正确的教育理念和教育方式,帮助患儿学习正确的道德行为准则和社会规范,学会正确处理个人与他人、个人与家庭、个人与社会的关系,培养良好的社会道德品行。另一方面品行障碍的治疗是一个长期的过程,需要家长在家庭中以及教师在学校中配合医生进行干预。

（五）护理评价

1. 病人的情绪是否改善。

2. 病人的行为问题是否改善。

3. 病人的学习能力是否改善。

4. 病人的人际交往能力是否改善。

5. 病人有无发生冲动攻击行为。

6. 病人的家庭功能是否改善,如家属对疾病的认识、对待病人的态度、对治疗的配合程度、家庭的教养方式、家庭对病人的教育训练情况等。

第五节　抽动障碍病人的护理

一、概述

浩浩小时候因为倒睫经常眨眼睛，父母发现后带其到医院治疗，虽然纠正了倒睫但是浩浩依然频繁地眨眼睛。因为浩浩的妈妈也有频繁地不自主眨眼动作，家人也没太在意。随着时间的推移浩浩又出现甩头、做鬼脸、斜颈、耸肩等现象，有时无目的地骂人，或者发出喊叫声。上述现象浩浩在课堂上也无法克制，为此十分苦恼和自责。受老师批评后，浩浩不愿上学，回到家中向父母哭闹、打滚、骂人。强迫上学后在课堂上跺脚，发出狗叫声，偶尔有吐唾沫现象，严重影响课堂纪律及家庭生活。上述表现在紧张、应激或别人特别关注时发生频率明显增加，放松时减轻。

思考： 该病人为什么出现这些症状？如何对病人进行治疗护理？

（一）概念和分类

抽动障碍(tic disorder)是一组主要发病于儿童时期，表现为运动肌肉或发声肌肉抽动的疾病。本病多见于男孩，临床上主要有三种类型：短暂性抽动障碍、慢性抽动障碍和 Tourette 综合征。

（二）病因

抽动障碍的病因和发病机制尚不明了，与遗传因素、神经递质失衡、发育因素、躯体因素和心理因素等有关，可能是多种因素在发育过程中相互作用所致的结果。短暂性抽动障碍可能以生物学因素或心理因素之一为主要发病原因，也可能两者皆有。若以生物学因素为主，则容易发展成慢性抽动障碍或 Tourette 综合征。若以心理因素为主，则可能是暂时性应激或情绪反应，在短期内自然消失。国内报道 7~16 岁人群中抽动障碍患病率为 1.04%，男性儿童患病危险性高于女性，男、女性患病比率为 3~4∶1。

（三）临床表现

抽动主要表现为运动抽动和发声抽动，有简单抽动和复杂抽动两种形式。运动抽动包括眨眼、皱鼻、点头、摆头、斜颈、耸肩、吸吮、呃逆、咀嚼、打哈欠、握拳、跳跃、甩手、拍打自己、跺脚等。发声抽动包括咳嗽、清嗓子、抽鼻子、喷鼻息、吼叫、犬吠声、重复语言、模仿语言、秽语等。

抽动障碍多以运动抽动为首发症状，起病年龄平均 7 岁，发声抽动一般在 11 岁出现。抽动症状一般先见于头面部，然后向躯干、四肢扩展。抽动可以在短时间内受意志控制，在情绪紧张、躯体疾病或其他应激情况下发作较频繁，放松、专注于某一活动时减轻，睡眠时减轻或消失。

（四）临床类型

1. **短暂性抽动障碍（transient tic disorder）** 又称习惯性痉挛、一过性抽动障碍或暂时性抽动,为抽动障碍最常见的类型,5%~24%的学龄儿童有过抽动的历史。短暂性抽动障碍主要表现为简单的运动或发声抽动症状,以运动抽动为主。抽动常限于某一部位,一组肌肉或两组肌肉群。运动抽动症状包括眨眼、耸鼻、皱额、张口、斜视、摇头、斜颈、耸肩、扮鬼脸等。发声抽动症状包括咳嗽、清嗓子、吼叫、嗤异、犬叫或"啊"、"呀"等单调的声音。也可出现复杂运动抽动如蹦跳和拍打自己等。短暂性抽动障碍起病于学龄早期,在5~7岁儿童最常见,男性为多。首发症状多为运动抽动,起始于头面部,抽动症状在一天内多次发生,至少持续2周,但不超过1年。

2. **慢性运动或发声抽动障碍（chronic motor or voiced tic disorder）** 多数病人表现为简单或复杂的运动抽动,少数病人表现为简单或复杂的发声抽动,一般不会同时存在运动抽动和发声抽动。抽动部位除头面部、颈部和肩部肌群外,还常发生在上下肢或躯干肌群,且症状表现形式一般持久不变。某些病人的运动抽动和发声抽动在病程中交替出现。例如,首发为简单的皱额和踢腿,持续半年后这些症状消退,继之以清嗓声。抽动的频度可能每天发生,也可能断续出现,但发作的间歇期不会超过2个月。

3. **Tourette 综合征（Tourette's syndrome）** 又称发声与多种运动联合抽动障碍、抽动秽语综合征,为抽动障碍中病情较重的一个亚型,以多部位运动抽动和发声抽动为主要特征。患病率约为4~5/万人,男孩多见,男女比例约为3:1。抽动症状涉及的肌群多,症状重,对病人的影响大。随病程的发展,抽动的部位逐渐扩大,累及肩部、颈部、躯干或四肢等部位,抽动形式也由简单抽动发展为复杂抽动,抽动的频率也增加。其中约1/3可出现秽语,表现为刻板地发出咒骂及淫秽词句。轻者每日阵发性抽动,持续时间不超过数分钟,也有长时间不抽动。多数病人每天都有抽动发生,少数病人的抽动呈间断性,但发作的间歇期不会超过2个月。严重者则频繁抽动,间歇时间短。Tourette 综合征病人常伴有其他障碍,如注意缺陷多动障碍、品行障碍、强迫障碍、学习障碍、情绪障碍、睡眠障碍等。

（五）诊断

抽动障碍的诊断目前仍以临床症状为主,要进行常规的躯体、神经系统检查和必要的辅助检查排除其他疾病才可以诊断。鉴别诊断主要是和神经系统疾病(如亨廷顿舞蹈病、肝豆状核变性、癫痫性肌阵挛等)、强迫性障碍和分离(转换性)障碍相鉴别。

（六）治疗和预后

1. **治疗** 抽动障碍的治疗包括心理和药物治疗,要根据临床类型和疾病的严重程度来选择治疗方法。对短暂性抽动障碍或症状较轻者一般采用心理治疗,对于较重的慢性抽动障碍和 Tourette 综合征病人,同时采用药物治疗和心理治疗。

(1)心理治疗:首要任务是告诉家长,抽动症状是不可控制的,并非孩子有意所为,千万不可因此责备或惩罚他们。要将疾病的性质和将来可能的转归向家属进行解释,消除他们的过分紧张和担心。对发展同伴关系有困难的病人,有必要进行社交技能训练。如果 Tourette 综合征或较重的慢性抽动或发声抽动症病人伴有情绪和社交障碍,可考虑使用认知行为疗法、交际治疗和家庭治疗。习惯逆转训练等行为疗法对矫正抽动症状也有一定疗效。科学安排病人的作息时间,使其生活内容丰富多彩。鼓励病人参加有意义的娱乐活动,同时还要避免过度兴奋和紧张疲劳。

（2）药物治疗：药物治疗遵循个体化原则，从小剂量开始，缓慢增加，在加量过程中应根据治疗效果和不良反应调整剂量，密切注意可能发生的药物不良反应。主要药物包括氟哌啶醇、硫必利（泰必利）、匹莫齐特（哌迷清）、可乐定、利培酮和抗抑郁剂如氯米帕明、舍曲林、氟西汀等，剂量不宜过大。

2. 病程和预后　短暂性抽动障碍病程短，不超过 1 年，预后良好。慢性抽动障碍病程持续，往往超过 1 年以上。Tourette 综合征的病程通常是慢性甚至持续终生，对社会功能影响很大。但大多数病人到了青春期或成年后，症状会有所减轻，有些病人的抽动症状甚至可以完全消失。

二、抽动障碍病人的护理

（一）护理评估

1. 生活史　包括母孕期情况、出生时状况、发育情况、父母的教养方式、学习情况、与同龄人的交往情况、有无躯体疾病史、家族史等。

2. 生理评估　评估病人的身体发育情况，营养状况，饮食、睡眠情况，有无躯体疾病等。病人辅助检查的各项指标情况，如颅脑 CT、MRI、脑电图、心电图、各种化验检查等。

3. 心理社会评估

（1）心理功能：主要包括情绪、动作行为两方面。

情绪：病人有无焦虑、抑郁等情绪，是否有自尊心低下、自卑心理。

动作行为：评估病人抽动的形式、表现、频率等。是简单抽动还是复杂抽动，还是两者都存在。是发声抽动还是运动抽动，还是两者都存在。抽动每天出现还是间隔一定的时间出现。是否有冲动、自伤行为。

（2）社会功能：主要是评估病人的人际交往能力。病人由于抽动症状感到耻辱、自卑或者合并其他疾病如注意缺陷与多动障碍、品行障碍或强迫障碍等而影响其人际交往能力，所以要进行人际交往能力的评估。

（二）护理诊断/问题

1. 动作行为障碍。

2. 情绪障碍。

3. 人际交往障碍。

4. 存在潜在的自伤危险。

5. 睡眠障碍。

（三）护理目标

1. 病人的抽动症状改善。

2. 病人的情绪问题改善。

3. 病人的人际交往能力改善。

4. 病人的睡眠改善。

5. 病人未发生受伤现象。

（四）护理措施

1. **生活和安全护理**

（1）密切观察病情，注意防范病人出现自伤行为，保证病人的安全。

（2）合理安排病人的作息时间，保证充分的睡眠，培养良好的生活习惯。

2. **用药护理**　病情较重的病人需要服用药物治疗，要求病人和家属了解服药的目的、可能出现的副作用等，以取得他们的配合。在服药过程中护士要督促病人按时服药，并且密切观察药物疗效与不良反应，及时向医生汇报。

3. **心理护理**

（1）建立良好的护患关系：对病人要有足够的耐心，不要训斥病人，积极鼓励他们。

（2）尽量避免加重抽动的因素：比如精神紧张、过度兴奋、过度疲劳等。

（3）做好支持性心理护理：病人经常存在自卑心理，或者抑郁焦虑情绪，护士要求病人了解自身疾病的性质和特点，耐心帮助他们，尽量减轻情绪问题。

（4）配合医生做好其他的心理治疗，如认知疗法、行为疗法包括放松训练、习惯逆转训练、自我监督法等。

4. **训练护理**　主要是行为训练和人际交往能力训练。

（1）行为训练：教会病人放松自己，当抽动症状出现时尽量把抽动症状转化为有意义的行为。

（2）人际交往能力训练：训练病人克服自卑心理，积极与他人特别是同龄人交往。在交往中如果因为抽动而受到嘲笑时要学会处理等。

5. **健康教育**　主要是对家长和教师的教育。

（1）疾病知识教育：使家长和教师了解抽动障碍的相关知识，抽动症状的出现如频繁眨眼、皱眉、做鬼脸等不是儿童调皮，而是一种病态，改变家长的误解，教育他们使用正性强化的方式代替惩罚教育。让家长了解疾病加重和缓解的因素，在生活当中要尽量使病人避免加重因素。教育家长要积极和医务人员配合，并保持联系。对于学龄儿童，还必须向其教师讲解有关的医疗知识，并通过教师教育其他同学不要取笑或歧视病人，因此帮助病人消除疾病引发的紧张、自卑心理，以保持正常的生活与学习。另外家长还要与教师保持密切的联系，了解孩子在学校的表现。

（2）干预措施指导：抽动障碍的治疗是一个长期的过程，需要家长在家庭中和教师在学校中配合医生进行干预。让家长和教师学会如何与病人相处、学会制订训练目标和计划、学会使用正性和负性强化的方式训练病人的行为、帮助病人合理安排时间、提高病人的自尊心、改善与他人的交往等。

（3）用药指导：症状严重的抽动障碍病人需要服药治疗，而且服药的时间较长。要使家属了解病人所用药物的作用、用法、常见的不良反应以及处理办法，并且要定期和医务人员联系。如果病情波动明显或者出现家长不能处置的不良反应要及时和医务人员联系。

（五）**护理评价**

1. 病人的抽动症状是否改善。

2. 病人的情绪是否改善。

3. 病人的人际交往能力是否改善。

4. 病人的睡眠是否改善。

5. 病人是否发生自伤行为。

6. 病人的家庭功能是否改善,如家属对疾病的认识、对待病人的态度、对治疗的配合程度、家庭的教养方式、家庭对病人的行为训练情况等。

第六节　儿童情绪障碍病人的护理

一、概述

问题与思考

飞飞,男,6岁,不喜欢上幼儿园,尤其不喜欢上课,而且对上课有着强烈的厌倦和惧怕。每天早晨上幼儿园时,他总是磨磨蹭蹭情绪低落。在班上他有点儿自卑,非常爱哭,其状况比女孩有过之而无不及。让他洗脸刷牙要哭,与他说话时的声音高了也要哭,不给他买东西更可以在地上打着滚地哭,在他生活中的每件事都能让他哭个不停。他的脾气非常暴躁,稍不顺心就可以打任何人,可以把任何东西作为发泄对象,但他有时又显得非常怯弱,若骂他,他甚至可以躲在角落里不出来。

思考:飞飞只是不愿意上学吗? 该病人为什么出现这些症状? 如何对病人进行治疗护理?

儿童少年期情绪障碍(emotional disorders of childhood and adolescence)是发生在儿童少年期,以焦虑、恐惧、抑郁、强迫等症状为主要临床表现的一组疾病。虽然儿童少年期情绪障碍的临床表现类似于成人的神经症,但是却与成人神经症有着本质的区别:儿童少年期情绪障碍病程多呈短暂性,很少持续到成年期,因此两者之间没有明显的内在联系或连续性;儿童少年期情绪障碍似乎只是情绪正常发育趋向的突出化,而不是本质的异常,与成年神经症有着不同的心理发病机制。国内调查显示,各类儿童少年期情绪障碍的发生率为17.7%,女性多于男性。

儿童少年期情绪障碍的发病原因包括有:遗传易感素质,幼儿期养成的胆怯、敏感或过分依赖的习惯,家庭教育方式不当等生物因素与心理社会因素,其中以心理社会因素为发病的主要原因。比如家长对儿童过分保护或过分严格苛求、态度粗暴,患有躯体疾病等情况,均易使儿童产生情绪问题;儿童遇到较严重的精神刺激时,如学习负担过重、紧张疲劳等,亦可促使发病。

(一)临床表现

1. **儿童分离性焦虑障碍**　儿童分离性焦虑障碍是指儿童与他所依恋的对象(人或依恋物)分离时产生过度的焦虑情绪,多起病于6岁以前,依恋对象多是患儿的母亲,也可以是父亲、祖父母、其他抚养者或照顾者,还可以是某个依恋物。通常幼儿或学龄前期儿童与所依恋的对象离别时出现某种程度的焦虑情绪是正常现象。只有当焦虑发生在儿童早期,并且对与依恋对象离别的恐怖构成焦虑情绪的中心内容时,才成为儿童离别焦虑障碍,其在严重程度、持续时间上远远超过正常儿童的离别情绪反应,社会功能也会受到明显影响。

主要临床表现:①过分担心依恋对象可能会遭受意外或害怕他们一去不复返;②过分担心依恋对象不在身边时,自己会走失、被绑架、被杀害或住院等情况;③因害怕分离而不愿或拒绝上学;④夜间没有依恋对象在身边时不愿上床就寝,或反复出现与分离有关的噩梦,容易惊醒;⑤当预料即将与依恋对象分离时,立即会出现过度的、反复发作的苦恼而哭叫、发脾气、痛苦、淡漠或社会退缩;⑥部分患儿分离时或分离后可以出现头痛、胃痛、恶心、呕吐、浑身不适等躯体症状。

2. 儿童恐怖性焦虑障碍 是指儿童对某些物体或某些特殊情景产生异常的恐惧,这种情绪反应远远超出了恐怖对象实际带来的危险,而正常儿童对此无异常情绪反应。主要表现为对日常生活一般客观事件和情景产生过分的恐惧和焦虑,比如害怕昆虫、动物、黑暗、噪音、出血、疾病、死亡等,患儿对恐怖对象产生回避行为而逃避、退缩,从而影响其正常的生活、学习和社交活动。

3. 儿童社交性焦虑障碍 是指儿童对新环境或陌生人产生恐惧、焦虑情绪和回避行为。在新环境与陌生人交往时持续地紧张不安,过分害羞、尴尬,对自己的行为过分关注,感到痛苦和身体不适、呼吸急促、面色苍白或潮红、出汗、发抖、心慌、胸闷、血压升高或出现哭闹、不语、退缩。

(二)诊断与治疗

1. 诊断 有儿童少年期情绪障碍的临床表现,儿童分离性焦虑障碍起病于6岁以前,各类情绪障碍的病程均持续至少已1个月,并达到严重干扰患儿的正常生活、学习和社交活动的程度,在排除了广泛性发育障碍、情感障碍、精神分裂症、癫痫性精神障碍、广泛性焦虑障碍以及其他原因所致的焦虑和恐惧症状以后即可给予相应情绪障碍的诊断。

2. 治疗

(1)心理治疗:心理治疗为主要的治疗手段,根据患儿的发病因素和症状特点,采用支持性心理治疗、家庭治疗、行为疗法及游戏治疗等方法,耐心教育、引导患儿,逐步帮助培养坚强个性去勇敢面对和克服情绪障碍;鼓励患儿积极参加集体活动,增加人际交往,帮助改善情绪、适应环境;积极建议家长改变不良的教育方式,给予患儿更多的情感交流与支持,以减少对患儿不良的心理影响。

(2)药物治疗:对幼年儿童的情绪障碍病人,应尽量少用药物治疗。如有必要,可短期、小剂量使用抗焦虑药或抗抑郁药对症处理。临床上根据不同的病情常选用的药物有安定、氯米帕明、多塞平等。

多数病人病程短暂,不会持续到成人期,预后良好。

二、儿童情绪障碍病人的护理

(一)护理评估

1. 生活史 询问患儿既往的健康状况,有无较正常儿童易于罹患某些疾病。

2. 生理功能 评估患儿生理功能是否正常,有无饮食、睡眠障碍,有无躯体疾病等。

3. **心理功能**　评估患儿的主要情绪特征,有无焦虑、恐惧、抑郁症状,程度轻重如何。患儿的焦虑、恐惧是否属于正常范围,是否符合他们的年龄发展水平。评估患儿是否伴发有多动障碍、品行障碍、发育障碍等问题。

4. **社会功能**　与同伴的交往、学习能力和学业表现如何。家庭是否和睦、父母教养方式是否合理等。

(二)护理诊断/问题

1. **营养失调**　与焦虑、恐惧等症状影响进食有关。

2. **睡眠型态紊乱**　与焦虑、恐惧等症状有关。

3. **卫生、穿着、进食、如厕自理缺陷**　与焦虑、恐惧等症状有关。

4. **焦虑**　与患儿离开父母有关。

5. **恐惧**　与患儿恐惧某种客观事物、到陌生的环境、接触陌生人有关。

6. **有针对自己或他人施行暴力的危险**　与焦虑、恐惧等异常情绪有关。

7. **社会交往障碍**　与对社交产生的焦虑、恐惧情绪等症状有关。

8. **个人、家庭应对无效**　与缺乏疾病知识、不能有效沟通有关。

(三)护理目标

1. 患儿的营养、睡眠等生理功能能够维持在正常状态。

2. 患儿的焦虑、恐惧及其他的主诉症状减轻或消失。

3. 患儿未发生受伤或伤害他人的行为。

4. 患儿能表达内心的感受,能掌握新的积极有效的应对方式。

5. 患儿的社会功能改善,能适应正常的学习和生活。

6. 患儿的家庭功能改善。

(四)护理措施

1. **生活护理**　注意患儿饮食情况,因焦虑、恐惧等症状影响进食者可协助进餐。创造和谐的居住环境,帮助患儿安排有规律的生活秩序,增加患儿的安全感。对睡眠障碍患儿提供温暖、舒适的睡眠环境,采取促进睡眠的措施,帮助患儿睡眠,以保证每日 8~9 小时的睡眠时间。

2. **心理护理**　以耐心、关爱、同情及温和的态度接触患儿,取得患儿的信任,与患儿交朋友,使其愿意将自己的痛苦与烦恼向你倾诉,对他们的痛苦表示同情和理解,指导他们如何去适应环境,增强克服情绪障碍的信心。消除能导致孩子出现异常情绪的人为因素。尽量消除环境中的不利因素,对环境有可能发生变化时提前告诉患儿。及时与学校联系,了解患儿在学校的困难,解除患儿的精神压力,恢复其自信心。

3. **药物治疗护理**　严格执行各项医嘱,督促服药,病情好转的患儿,应鼓励其继续配合治疗,以巩固疗效,争取彻底治愈。同时协助医生开展各项心理行为疗法。

4. **健康教育**　掌握教育孩子的正确方法。向患儿家长宣传有关儿童精神卫生知识,不要以离别来要挟孩子,对待孩子惧怕上学不要打骂和责怪。对孩子的微小进步要给予充分肯定,锻炼孩子的独立社交能力,切忌过分地溺爱或恐吓。培养健全的人格,鼓励孩子多参加集体活动,增进交谈,从小送幼儿园,增加与人接触的机会。不要在他人面前训斥孩子,以免增加逆反心理。切忌将患儿独自关闭在家中与社会隔绝。教会家属用药知识,随时观察药物不良反应,并确保患儿的充分营养。

（五）护理评价

1. 患儿的饮食、睡眠及其他生理功能是否正常。

2. 患儿病态的情绪是否改善或消失。

3. 患儿的社会交往能力是否改善。

4. 家庭配合治疗的程度是否提高，家庭不良的养育态度与方式是否纠正。

5. 患儿有无发生受伤或伤害他人的行为。

案例12-1

精神发育迟滞的护理

病人，男，12岁，在出生时因难产，产程长而致缺氧窒息。此后生长发育比同龄孩子晚：1岁能坐，2岁半会走路，3岁能讲成句话，生活自理能力差。8岁时上某特需教育学校，学习成绩一般，生活需要老师协助。近2年来，学习成绩下降，经常受到老师批评。近2个月以来，渐出现上课不专心听讲，多动，谈话时注意力不集中，常东张西望，对问话常不能理解，到处乱写乱画，下课后揪打同学，吃饭不知饥饱，回家后不停地说话，不知其表达何意。无重大躯体疾病及癫痫抽搐病史，否认外伤及手术史，否认药物过敏史、中毒史及成瘾史。体格检查基本正常。智商43。

思考： 1. 结合以上资料，主要考虑病人有哪种精神疾病？

2. 病人主要存在哪些护理问题？

3. 应采取哪些护理措施来处理病人问题？

（张建斌）

学习小结

1. 儿童及青少年期精神障碍主要包括精神发育迟滞、儿童孤独症、注意缺陷与多动障碍、品行障碍、抽动障碍和情绪障碍，病因包括生物学因素、心理和社会因素，此外还存在发育性因素。在儿童青少年精神障碍的治疗中心理治疗起了非常重要的作用，药物治疗则具有重要而局限的作用。

2. 不同年龄阶段的儿童和青少年有其特点，与成人差别很大。儿童及青少年精神障碍的临床表现、病程转归、治疗和护理具有其独特的区别于成人的特征，所以在治疗和护理方面也具有自己的特点。儿童及青少年期精神障碍的护理要充分考虑其特点采取相应的护理措施，除了对病人的护理外，还要注重对家长及教师的健康教育。

复习参考题

1. 儿童及青少年期精神障碍有哪些种类？如何对精神发育迟滞病人进行护理？

2. 对注意缺陷与多动障碍病人的家长和教师的健康教育内容包括哪些？

3. 儿童孤独症的临床基本特征是什么？教育训练的内容主要包括哪些方面？

第十三章 精神活性物质所致精神障碍病人的护理

13

学习目标	
掌握	精神活性物质所致精神障碍的基本概念；常见精神活性物质所致精神障碍的主要临床表现；精神活性物质所致精神障碍的护理诊断/问题及护理措施。
熟悉	精神活性物质所致精神障碍的治疗原则和预防；精神活性物质所致精神障碍的护理目标。
了解	精神活性物质所致精神障碍的流行病学特点、影响因素；精神活性物质所致精神障碍的护理评估、护理评价。

第一节 精神活性物质所致精神障碍的临床特点

一、概述

据联合国毒品与犯罪问题办公室发布的《2012 年世界毒品报告》,2010 年大约 2.3 亿人至少使用过一次非法药品,占世界成人人口的 5%。问题药物使用者约 2700 万,占世界成人人口的 0.6%。非法药物破坏了经济和社会发展,造成犯罪、不稳定、不安全和艾滋病毒蔓延。截至 2010 年底,我国共发现登记吸毒人员 154.5 万名,其中海洛因成瘾人员 106.5 万名,占 69%。滥用合成毒品问题更加突出,仅查获登记的就有 43.2 万名,多数是 25 岁以下的青少年。

(一)基本概念

1. **精神活性物质(psychoactive substance)** 是指来自体外,能够影响人类情绪、认知、行为及改变意识状态,并有致依赖作用的一类化学物质。有时称为药物(drug)。

根据精神活性物质的药理特性,目前分为七大类:

(1)中枢神经系统抑制剂:如酒精、苯二氮䓬类、巴比妥类等。

(2)中枢神经系统兴奋剂:如咖啡因、苯丙胺、可卡因等。

(3)大麻类:大麻是世界上最古老的致幻剂,适量可使人欣快,增加剂量可使人进入梦幻。

(4)致幻剂:如麦角酸二乙酰胺、北美仙人掌毒素,能改变意识状态或感知觉。

(5)阿片类:如阿片、海洛因、吗啡、美沙酮、二氢埃托啡、哌替啶(杜冷丁)、丁丙诺啡等。

(6)挥发性溶剂:如丙酮、甲苯、苯环己哌啶。

(7)烟草。

2. **有害使用(harmful use)** 有时称滥用,指的是一种适应不良方式,由于反复使用药物导致明显的不良后果,如不能完成工作或学业,损害了身体、心理健康,导致法律上的问题等。

3. **依赖(dependence)** 又称成瘾,是指为产生特定的精神效应及避免戒断综合征而被迫长期服用某种药物。依赖包括心理依赖和躯体依赖。心理依赖又称精神依赖,它使吸食者产生一种愉快满足的或欣快的感觉,驱使使用者为寻找这种感觉而反复使用药物,表现所谓的渴求状态。躯体依赖也称生理依赖,它是由于反复用药所造成的一种病理性适应状态,主要表现为耐受性增加和戒断症状。

4. **耐受性(tolerance)** 是指药物使用者必须增加使用剂量方能获得所需的效果,或使用原来的剂量则达不到使用者所追求的效果。若同时滥用多种药物,由于药物的交互作用,不仅能增加毒性作用,也会互相影响耐受性,称为相互耐药性,如对吗啡有耐药性的人,使用苯丙胺需要较大剂量才会感到满足。

5. **戒断状态(withdrawal state)** 是指因为减少或停用反复使用过的药物或使用拮抗剂所引起的精神和躯体的症状,症状的轻重因人而异,与未停用该物质之前的种类和剂量有关。

（二）精神活性物质使用的影响因素

影响精神活性物质使用的相关因素有很多,不能用单一的模式来解释。社会、心理和生物学因素相互交织,在精神活性物质开始使用、持续使用、依赖形成、复发和康复等方面都起着重要的作用。

1. **社会因素** 社会环境、文化背景、家庭因素与生活状况对精神活性物质的使用有很重要的影响,如阿片产地的农民,易用阿片治病,往往造成滥用阿片情况;信奉伊斯兰教的民族对饮酒持强烈的厌恶态度,很少存在饮酒问题,而法国和意大利则有普遍的饮酒习惯,因而有较高的酒精中毒发生率;社会动荡往往加剧或促进酗酒及吸毒流行;社会生活节奏加快产生的应激反应,会诱发人们滥用抗焦虑药品或兴奋剂。此外,家庭矛盾、单亲家庭、同伴的相互影响等都是个体物质使用的影响因素,如破裂家庭及家属吸毒或酗酒常引起其他成员物质滥用。

2. **心理因素**

(1) 个性特征:吸毒者常具有爱说谎、易冲动、追求即刻满足等性格特点及品行障碍如学习成绩差、逃学、偷窃、违纪等。嗜酒者病前人格特征常为被动、依赖、自我中心、缺乏自尊、对人疏远和反社会倾向。神经质倾向的个体吸烟率较高。此外,未成年期或青春期的物质依赖者的心理处于不稳定期,容易受外界因素影响而使用精神活性物质。

(2) 强化作用:精神活性物质作为一种行为的强化因子,物质依赖者在不断得到用药快感的同时暂时摆脱生活的烦恼,对使用精神活性物质起到了一种正性强化的作用;而中断用药产生的戒断症状引起的痛苦体验与强烈的渴求感,对使用精神活性物质起到了负性强化的作用。在正负强化的作用下,最终使依赖行为成为一种顽固的行为模式。

3. **生物学因素**

(1) 犒赏系统:位于边缘系统的犒赏系统是导致药物依赖的结构基础,药物对犒赏系统的作用,如产生欣快感,是产生精神依赖和觅药行为的根本动因。

(2) 吗啡受体:现已发现,脑内存在对吗啡有特殊亲和力的吗啡受体,推测药物依赖性的迅速形成可能与外源性吗啡与吗啡受体的结合作用有关。

(3) 神经递质与酶:一些神经递质如5-羟色胺、多巴胺、去甲肾上腺素也参与了物质依赖的形成。酶的异常如乙醛脱氢酶缺乏,可使饮酒后乙醛在体内堆积而造成醉酒反应,反之则容易形成酒精依赖。

(4) 遗传因素:家系研究发现,酒精中毒具有明显的家族聚集性,酒精中毒发生率在一级亲属中比一般人群高3~4倍,而单卵双生子的酒精中毒比一般人群高6~8倍。后代嗜酒与血缘父母嗜酒密切相关,而与寄养父母嗜酒关系不密切。

二、临床表现

（一）酒精所致精神障碍

酒精是世界上应用最广泛的精神活性物质。过量饮酒不仅损害人们的身体健康,导致身体多系统的并发症,特别是对消化系统和神经系统的损害,还会导致心理、社会等多方面损害。短时间大量饮酒,超过机体代谢的速度,可造成蓄积中毒。长期大量饮酒则会引起脑功能减退和各种精神障碍,包括依赖、戒断综合征以及精神病性症状等,甚至导致不可逆的病理改变。酒精所致的精神障碍可分为急性酒精中毒和慢性酒精中毒两大类。

1. 急性酒精中毒

(1)普通性醉酒:又称单纯性醉酒,是由一次大量饮酒引起的急性酒中毒。在酒醉初期,醉酒者的自我控制能力减弱,出现兴奋话多、言行轻佻、不加思考,情绪不稳等类似轻躁狂的兴奋期症状。随后出现构音不清、言语零乱、步态不稳、困倦嗜睡等麻痹期症状。若醉酒进一步发展,则出现意识障碍,如意识清晰度下降和(或)意识范围狭窄,可出现昏睡甚至昏迷。多数经数小时睡眠后恢复正常。

酒精所致遗忘是指一种短暂的遗忘状态,多发生在醉酒状态后,醉酒当时并没有明显意识障碍,但次日醒酒后对饮酒时的言行完全或部分遗忘,遗忘的片段可能是几小时,甚至更长时间。

(2)异常醉酒:指酒精急性作用于异常个体的结果,是非常强烈而持续长久的精神兴奋和高级精神活动突发的严重障碍,行为完全失去礼仪,出现人格的异质行为。异常醉酒分两类,与普通醉酒只有量的差异为复杂性醉酒,具有质的差异为病理性醉酒。复杂性醉酒是大量饮酒过程中迅速产生非常强并且快速加深的意识浑浊。其特点是急速出现的严重精神运动性兴奋,正常礼仪紊乱。复杂性醉酒者均有脑器质性疾病或躯体疾病,如癫痫、颅脑外伤、脑血管病、肝病等,由于原有疾病的影响,病人对酒精耐受力下降,容易发生急性中毒反应。病理性醉酒是指引用一定量酒后突然醉酒,并同时产生严重的意识障碍,多伴有片段恐怖性幻觉和被害妄想,表现为极度紧张惊恐。在幻觉妄想的支配下,病人突然出现攻击性,如毁物、自伤或攻击他人等。病理性醉酒发生突然,持续时间数分钟到数小时,多以深睡结束,醒后病人对发作过程多不能回忆。发生病理性醉酒常有脑炎、脑外伤等病理基础和精神创伤等诱因。

2. 慢性酒中毒

(1)酒依赖:俗称"酒瘾",是由于长期反复饮酒所致的对酒渴求的一种特殊心理状态。酒依赖者有较固定的饮酒方式,如定时饮酒,晨起饮酒,强迫饮酒,无法控制;初期耐受性逐渐增加,饮酒量增多,但后期耐受性会下降,每次饮酒量减少,但饮酒频次增多;特征性饮酒行为,饮酒高于一切活动,不顾家庭、事业和社交活动;戒断症状。

(2)戒断综合征:当酒依赖者停止饮酒、减少饮酒量或延长饮酒间隔,血中酒精浓度下降明显时,就会出现一系列明显的躯体和精神症状,或社会功能下降,重者危及生命。

单纯性酒精戒断反应:长期大量饮酒后停止或减少饮酒,数小时后出现自主神经功能亢进如出汗、心动过速与血压升高,手、舌或眼睑震颤,失眠,厌食、恶心、呕吐、头痛等,少数病人有短暂的视、触、听幻觉或错觉。一般在戒酒后8小时内出现,24~72小时达高峰,2周后明显减轻。

震颤谵妄:一种历时短暂并有躯体症状的急性意识模糊状态。大约在停饮48小时后出现。经典的三联征包括伴有生动幻觉或错觉的谵妄、全身肌肉震颤和行为紊乱。幻觉多以恐怖性幻视多见,因而病人会表现极度恐惧或冲动行为。常伴有自主神经功能亢进症状,发作具有昼轻夜重规律。部分病人因高热、衰竭、感染、外伤而死亡。震颤谵妄一般持续3~5天,恢复后部分或全部遗忘。

(3)酒精性幻觉症:为酒依赖者所出现的持久的精神病性障碍,也可能突然停饮或减少酒量之后(一般在24~48小时后)发生。通常以幻视为主,多为看见小动物。幻听多为评论性和命令性幻听,内容对病人不利。不伴有意识障碍。

(4)酒精性妄想症:慢性酒中毒病人,在意识清晰情况下出现嫉妒妄想、被害妄想等症状,受其支配可出现攻击、凶杀等行为。起病缓慢,病程迁延,长期戒酒后可逐渐恢复。

(5)酒中毒性脑病:长期(一般多于5年)大量饮酒引起的严重脑器质性损害。临床上以谵妄、记忆缺损、人格改变、痴呆为主要特征,绝大部分病人不能完全恢复正常。

相关链接　　　　　常见的酒中毒性脑病

　　　　　　　常见的酒中毒性脑病包括韦尼克脑病、柯萨可夫精神病和酒中毒性痴呆。

　　　　　　　1. 韦尼克脑病　是慢性酒中毒常见的一种代谢性脑病,由维生素 B_1 缺乏所致。临床上以突然发作的神经功能障碍为主要表现,典型的病人出现眼肌麻痹(常见有双侧展神经麻痹和复视)、精神异常(如情感淡漠、定向力障碍、精神涣散,多伴有意识障碍)和共济失调(以躯干和下肢为主),有的病人经及时治疗可完全恢复,有的病人可转为柯萨可夫综合征或痴呆。

　　　　　　　2. 柯萨可夫精神病　也称柯萨可夫综合征,又称遗忘综合征,多在酒依赖伴有营养缺乏的基础上缓慢起病,也可在震颤谵妄后发生。临床以记忆缺损、顺行性或逆行性遗忘、虚构和错构等记忆障碍及定向力障碍为主要表现,还可表现幼稚、欣快和感觉运动性失调。此症多数预后不良,仅少数可恢复正常。

　　　　　　　3. 酒中毒性痴呆　在长期慢性酒精中毒之后缓慢起病,先是出现记忆障碍,抽象思维及理解判断障碍,人格改变,部分病人出现大脑皮质功能受损的表现,如失语、失认、失用等。严重者生活不能自理,预后差,多因严重躯体并发症而死亡。

(二)阿片类物质所致精神障碍

　　阿片类物质是指对人体产生类似吗啡效应的一类药物,有天然的、也有人工合成的。主要包括阿片、阿片中提取的生物碱吗啡、吗啡衍生物海洛因,以及人工合成的哌替啶、美沙酮等。这些药物通常也是主要的吸毒药品,具有特殊的改变心情、产生强烈快感的作用。

　　1. 阿片类物质依赖　阿片类物质依赖常为海洛因依赖,以中青年男性多见。开始的吸食方式往往将海洛因粉加入香烟中抽吸,随后大多数吸毒者将海洛因粉末放在锡纸上加热生烟,用吸管吸入。大多于吸食1个月后产生依赖。常见的临床表现有:

　　(1)精神症状:情绪低落、易激惹、注意力不集中、记忆力下降,主动性及创造性降低;使用阿片类物质后情绪高涨,思维活跃。性格变化明显,如变得自私、爱说谎和缺乏责任感。

　　(2)躯体症状:昼夜节律颠倒,夜间用药,白天睡觉;食欲丧失,体重下降,血糖降低;性欲减退。自主神经方面有头晕、冷汗、心悸。神经系统可见震颤、步态不稳、缩瞳,腱反射亢进等。

　　2. 阿片类物质戒断综合征　所使用阿片类物质的种类、剂量、使用途径、使用时间的长短以及停药的速度不等,戒断症状的强烈程度也不一致。短效药物,如吗啡、海洛因一般在停药8~12小时出现,极期在48~72小时,持续7~10天。长效药物,如美沙酮一般在1~3天后出现,极期在3~8天,症状可持续数周。典型的戒断症状包括两大类:客观体征(如脉搏增加、血压升高、流涕、震颤、腹泻、呕吐、体温升高、鸡皮疙瘩、瞳孔扩大、失眠等)和主观症状(如恶心、肌肉疼痛、骨头疼痛、腹泻、不安、食欲差、无力、疲乏、喷嚏、发冷、发热、渴求药物)。

　　3. 阿片类物质中毒　中毒者多有意识不清,可达深度昏迷;呼吸极慢,严重者每分钟2~4

次;皮肤冰凉、体温和血压下降;瞳孔缩小,当缺氧严重时瞳孔可扩大,对光反射消失;肌肉松弛,舌后坠可阻塞气道等。严重病例的特征性表现是昏迷、呼吸抑制、针尖样瞳孔三联征。

4. 阿片类物质滥用并发症　并发症以营养不良、便秘和感染性疾病较为常见。静脉注射阿片类物质引起的并发症多而严重,如肝炎、肺炎、梅毒、破伤风、皮肤脓肿、蜂窝织炎、血栓性静脉炎、败血症、细菌性心内膜炎、艾滋病等。孕妇滥用阿片类物质可发生死胎、早产、婴儿体重过低、新生儿死亡率高等。

(三)中枢神经系统兴奋剂所致精神障碍

中枢神经系统兴奋剂,也称精神兴奋剂,包括咖啡因,可卡因及苯丙胺类药物。苯丙胺类药物主要指苯丙胺及其同类化合物,包括:苯丙胺(安非他明)、甲基苯丙胺(冰毒)、3,4-亚甲二氧基甲基安非他明(俗称摇头丸)、麻黄碱、芬氟拉明、哌甲酯(利他林)、伪麻黄碱等。可卡因与苯丙胺类药物具有类似的精神活性和拟交感效应。本部分重点介绍苯丙胺类药物所致的问题。

1. 苯丙胺类药物依赖　使用苯丙胺类药物后,特别是静脉使用后,使用者很快出现头脑活跃、精力充沛,能力感增强,可体验到难以言表的快感,即所谓腾云驾雾感或全身电流传导般的快感;数小时后,使用者出现全身乏力、精神压抑、倦怠、沮丧而进入所谓的苯丙胺沮丧期。以上正性和负性体验使得吸毒者陷入反复滥用的恶性循环中,这也是形成精神依赖的重要原因之一。一般认为,苯丙胺药物较难产生躯体依赖而更容易产生精神依赖。不过,在停止使用苯丙胺药物后,也可以出现不同程度的躯体戒断反应,轻度的可以表现为情绪低落、无活力等;重度的戒断反应表现为伴有焦虑的严重抑郁、震颤、疲乏、无力和噩梦等,另外,心理渴求比较强烈并可有明显的自杀观念。

2. 苯丙胺类药物急性中毒　临床表现为中枢神经系统和交感神经系统的兴奋症状。轻度中毒表现为瞳孔扩大、血压升高、脉搏加快、出汗、口渴、呼吸困难、震颤、反射亢进、头痛、兴奋躁动等症状;中度中毒出现精神错乱、谵妄、幻听、幻视、被害妄想等精神症状;重度中毒时出现心律失常、痉挛、循环衰竭、出血或凝血、高热、胸痛、昏迷,甚至死亡。

3. 长期使用苯丙胺类药物的后果　长期使用可能出现刻板性行为或类偏执性精神分裂症表现,包括:被害妄想、幻视、幻听、敌对性和冲动性行为、焦虑状态、躁狂或抑郁状态、人格和现实解体症状、认知功能损害等,还可出现明显的暴力犯罪倾向。

(四)镇静催眠药物和抗焦虑药物所致精神障碍

此类药物包括范围较广,化学结构差异大,但都能抑制中枢神经系统的活动。目前在临床上主要有两大类:巴比妥类和苯二氮䓬类。

当使用镇静催眠药和(或)抗焦虑药发生药物依赖时,主要表现为人格改变,如易激惹、意志薄弱、说谎、偷窃、缺乏责任感等。长期大量服用巴比妥类药物还会引起智能障碍,表现为记忆力下降,注意力不集中,计算力和理解力损害等;在躯体方面可表现消瘦、乏力、食欲低下、皮肤无光泽、面色灰暗、多汗、性功能减退以及中毒性肝炎等。神经系统可见舌手震颤、腱反射亢进等。

在产生依赖后停药1~3天可出现明显的戒断症状,常见失眠、焦虑、头疼、耳鸣、全身无力、出汗、心慌、震颤等,严重者出现一过性幻觉、欣快、兴奋、癫痫大发作、谵妄等。一般在2~4周后恢复。

一次大量服用药物均可产生急性中毒,主要为意识障碍,巴比妥类药物中毒可出现注意和记忆损害、情绪不稳、共济失调、眼球震颤、木僵或昏迷等。

三、诊断要点

根据 ICD-10,精神活性物质所致精神障碍包括范围很广的一类障碍,尽管严重程度不同(从无并发症的中毒和有害使用到明显的精神病性障碍和痴呆),但均可归因于一种或多种精神活性物质的使用,其诊断要点:

1. 在病人自我报告、尿样、血样等的化验报告或其他依据(如病人的物品中混有药物样品、临床体征和症状以及知情第三者的报告)的基础上辨明所使用的精神活性物质,最好从一种以上的来源去寻找使用活性物质的证据。

2. 客观分析能提供当前或最近使用药物的最有力的依据,尽管这些依据对于辨明既往的使用情况及当前的使用水平可能有局限性。

3. 许多药物使用者服用一种以上的药物,但只要可能就应根据所使用的最重要的一种(或一类)活性物质对疾病的诊断进行归类,往往根据某种或某类引起当前障碍的特殊药物做出判断。如有疑问,按病人最常滥用的药物进行诊断,尤其是连续使用或每日使用的药物。

4. 只有当精神活性物质的使用方式十分混乱或各种不同药物的作用混合在一起无法区分时,方可采用多种药物使用引起的障碍的诊断。

5. 错用精神活性物质以外的药物,诸如轻泻药或阿司匹林应采用非依赖性物质的滥用的诊断,并指明所涉及的物质类型。

四、治疗与预防

(一)酒精所致精神障碍的治疗

1. **戒酒** 一般根据病人酒依赖的程度灵活掌握戒酒进度,轻者可尝试一次性戒断,严重者可采用递减法戒酒,以避免出现严重的戒断症状危及生命。戒酒阶段要密切观察与监护,尤其是戒酒开始的第 1 周,要特别注意病人的体温、脉搏、血压、意识状态,及时处理可能发生的戒断反应。戒断症状显著时,常需要药物治疗。

2. **戒断症状的处理**

(1)单纯戒断症状:因为酒精与苯二氮䓬类药理作用相似,常用后者进行"替代疗法"来缓解酒精的戒断症状。足量开始,用药时间不宜超过 5~7 天。

(2)震颤谵妄:①安排适宜的环境,如安静、光线柔和;②保温、防感染;③镇静,首选苯二氮䓬类;④控制精神症状,可选用氟哌啶醇;⑤营养支持,维持水电解质酸碱平衡,大量维生素;⑥安全保护。

(3)酒精性幻觉症、妄想症:用抗精神病药物治疗有效,剂量不宜过大,控制幻觉、妄想后逐渐减药。

(4)酒精性癫痫:可选用苯巴比妥类药物;有癫痫史的病人,在初期阶段就使用大剂量的苯二氮䓬类药物,或者戒酒前四天给予抗癫痫药物,如丙戊酸盐。

3. **复饮的防治**

(1)酒增敏药:指能够影响乙醇代谢,增高体内乙醇或其代谢物浓度的药物,如戒酒硫。戒酒硫能抵制乙醛脱氢酶,服药后再饮酒,5~10 分钟之后,体内乙醛聚积产生恶心、呕吐、心悸、脸红、焦虑等"潮红反应",使病人厌恶饮酒。服用戒酒硫5天不能饮酒,如饮酒量多,产生乙醛综合征,可危及生命。有心血管疾病、躯体功能较差者禁用。

(2)抗酒渴求药:长效阿片类受体拮抗剂纳曲酮被美国食品药品监督管理局(Food and Drug Administration,FDA)批准用于治疗慢性酒中毒,它可以降低嗜酒者对饮酒的渴求,减少酒精摄入量。慢性酒中毒时机体的抑制性氨基丁酸(GABA)能系统活动降低,GABA受体激动剂乙酰基高牛磺酸钙可对此进行有效治疗,是一种较安全、有效的戒酒巩固治疗药物。此外,抗抑郁药物(如选择性5-HT再摄取抑制剂)不仅能治疗酒依赖伴发的抑郁及焦虑障碍,也能降低对饮酒的渴求。

(3)社会心理干预:应用积极的社会、家庭因素以及认知疗法,增加病人的戒酒动机。

4. 积极治疗原发病和合并症 酒精滥用病人常常继发于精神障碍(如人格障碍、焦虑障碍、抑郁障碍、双相情感障碍、精神分裂症等),有时酒精滥用又会导致精神障碍,所以,在治疗酒精相关问题时一定要注意精神障碍的处理。另外,酒精的滥用会导致躯体合并症,包括消化道疾病、肝脏病、心脏病、营养不良、脑损害等,要与内科医生合作,积极处理其躯体问题。

5. 急性酒中毒治疗 急性酒中毒治疗主要包括催吐、洗胃、生命体征的维持和加强代谢等措施。入院后要尽快注射纳洛酮,纳洛酮为纯阿片受体拮抗剂,口服用药无效,可使病人血中酒精含量明显下降,使其快速清醒,减少、避免意识不清者呕吐、窒息等并发症发生。

(二)阿片类物质所致精神障碍的治疗

治疗一般分为两步,包括急性期的脱毒治疗和脱毒后防治复吸。

1. 脱毒治疗 脱毒是指通过治疗减轻戒断症状,预防由于突然停药引起的躯体健康问题。脱毒治疗一般在封闭的环境中进行。

(1)替代治疗:利用与毒品有相似作用的药物来代替毒品,以减轻戒断症状的严重程度,使病人能较好地耐受。然后在一定时间内(14~21天)将替代药物逐渐减少,最后停用。目前常用的替代药物有美沙酮和丁丙诺啡等,使用原则是只减不加,先快后慢,限时减完。

(2)非替代治疗:主要用于脱毒治疗的辅助治疗。可乐定为α_2-肾上腺素能受体激动剂,可以抑制撤药后出现的流泪、流涕、打哈欠、恶心、呕吐、厌食、出汗、寒战、心动过速等症状,但对渴求、肌肉疼痛等效果较差,副作用为低血压、口干和嗜睡,剂量必须个体化。

2. 维持治疗 维持治疗的基本理论是减少危害。为减少阿片类药物滥用带来的社会治安问题、疾病(如HIV、肝炎)传播问题以及不能维持社会功能问题,免费的美沙酮维持治疗、针具交换项目应运而生。

3. 复吸的防治

(1)阿片类阻滞剂:脱毒后的复吸者服用纳曲酮后,即使滥用阿片类物质也不会产生欣快作用,减轻对依赖物质的心理渴求,减少或消除正性强化作用。

(2)社会心理干预:对脱毒者从社会和心理方面进行综合康复治疗,如改变环境,断绝毒品来源,给予认知行为疗法、家庭治疗、集体心理治疗等,对病人戒毒成功、避免复吸、促进康复有重要意义。

(三)中枢神经系统兴奋剂所致精神障碍的治疗

苯丙胺或其他中枢神经系统兴奋剂的戒断反应是自限的,通常不需要入院解毒治疗,只需要在安全的环境下观察。但苯丙胺类药物依赖者往往因为戒断后强烈的渴求而使戒断变得较为困难,持续戒断需要良好的心理和社会干预。治疗主要采取对症治疗,如苯二氮䓬类药物可用于控制戒断所致的严重不适,抗精神病药可用于治疗激越。

第二节 精神活性物质所致精神障碍病人的护理

一、护理评估

（一）病史的评估

1. **精神活性物质应用史** 病人使用精神活性物质的种类数量、名称和动机（如好奇、追求快感、逃避等），每种物质的使用方式、用药持续时间、每次用量、目前用量及间隔时间等。病人既往戒毒、戒酒或戒烟史，治疗用药，药物不良反应等。

2. **其他特殊情况** 病人有无躯体疾病史、精神障碍史、手术史、过敏史以及个人史有无留级、逃学、偷窃、出入拘留所、暴力犯罪记录等。

（二）生理评估

1. **一般情况** 测量病人生命体征；观察皮肤有无反复注射痕迹；有无营养不良、极度消瘦等。

2. **躯体戒断症状** 病人有无打哈欠、流涕、发热、肌肉疼痛、腹痛、恶心呕吐、腹泻、震颤、共济失调等。

3. **并发症** 病人有无感染性疾病、消化道疾病、肝肾功能损害、心血管系统疾病、神经系统疾病、性病等。

4. **实验室及其他辅助检查** 病人血、尿常规，血生化、心电图、脑电图等检查结果。

（三）心理评估

1. **认知活动**

(1)有无感知觉的改变，如出现感觉减退、幻觉等。

(2)有无思维内容方面的改变，如慢性酒中毒病人出现嫉妒妄想。

(3)有无智力与记忆力损害，如遗忘、错构、虚构等。

(4)有无注意力、定向力障碍。

(5)有无自知力的损害。

2. **情感活动**

(1)有无情绪异常变化，如情绪不稳、焦虑、抑郁、紧张、恐惧等。

(2)有无对以往行为愧疚、自责、悲伤、后悔等。

3. **意志行为活动**

(1)生活情况：生活是否有规律，是否改变了原有的生活方式、能否满足基本需求等。

(2)觅药行为：有无在脱瘾治疗中不惜一切手段继续用药，如说谎、偷窃、收集、藏匿、攻击等。

4. **人格特征**

(1)有无人格不成熟或缺陷，如经受不住挫折、容易冲动、控制力差等。

(2)是否缺乏自信及决策能力，如自卑、退缩、不合群等。

（四）社会功能评估

1. 有无社会功能受损，特别是人际交往与沟通能力。

2. 与家庭成员的关系有无受损，如婚姻破裂、虐待子女、敌视家人等。

3. 社会支持系统情况：病人的家庭成员是否有药物滥用者和酒依赖者，家庭成员及亲友对病人的支持程度。

4. 病人所处的群体和文化氛围对病人的影响，如病人平日来往的朋友是否有药物滥用者和酒依赖者；当地风俗习惯是否容忍或助长病人使用精神活性物质。此外，还可应用评估工具进行筛查和评估，如酒瘾问题自填式筛查问卷和世界卫生组织开发的用于筛查精神活性物质使用问题的酒精、香烟和其他物质使用筛查测验、酒精使用障碍识别测验，以及 Fagerstrom 尼古丁依赖测验等。

二、护理诊断/问题

由于不同的病人使用精神活性物质的种类、时间、方式等不一样，对个人的生理、心理、社会等方面的影响也会不一样，因而护理诊断也不一样。主要有：

1. **急性意识障碍**　与酒精或药物过量中毒、戒断反应等有关。

2. **营养失调，低于机体需要量**　与缺乏食欲或以酒、药取代摄取食物等有关。

3. **暴力危险（针对自己或针对他人）**　与酒精或药物中毒、戒断综合征，或个人应对机制无效等有关。

4. **认知改变**　与酒精或药物过量中毒、戒断反应等有关。

5. **焦虑**　与个人应对机制无效、需求未获满足、戒断反应等有关。

6. **睡眠型态紊乱**　与使用物质引起的欣快作用、戒断反应、生活方式改变等有关。

三、护理目标

1. 急性中毒病人能保持生命体征平稳，避免发生并发症。

2. 病人的营养状态得到改善，未发生躯体感染性疾病。

3. 病人能有效地控制情绪和行为，未发生安全事件。

4. 病人能意识到自己的感知改变，感知过程逐渐恢复正常。

5. 病人睡眠型态恢复正常。

6. 病人纠正不正确的认知，能建立正确的行为模式和人际关系。

7. 病人能行使社会职能和承担社会责任，表示执行戒断计划。

8. 病人能按计划戒酒、戒药、戒烟，控制成瘾物质觅取行为。

四、护理措施

（一）生理功能方面

1. 生活护理

（1）饮食护理：精神活性物质依赖者饮食无规律，大多食欲下降，厌食，进食少，甚至拒食。护士应观察病人进食情况，给予易消化、营养丰富的饮食，鼓励病人多饮水。对拒食者应耐心劝食，必要时鼻饲或静脉给予营养支持。

（2）睡眠护理：精神活性物质依赖者在戒断后往往存在顽固性失眠，失眠时病人的注意力会集中在躯体的不适感上，易诱发复吸或有可能对镇静催眠药物产生依赖。护士应留意观察病人睡眠情况,协助病人改善睡眠状况,如指导病人建立规律的作息习惯;改善睡眠环境,保持安静、舒适、光线柔和等;睡前不宜过饥或过饱,不宜大量饮水;睡前避免刺激和剧烈运动;睡前用温水洗澡,注意足部保暖等。

(3)个人卫生护理:个别病人因意识障碍、戒断反应、消化道症状等影响了自理能力或保持个人卫生的能力,护士应关注这些病人口腔和皮肤清洁,观察二便情况,保持病人着装和床单元整洁。

2. 安全护理

(1)精神活性物质依赖者多伴有人格障碍,有的受精神症状的影响,表现易激惹、冲动,甚至违反规章制度、不服从治疗,可能出现针对自己或针对他人的暴力行为。护士接触病人应注意接触方式,既要坚持原则,又要注意沟通技巧,避免直接冲突。根据病情可设立专人护理,必要时给予隔离或保护性约束。

(2)病人入院3~5天后,大多戒断反应严重,难以克制生理上的痛苦和心理上的依赖,要求提前出院或想逃跑。护士应密切巡视,关注病人的言谈举止,满足他们的合理需求,让其安心住院。

3. 对症护理

(1)过量中毒护理:首先要确认是何种药物中毒,再给予相应的处理方法,如洗胃、给予拮抗剂等。密切观察病人的生命体征变化,保持水电解质及能量代谢的平衡。保持呼吸道通畅,做好口腔护理及皮肤护理,预防并发症。在病人急性期过后,给予针对性的健康教育和指导。

(2)戒断综合征的护理:一般脱瘾者在出现流泪、流涕、哈欠之后出现全身症状如全身酸痛、心悸、胸闷、发热、发冷,出汗等。护理上应:①密切观察,尽早准确发现戒断症状,防止戒毒者夸大症状,把握最好的给药时间,减轻病人痛苦;②病人在出现戒断症状时应卧床休息,避免剧烈活动,减少体力消耗;站立时要缓慢,不应突然改变体位;③病人戒断症状严重时,出现生理和心理的依赖,可能要求提前出院。因此要密切关注他们的言谈举止,分析掌握心理活动,保证病区安全;④戒断反应严重时病人进食少,甚至拒食,因而产生营养不良,抵抗力下降,此时,应保证病人的充足营养。

(3)药物护理:严格遵守给药制度,按时给药,静脉用药时注意液体滴速,密切观察生命体征、瞳孔及意识的变化。病房内备好抢救药品及器材。密切观察药物副作用,并及时处理。

(4)防止交叉感染:长期吸食海洛因的病人多伴有栓塞性静脉炎、肝炎、性病等。入院时,护士应检查全身情况,操作中严格执行无菌规范。发现各种传染病,及时隔离、报告和处理病人用物。出院或死亡病人床单要做彻底的终末消毒。

(二)心理功能方面

由于多数成瘾者有心理障碍或个性的改变,出现一些心理问题,常见的有否认、依赖、低自尊、易激惹、觅药和再犯行为等,因而需要护士给予心理护理,在心理护理过程中应注意与病人建立良好的护患关系,尊重但不迁就病人;加强认知干预,让病人认识到滥用精神活性物质的危害,自觉抵制;指导病人正确运用应对机制,建立正确的心理防御机制。

1. 否认 即使问题相当严重,但大部分的病人仍否认失去控制力,否认给个人和家庭带来痛苦。对一个物质依赖者来说,下决心停用已经成为生活重心的物质是相当困难的。而"承认问题"是做出改变的第一步,护士可利用集体治疗的机会,指出病人的成瘾行为以引发改变行为的意愿。另外,护士可以与病人共同制订行为契约,在契约内容中强调病人在参加治疗的期间必须完全戒除成瘾物质,最好以书面的形式记录下来并由双方签名。

2. **依赖** 依赖是物质滥用者的人格特征之一,而逃避责任是依赖行为的表现之一,这也是此类病人难以改变行为的原因之一。所以护士必须小心,不要掉入为病人作决定的陷阱,而要与病人协商,调动病人的自主性。

3. **低自尊** 由于物质滥用者往往已失去工作、朋友及家庭,缺乏可以建立自尊的人际关系或活动,因此自尊较低,常利用药物产生的松弛、欣快感及压抑解除来暂时驱除个人的自卑感,甚至会产生冲动或自我伤害行为。护士应协助病人确认其现存的力量及资源,同时利用肯定训练来协助病人增强自尊。

4. **易激惹** 当物质依赖者必须放弃他们依赖的物质,或被迫承担其行为责任时,他们会感到焦虑、愤怒,此时护士应利用集体讨论的机会帮助病人认清自己体验到的感觉,然后协助病人以非破坏性的方式去表达自己的感受或采用转移注意力的方式,如运动、音乐、绘画等。

5. **觅药和再犯行为** 护士对觅药行为者要严加防范,严禁毒品和酒被带入病房。发现觅药行为必须当面指出,帮助病人了解此种行为隐含的自我挫败性质,同时要防止发生冲突,保证病人及工作人员安全。由于人格缺陷、情绪困扰等因素影响,成瘾者有很高的再犯率。

当病人再犯时,护士不要拒绝或批评病人,可以表达对病人未能保持进步的失望,但重要的是必须重新开始,与病人探讨再犯的动机及帮助其找出减轻这些心理痛苦的方法,利用病人曾经戒除成功的事实或其他成功实例来培养其对未来乐观的态度。

(三)社会功能方面

1. **提高家庭、社会支持** 家庭成员提供可靠的支持对物质依赖者的康复非常重要,但家人常会对病人的行为感到沮丧失望,所以必须由有经验的工作人员做家庭咨询,以协助家属了解疾病知识,强化家庭功能,充分发挥家庭支持的作用。此外,在社区建立活动站,创造无歧视的社会康复环境。

2. **自助团体** 自助团体是帮助物质依赖者及其家人的另一种方法,如"匿名戒酒会"是自助团体的标准模式,是由戒酒者自行组织的自助团体,通过互助与自助的方式,依靠集体的力量来解决共同问题,通过这种形式使许多酒依赖者彻底戒酒,重新过上正常的生活。

3. **利用过渡性安置机构** 许多社区有暂时性的安置机构,例如酒依赖或药物依赖的"中途之家"。这些机构让病人从戒断期至完全康复返回社区的过渡期间有个生活的地方,在这里会提供个体的和团体的咨询,帮助病人调整自己以适应社区生活。

(四)健康教育

1. **提供信息** 加强精神活性物质的宣传工作,提高对成瘾药物如抗焦虑药物成瘾的警惕性。要宣传戒烟和文明饮酒、不酗酒。向物质成瘾者提供支持戒断的信息,如健康教育资料、自助团体的参与方式、提供咨询的网址和热线电话等。

2. **宣传法律** 严格执行药政管理法,加强药品管理和处方监管,加强这方面的法律宣传和检查工作,严格掌握这类药物的临床适应证。严格执行未成年人保护法,预防和制止未成年人吸烟、饮酒和吸毒。打击非法种植和贩卖毒品的违法行为。

3. **抵制不良习俗** 提倡文明健康的生活习俗,抵制不良的社会习俗,如很多地方在宴会上不醉不休,结果乐极生悲,因而提倡以其他饮料取代酒类或选用酒精度较低的饮料。

4. **提供咨询** 重点加强对高危人群的宣传和管理,提供心理咨询,减少生活事件和家庭及环境不良影响导致的物质滥用。

五、护理评价

1. 急性中毒病人是否保持生命体征的平稳,有无发生并发症。
2. 病人营养状况是否得到改善,有无发生躯体感染性疾病。
3. 病人能否控制情绪和行为,有无发生安全事件。
4. 病人感知过程是否恢复正常。
5. 病人睡眠状况是否恢复正常。
6. 病人戒断症状是否得到控制。
7. 病人能否纠正不正确的认知,建立正确的人际关系和行为模式。
8. 病人能否行使社会职能和承担社会责任,愿意执行戒断计划。

案例13-1

酒精所致精神障碍病人的护理

病人,男,39岁,无业。因"嗜酒15年,记忆力进行性下降3年,戒酒后意识不清1天"入院。15年前因失恋开始嗜酒,刚开始几乎每天喝,只要不和重要事情冲突,每天喝白酒半斤到一斤。12年前经常因喝酒误事,脾气暴躁。10年前开始每天都要喝酒,每天不喝都觉得不舒服,找酒喝。7年前开始出现晨饮,早晨醒来第一件事就是找酒喝。有时一天没喝酒,会出现手抖、心慌、出汗、烦躁。5年前开始进食少,多饮酒,家人开始担心,曾强硬让其戒酒,2天后病人突然出现摔倒在地、呼之不应、四肢抽搐、口吐白沫、口唇咬伤,家人急送其入院诊疗,住院戒酒1个月。出院3个月后又开始喝酒,家人很难管理,病人因喝酒导致撒谎,向人借钱、赊账。3年前开始记性逐渐下降,做事丢三落四。家人再次送其入院戒酒,住院2两个月。出院后病人无法工作,有时帮家人做点家务。出院2个月后又开始饮酒,每天1斤多白酒。今年以来酒量下降,不到半斤就醉。近一年进食差,体重显著消瘦。家人严加看管,戒酒2天,昨天病人出现意识不清,凭空视物、闻声,称被害。完全不能入眠。家人急送其来院。

3年前住院时发现"酒精性肝炎",无其他重大疾病史。病人足月顺产,与同龄人发育基本正常。病前性格无明显内外向。两系三代无精神疾病史。

入院后体格检查:体型消瘦,营养不良;P 121次/分,四肢震颤。

入院后精神检查:意识欠清晰,时间定向错误;家人陪同入院,衣貌不整。有问有答,应答尚切题,思维尚连贯。言语性幻听、幻视、被害妄想。表情不时紧张、恐惧,怕被害。有强烈想喝酒的欲望。坐立不安。易激惹。自知力不存在,不认为上述症状为病态,否认自己有病。

入院后血生化示血钾:3.1mmol/L、ALT 218U/L、AST 175U/L;血常规:WBC 6.2×10^9/L、PLT 189×10^9/L;颅脑磁共振:脑萎缩。

思考:1. 该病人的主要护理问题是什么?
　　　2. 该病人的主要护理目标是什么?
　　　3. 该病人的主要护理措施是什么?

(魏钦令)

精神活性物质能够影响人类情绪、认知、行为及改变意识状态，并有致依赖作用。滥用、中毒、依赖和戒断综合征是常见精神活性物质所致精神障碍，表现为生理、心理和行为的异常。可出现严重的躯体护理问题，如典型发作、震颤谵妄，也可以出现伤人等严重的心理护理问题。健康教育对长期的康复作用重要。

复习参考题

1. 简述酒依赖病人出现戒断综合征的临床表现。

2. 简述阿片类物质中毒和戒断的临床表现。

3. 简述精神活性物质所致精神障碍的护理诊断/问题和护理措施。

第十四章 社区精神卫生

14

学习目标	
掌握	精神障碍病人的家庭护理措施、社区康复和社区护理服务的内容。
熟悉	社区精神障碍的三级预防；精神障碍病人社区康复的原则和社区护理的特点。
了解	社区精神障碍病人的个案管理。

第一节　社区精神卫生的特点

问题与思考　　　　　李某，男，46岁，未婚，工人，患有精神分裂症19年，病情时有波动，现病退在家休养，因没有自知力，需家人督促服药，饮食起居无规律，个人卫生差，不能胜任简单家务，不愿外出，无视家人、朋友的询问和关心，对提问回答极为简单。病人为独生子，父母为其监护人，均已七旬。

　　　　　　　　　　　思考：病人目前现存的主要问题有哪些？对其进行社区护理服务的内容有哪些？

一、概述

　　精神卫生问题既是重大的公共卫生问题，又是突出的社会问题。随着精神卫生保健模式发生的巨大变化——从住院保健逐步转向社区保健，这是社区精神卫生发展的标志、动力和结果。

　　社区精神卫生工作是指在特定的社区内施行精神卫生服务，包括精神疾病的预防、治疗和康复工作。社区精神卫生工作在服务范围上有广义和狭义之分，广义泛指为社区内全体居民提供心理健康服务，而狭义指仅为社区内患有精神疾病者提供心理保健服务。

（一）社区精神卫生的发展

　　1. 国外社区精神卫生发展　在20世纪后半叶，精神卫生服务出现巨大变革，尤其精神药物的引入和随之而来的"去机构化运动"（deinstitutionalization）的出现，其防治工作从医院扩大到社区，便于病人回归社会。病人以往因长期住院而出现的情感淡漠、缺乏主动性、言语贫乏等阴性症状和社会功能严重受损的现象得以改善。一些发达国家在精神病病人的治疗方式上明显转向社区治疗，对以医院为基地的治疗不再偏重，病人住院治疗的人数和天数明显下降，如在美国，约60%的精神病病人在初级保健机构接受治疗。大型精神病院规模缩小或关闭，综合医院开始提供精神卫生服务，以及全新的基于社区的保健模式如日间医院和病人之家建立。以社区为基地的生活安排、职业培训、疾病保健构成了新的精神疾病治疗模式。

相关链接　　　　　国外社区精神卫生服务体系

　　　　　社区精神卫生服务在国外经过多年的发展，目前已形成比较完善的服务体系，针对不同疾病和需求的病人，都能提供不同形式和内容的服务：

　　　　　1. 片区精神卫生中心　属于区域性的精神卫生服务与管理机构，通常是某个行政区域内的一所大型精神病院、大学附属医院或大型综合医院的精神科。主要负责精神卫生计划的制订、人员培训、组织实施、效果评估等,同时也提供包括门诊、急诊及住院治疗等在内的临床服务。

2. 片区内精神卫生服务站 在每一个片区根据人口多少,设立数量不等的服务站,服务站内配备由精神科医师、家庭医师、全科医师、精神科护士、社工、心理治疗师、职业治疗师、志愿者组成的服务团队,为病人提供多方位的服务,同时提供门诊、急诊治疗,必要时还可以接受短期的住院观察服务。

3. 日间医院 适于病情不稳定但白天又得不到家人照顾的病人。日间医院提供一个临时的医疗场所,使病人能够在这里得到安全有效的照顾和治疗,同时又不至于完全与家庭分离。日间医院在某种程度上分担了精神病院的功能,有利于恢复和保持病人的社会功能。

4. 晚间医院 与日间医院一样,均属于部分住院形式。即病人白天在社区,晚上来医院。主要针对家庭一时不愿接受、家庭不在当地或家庭不愿照顾的病人。晚间医院同样为病人提供治疗和康复措施。

5. 中途住所 是国外发达城市中对精神病病人过渡性康复的一类庇护性设施。

6. 长期看护所 又称托管站或康复站,主要针对慢性精神分裂症病人的治疗与康复。

7. 主动性家庭访视小组 主要针对不愿意看病的病人。服务小组主动上门提供咨询、评估与治疗等。

8. 自助团体 由病人或家属自发组织,分享成功的经验,彼此相互鼓励。有利于减少对专业人员的依赖,增强病人自信,减少对精神障碍的偏见,向社会发出倡议、获得社会支持等。

9. 心理康复会所 这种社区照顾模式的主要功能在于积极推动病人自助并且体现了反偏见的价值。在俱乐部中有专职人员负责管理,同时鼓励成员自己做决策,并参与到治疗中。俱乐部的活动集中在休闲、技能培训及履行日常事务等方面。这种俱乐部模式是一种过渡形式。依靠俱乐部的成员,在娱乐、工作及居所监管范围内,逐渐承担越来越多的责任和权力。

2. 我国社区精神卫生发展 我国社区精神卫生工作起步较晚,20 世纪 80 年代后,根据不同条件,在一些城乡建立了不同类型的具有中国特色的社区精神卫生服务模式。如在许多地方的街道或乡镇医院设立精神科,开展精神科门诊、家庭病床。2001 年 10 月在北京召开了"全国第三次精神卫生工作会议",提出了"预防为主、防治结合、重点干预、广泛覆盖、依法管理"的工作原则。2004 年 9 月,精神卫生作为唯一的非传染病项目正式进入国家公共卫生行列。2008 年我国 17 个部委联合印发了《全国精神卫生工作体系发展指导纲要(2008—2015)》,提出将精神疾病社区管理、心理健康指导工作纳入社区卫生服务机构、农村医疗卫生机构的公共卫生服务内容,加强精神疾病和心理行为问题的社区预防、医疗康复和管理工作。2009 年原卫生部印发了《重性精神疾病管理治疗工作规范》,明确了基层医疗机构(社区卫生服务中心、服务站、乡镇卫生院)的工作职责和管理要求。2013年5月1日《中华人民共和国精神卫生法》在全国范围内实施,该法明确规定要加强基层精神卫生服务体系建设,保障城市社区、农村基层精神卫生工作所需经费;要求切实维护精神障碍病人的合法权益,重视社区精神卫生工作,积极开展社区心理健康指导和精神卫生知识宣传教育活动,重视公民的心理健康问题。精神卫生法的颁布实施,对促进精神卫生事业发展具有重要意义。《全国精神卫生工作规划(2015—2020年)》中确立了在70%的社区(乡镇、街道)建立多部门协作和参与的精神卫生综合管理小组,且登记在册的严重精神障碍病人管理率达到80%以上,符合条件的贫困严重精神障碍病人全部纳入医疗救助。

相关链接　　　　　　　　　为适应重性精神病精神疾病管理治疗工作的信息化管理要求,结合国家基本公共卫生服务项目中重性精神病疾病病人管理服务的,原卫生部印发《重性精神疾病管理治疗工作规范(2012年版)》。

(二)我国社区精神卫生存在的不足

1. **精神卫生设施方面**　对缩小住院规模、减少病床和提供更有利于病人的以社区为基础的服务意义和前景认识不足;社区精神卫生因投入不足致使成效不大。

2. **专业人员方面**　精神卫生专业人员在学历教育和继续教育方面的需求未得到充分满足;全科医生和社区护士对精神疾患的评估和治疗培训不足,需要社区保健方面的教育和培训。

3. **病人照料和治疗方面**　目前,对精神障碍病人缺乏有效的监控体系和社会保障系统,致使精神病病人发病后得不到及时治疗,不仅危及病人自身健康,而且存在对家庭和社会有肇事肇祸的危险。

4. **精神卫生服务管理方面**　不同层次机构、医疗单位之间实施有效的工作衔接方面应加强,社区精神卫生防控监测体系不健全。

二、社区精神卫生工作

(一)日常工作

我国的社区精神卫生工作起步较晚,虽然目前发展较快,但还没有形成完善的服务网络与体系,目前主要开展的工作:

1. **重性精神疾病防治**　①承担重性精神障碍病人信息收集与报告工作,开展重性精神障碍病人线索调查、登记、并上报;登记已确诊的重性精神障碍病人并建立健康档案;②在精神卫生医疗机构指导下,定期随访病人,指导病人服药,向病人家庭成员提供护理指导;③协助精神卫生医疗机构开展重性精神疾病病人应急医疗处置;④向精神卫生医疗机构转诊疾病复发病人;⑤参与重性精神疾病防治知识健康教育工作。

2. **建立社区工疗站**　安排专业的工疗康复人员组织病人在站内进行康复活动。

3. **组织专科医生下基层**　组织专科医生定期下基层,指导培训通科医师的同时,也负责解答前来咨询就诊病人的问题。

4. **开展健康讲座**　组织专家走进市民健康大讲堂,宣传讲解心理健康知识及心理疾病知识。

（二）健康教育与遗传咨询

1. 健康教育 目标是提高社会人群对精神障碍及其防治知识的知晓率；提高社区人群对精神障碍的识别率；提高精神障碍病人的就诊率和治愈率；达到控制精神障碍的目标。

社区健康教育要充分利用社区和社会各种资源，因地制宜，以小投入产生大效应。健康教育的具体方法和形式包括：①口头宣传，如健康讲座、专题讲座、座谈会、家庭访谈及现场答疑等；②文字宣传，如标语、横幅、传单、壁报栏、黑板报、撰写科普文章或编写小册等；③形象宣传，如美术宣传画、心理卫生保健挂图、精神疾病家庭防治知识的连环画等；④综合宣传，通过前述形式的结合，如定期设点展览、流动性服务宣传、现场示教、街头咨询讲解及深入街道乡镇的就近宣传等。

2. 遗传咨询 不同精神疾病的遗传风险不同，同一种疾病在不同遗传背景的家庭中的遗传风险也不同。目前已知，某些常见精神疾病如精神分裂症、情感性精神障碍、分裂情感性精神障碍、精神发育迟滞、焦虑症和强迫症等，遗传因素起着非常重要的作用，但这些疾病的遗传效应和方式尚未最后确定。最近研究发现，精神分裂症、双相情感障碍以及其他精神疾病也许有着共同的易感基因。由此可见，上述任何一种疾病同病婚配的家庭中子代的患病率均显著增高，因此应杜绝同病婚配和生育子女，也反对病人间相互通婚、生育。

（三）精神障碍的三级预防

精神障碍的预防分为三级，每一级的目标人群和预防重点各有侧重。

1. 一级预防 也叫病因预防，指从源头上消除或减少各种致病因素，增加精神健康的保护因素，以达到阻止或减少精神障碍发生的目的。一级预防主要着力点在于心理社会层面，其目标人群为全体公众。具体内容包括：

(1)加强遗传咨询，防止近亲结婚及病人之间通婚，保障优生优育，降低高危儿童的出生率。

(2)大力宣传、普及精神卫生知识，提高公众的心理健康意识和自我保健能力，促进健康生活方式和行为模式的形成。

(3)加强心理咨询，提高公众的心理素质和应对不良生活事件的能力。

(4)对一些高危人群，进行健康普查与重点监控。

2. 二级预防 重点是早发现、早诊断、早期处理精神卫生健康问题，阻断精神疾病的发展。目标人群是精神障碍发生前期及发病早期的人群。具体内容包括：

(1)早期发现精神障碍病人：通过定期对社区居民进行精神健康筛查、社区居民的自我评估与报告、家访及咨询等方式，早期发现精神疾病边缘状态者及精神障碍者。同时，通过向病人和家属宣传精神卫生知识，改变群众对精神障碍病人的认识和态度，协助人群了解精神医疗机构的分布及功能，让居民能及早察觉自身或身边人的异常精神症状，及时寻求医疗救助。

(2)重点帮助和照护精神障碍病人及家庭成员：及时进行危机干预，防止问题严重化，使疾病得到控制。督促病人及早就医、明确诊断、接受治疗，及时提供必要的医学干预，防止各种可能的意外事件的发生。出院的病人，社区护士应定期进行家庭访视，并提供精神卫生咨询及相应的护理干预，指导病人坚持治疗、合理用药，并做好家属的宣教和指导。

(3)确认与精神健康有关的危险因素：收集影响精神健康及造成精神障碍的危险因素，及时报告有关人员。

3. 三级预防 重点是防止疾病复发,做好康复训练,最大限度促进病人社会功能的恢复,减少功能残疾,延缓疾病衰退的进程,提高病人的生活质量。目标人群是精神障碍发生后期、慢性期和康复期的精神病病人。主要内容包括:

(1)做好宣传教育,让精神障碍病人和家属知晓维持治疗和巩固治疗的重要性,主动与医生取得联系,定期复诊,帮助解决治疗过程中遇到的问题。

(2)对于病情稳定的病人,通过心理治疗和康复训练等多种方式,提高病人的个人生活自理能力、家庭职能、社交技能和职业技能,最大限度地恢复心理和社会功能。

(3)减少住院次数,降低住院时间,让病人早日回归社会,并为社会功能恢复较好的病人提供就业指导和就业机会。

(4)做好社区精神障碍病人医院—社区一体化管理工作,使病人能够接受及时而有针对性的、连续的疾病指导和服务。社区护理人员应用专业知识,结合病人的相关信息,分析其存在的或潜在的精神健康问题,制订出较完善的社区护理管理计划和措施,帮助病人充分享受社会生活,预防疾病复发。

第二节　精神障碍病人的社区康复

一、精神障碍社区康复的基本概念

社区康复(community-based rehabilitation)是以社区为基础的康复,WHO所强调的定义是:社区康复是指启用和开发社区的资源,将残疾人及其家庭和社区视为一个整体,对残疾的康复和预防所采取的一切措施。

社区精神康复,是指在社区工作中对精神障碍的病人进行生理、心理、社会的综合干预,帮助病人重新融入社会,并有独立、高质量的生活。精神障碍病人由于长期住院,与社会产生隔离,很容易陷入精神衰退和社会功能的残缺,社区康复通过整合各种资源,综合运用各种措施,在社区内为病人提供康复训练,一方面使病人很容易获得康复机会,另一方面可以提高社区对病人的接纳程度,从而使病人能够在真正意义上实现回归社会的愿望。

二、社区精神康复的原则与内容

(一)精神康复的原则

精神康复的核心是促进个体的功能恢复,而不是疾病本身,使其尽可能达到最佳状态,以增强病人的信心和希望,更满意地在社会中生活。精神康复应遵循的原则如下:

1. 树立即使非常严重残疾者也有成长和发挥潜力的信念。
2. 精神康复的重点是整个人,而不是疾病。
3. 干预的重点是行为和功能,而非症状。
4. 尊重病人及家属,建立合作关系,鼓励病人自我决策,努力使他们成为计划的积极参与者。

5. 运用多元化、个体化方式发展和组织精神康复服务以满足病人的需要。

6. 防止病情恶化，减少不必要的住院。

7. 帮助病人学习处理问题的技巧及运用环境中的资源。

8. 注重个人的优势及价值，运用个体的能力及兴趣去发展其技能，克服障碍。

9. 为病人提供机会去参与正常角色和关系的社区活动。

（二）精神康复的内容

社区精神康复内容主要包括生活行为、学习行为以及工作行为方面的训练。

1. **生活行为的康复训练**　是训练精神病病人逐步掌握生活技能，其较低目标是维持基本日常生活活动的能力，较高目标是有"文体娱乐活动"的能力，以至有进行"社会交往"的能力。

（1）日常生活活动训练：主要是针对病期较长的慢性衰退病人。这些病人往往行为退缩，情感淡漠，活动减少，生活懒散，仪表不整，甚至完全不能自理日常生活。具体措施可着重培训个人卫生、盥洗、饮食、衣着、排便等活动，坚持每日数次手把手地督促教导和训练，并可结合奖励措施。除了严重衰退者缺乏效果外，大多在 2~3 周内即明显改善。但这种训练必须持之以恒，一旦放松，即可回复原状。至于其他未出现衰退的病人，由于急性发病期过后尚残留某些精神症状，也可影响日常生活活动，通常表现较为被动、懒散以及对事物缺乏情感关注等，则需进行督促和引导。

（2）文娱体育活动训练：着重于培养社会活动能力，加强社会适应力，提高情趣和促进身心健康。文娱体育活动的内容应按病人的具体情况加以选择。除一般的游乐和观赏活动外，可逐渐增加带有提高学习和竞技性质的参与性内容。如歌咏、舞蹈、书画、乐器演奏、体操、球类比赛等，又如举行智力竞赛、音乐欣赏等。

（3）社会交往技能训练：精神病病人的社会交往能力往往因脱离社会生活而削弱，慢性病人削弱严重以至丧失。具体训练内容包括基本社交技能（发起谈话、维持谈话、表达积极和（或）消极感受等）、会谈技能、决断的技能、处理冲突的技能、集体生活技能、交友约会的技能、维护健康的技能等。可通过讲解演示，病人角色扮演方式进行训练，护士应不断地给予反馈、建议和正性强化，并注重反复练习和整合，以达到恢复和提高社交能力，改善病人应对应激情况的能力，提高社会适应能力，增加参与社会生活的机会。

2. **学习行为的康复训练**　是训练病人学会善于处理、应付各种实际问题的行为技能。训练的内容包括一般性教育活动和家庭生活技能两部分。

（1）一般性教育活动：如卫生常识教育、科技知识教育，以提高其常识水平，及培养学习新事物和新知识的习惯，以免过分脱离社会现实。

（2）家庭生活技能训练：在社区康复中，应训练精神病残疾者重新掌握家庭生活技能，包括家庭清洁卫生、家庭布置、物品采购、食物烹饪、钱财管理及社交礼节等。

3. **工作行为的康复训练**　包括劳动作业与职业活动方面的技能训练。

（1）简单劳动作业：又称"工疗"，一般集体进行。工种为较简单易做的，如贴信封、糊纸袋、拆纱团、参加病房卫生工作、帮助开膳等。

（2）工艺制作活动：包括：①各种编织，如织毛衣、织网袋、编篮筐等；②各种美术品，如绘画、书法、摄影、雕刻等；③布制或木制玩具，各种模型制作、书籍装订、园艺种植等。上述活动根据不同病程及病人要求指导参加训练，可按其完成任务多少，给予适当的物质或金钱奖励，以提高其参加操作的积极性。

(3)回归社会前职业训练:这是回归社会就业前对口的职业训练活动。

三、护士在精神康复中的角色

护士在精神康复中承担重要的角色,需要为不同康复阶段的社区精神障碍病人提供连续性护理。精神康复注重准确诊断及运用恰当的治疗与康复计划,护士必须在首次会见病人时,对病人进行全面的评估,评估内容主要包括身体、情绪、智力、社交及精神状态。在初次评估的基础上,护士为病人选择及提供恰当的康复活动及护理计划以满足病人的需求。护士可采用不同的方式协助病人预防疾病的复发。包括介绍病人参与康复项目,做康复项目的训练者和领导者,在项目结束后继续提供连续性护理等。同时,鼓励病人保持乐观,支持其克服困难,坚持达到目标。护士还须重视掌握最新治疗知识及可供病人使用的社区资源,充分利用社区资源,以减少疾病的复发。

第三节　精神障碍病人的社区护理

社区护理作为社区精神卫生服务中的一个重要组成部分,是当代精神科护理发展的主要方向。精神障碍病人社区护理工作的重点是防止病人病情复发、减少功能残疾、提高生活质量。精神障碍病人的社区护理是一种综合且需要合作的服务,一般需要由医生、护士、社会福利工作者或治疗师等组成专业团体,为病人提供全面有效的服务。

一、概述

(一)精神障碍病人社区护理服务的特点

社区精神障碍病人大多处于病情的稳定期或恢复期,其精神症状基本消失或仅残留部分症状,他们在社区生活中存在的主要问题是:需要长期治疗或持续照顾;无法独立生活;人际交流关系差;缺乏社会支持及运用资源的能力;缺乏动机与责任感;药物依从性差;社会适应能力差。因此,其社区护理服务的重点是防止病人病情复发、减少功能残疾、提高生活质量和社会适应能力。精神障碍病人社区护理服务具有以下特点:

1. **系统、持续、全方位的护理服务**　这是由病人存在的护理问题、病情的种类特点和社区精神卫生工作的性质决定的。

2. **防治结合与健康教育为一体的护理服务**　社区精神卫生工作强调群众性,病人及其家庭成员既是护理服务的对象,又是护理计划的制订者和执行者,因此通过对他们进行健康教育、提供咨询和指导,调动其参与的积极性,更好地完成社区护理服务。

3. **康复护理应贯穿于护理服务全过程**　以康复护理促进病人生活功能和社会功能水平的提高贯穿于社区护理服务全过程。

4. **充分调动和利用各种资源**　积极取得社区基层保健机构、学校团体、病人单位及亲友家属等各种资源的支持,妥善利用人力物力,调动其参与护理服务,是护理慢性精神障碍病人不可缺少的工作内容。

(二)精神障碍病人社区护理服务的内容

1. **日常生活护理**　指导病人合理安排日常生活、护理病人的躯体及精神问题。对社区中的病人进行评估后,要根据病人的实际情况,与医生、病人及其家属一起制订一个个体化的治疗康复计划,定期家访、督导执行,评估疗效,适时调整改进。内容包括饮食、睡眠、居住环境、药物维持治疗、娱乐活动的安排、每日作息安排等。

2. **各种心理社会技能训练**　主要包括进行生活、学习、职业以及人际交往等技能训练。

3. **健康教育**　定期进行集体心理辅导,鼓励病人之间交流康复成功的经验。也可以进行个别辅导。发放健康教育宣传材料,介绍精神卫生知识。

4. **帮助指导家庭护理**　家庭是病人生活的重要场所,也是社区护理的重要媒介,很多护理措施需要通过家庭来实施。通过进行家属教育、定期家访等来提高家庭护理在社区护理中的效率和作用,同时帮助病人充分利用社区中已有的支持系统,如病人和家属的工作单位、医院、社会福利机构、学校等。

5. **协助社区制定政策和服务计划**　根据社区的现实条件和已有资源,利用专业知识协助社区制定适合的社区服务计划。

二、精神障碍病人的家庭护理

家庭护理是以家庭为服务对象,以护理程序为工作方法,护士与家庭共同参与,在特殊环境中进行治疗及护理的一种方法。其宗旨是借助家庭内沟通与互动方式的改变,指导、帮助病人的家庭成员对病人实施护理,帮助病人更好地适应生存空间。

(一)护理评估

1. **病人评估**

(1)一般资料与既往病史:了解病人的年龄、性别、婚姻状况、受教育程度、平素性格、兴趣爱好、宗教信仰、学习工作经历等。同时了解病人的既往患病经历及治疗情况。

(2)生理功能:评估病人的生命体征、营养状况、排泄状况、饮食睡眠状况、日常活动状况、意识状况、躯体功能状况、服药情况等。

(3)心理功能:评估病人的感知觉、思维的连贯性、逻辑性、情感的稳定性及与环境的协调性、意志行为表现及对其自身心理状态的认知。

(4)社会功能:评估病人生活自理能力、学习工作能力、人际交往能力和自我保护能力。

2. **家庭评估**

(1)家庭功能:能否提供病人有关生存、成长、安全等生理、心理、精神、社交方面的基本需要。

(2)家庭结构:包括发展过程、角色、责任、家庭规范、价值观及经济负担等对病人影响。

(3)家庭环境:包括家庭情感气氛;家庭成员人际关系互动方式;家属对治疗和护理的态度,对精神卫生知识的掌握程度等。

(4)家庭成员精神健康水平:是否存在神经衰弱、强迫症、人格障碍及其他各种心理问题。

（二）护理诊断/问题

1. 照顾者角色紧张。

2. 语言沟通障碍。

3. 有孤独的危险。

4. 社交隔离。

5. 家庭应对能力失调。

6. 自我认同紊乱。

（三）护理目标

1. 提供合适的家庭生活环境。

2. 了解精神疾病相关知识，能够早期识别疾病复发症状。

3. 了解相关精神药物知识，能够识别并简单处理某些不良药物反应。

4. 积极配合、参与制订病人的康复计划，并督促落实。

5. 病人病情逐渐好转或维持稳定，家庭与社会功能逐渐恢复。

（四）护理措施

1. **消除病人对精神障碍的恐惧、不安及焦虑**　结合病人的具体情况，对病人进行疾病相关知识的宣教；组织社区病人共同分享感受和经验。

2. **客观对待社会偏见**　鼓励病人表达其对社会偏见的感受，帮助病人分析社会现状，与病人一起寻求解决的方法，介绍其他病人处理该问题的经验。

3. **指导家属正确对待精神障碍病人**　向家属宣传精神障碍的相关科普知识，鼓励家属接受病人，组织家属共同分享照护经验和感受。

4. **坚持服药，严防意外**　告知家属坚持治疗的重要性，对认为病已痊愈不需再服药的病人，家属应耐心劝导。帮助家属了解药物不良反应以及病人藏药的危险。发现病人出现药物不良反应应及时与护士联系，采取适当措施；同时要仔细观察病人有无藏药迹象，严防病人蓄积大量药物用于自杀。

5. **指导家属观察病情变化，注意安全**　做好家属的健康宣教，指导家属注意观察病人的言语、行为、情绪有无异常，生活是否规律，有无睡眠障碍等，掌握疾病复发先兆。家中危险物品要藏好，贵重物品应妥善保管。一旦发生意外事件，家属应冷静处理。

6. **指导家属做好病人的支持性心理护理**　这是预防病情复发的重要一环。护士应教会家属支持性心理护理的方法，使病人随时得到家属的帮助，启发病人对病态的认识，积极配合康复治疗，进而通过家庭支持体系，使病人逐步融入各种社会活动中。

（五）护理评价

1. 家属是否能为病人提供合适的家庭生活环境。

2. 病人及家属是否了解精神疾病相关知识，能够早期识别疾病复发症状。

3. 家属是否能积极配合、参与制订病人的康复计划，并督促落实。

4. 病人的病情是否逐渐好转恢复和维持稳定，家庭及社会功能是否恢复。

三、社区个案管理

个案管理（case management，CM）是指对已经明确诊断的病人，根据病人的社会、经济状况和心理社会功能特点与需求,通过评估病人的功能损害或者面临的主要问题,有针对性地为病人制订阶段性治疗方案,以及生活职业能力康复措施(又称"个案管理计划")并实施,以使病人的疾病得到持续治疗、生活能力和劳动能力得到恢复,实现帮助病人重返社会生活的目的。

个案管理是一种基于社区长期照护,指定某一个人或一组人为管理员,最大限度地为病人联系及协调各种服务资源,形成多学科精神卫生服务团队,相互合作,为精神障碍病人提供医疗、保健、康复为主的综合、持续、协调服务。个案管理是社区精神康复和干预的主要形式,具体工作包括:确保提供连续性照顾,克服系统僵化、服务片面、资源运用不足、服务设施利用不充分等问题。

(一)个案管理的核心活动

1. **发现个案,主动帮助** 一个完善的医疗系统应能够及时发现有潜在问题的病人,及时告知其可获取服务的方法,确保病人及时得到所需服务,减少病情复发及需要住院机会。要达到上述目标,个案管理者需要与转介的组织或机构,如医院、社区卫生服务中心及社区服务机构等维持密切的合作关系。

2. **现况评估,明确问题** 通过多种途径连续地、全面地评估病人情况,包括危险性、心理、情绪、经济、医疗、教育、工作、社交及居住等,找出病人存在的主要问题。

3. **确定服务目标,制订服务计划** 根据病人情况及存在的问题,与病人及其家属一起制订具体的、明确的、可实现的近期和远期服务目标,帮助精神障碍病人康复及成功投入社区生活。此外,需要与病人的社交网络、各专业的服务机构及各医疗康复资源连接,明确病人治疗的目的及活动。

4. **确定服务策略,明确责任** 保证策略可行,病人及家属愿意采纳。明确"什么是我们要做的,我们将如何做"。同时,明确各环节中病人、家属、个案管理员及相关服务机构和成员的责任,分工明确,共同协作,确保服务计划的顺利、有效实施。

5. **监督及评价服务系统** 结合个体情况,设定实施服务计划的时间、要求及评价日期,评价计划的实施效果并不断改进和完善服务目标和计划。同时,管理者定期随访以了解各成员及服务机构对病人服务的进展,接触各机构以获得各种有效的资料,从而全面地监督服务计划的实施。

6. **权利保护** 个案管理者的重要角色是帮助病人获得各项服务,并尽可能最大限度的利用及完善各种现有服务,发展新的服务项目,使服务更加完善有效。

(二)主要服务对象

精神障碍个案管理实施对象主要是针对患有严重精神障碍且病情基本稳定的病人实施。与其他预防工作一样,此项工作需要有轻重缓急,最需要的病人获得优先服务,包括经常需要住院服务、社区精神卫生服务、急诊服务及危机处理服务的病人。此服务也应提供给患有严重精神疾病的弱势群体,包括:无固定住所的病人、高危性家庭及儿童、有犯罪记录的病人、有超过一种精神障碍症状的病人及滥用药物的病人。

(三)个案管理中护士的角色

在个案管理的服务模式中,管理者担当非常重要的角色。个案管理成功与否的关键是能否找到胜任各种服务需要的个案管理者。

社区精神科护士是个案管理的最适合的人选。社区精神科护士不但可以直接为病人提供护理服务，了解其需求是否得到满足，而且良好的护患关系是为病人进行有效的评估和服务的基础。在个案管理中护士担当着管理者、协调者、计划者、照护服务者、教育者、病人代言人、研究者等多重角色。

（王秀清）

学习小结

1. 社区精神卫生工作是指在特定的社区内施行精神卫生服务，包括精神疾病的预防、治疗和康复工作。我国的社区精神卫生工作起步较晚。

2. 社区精神康复主要针对有严重精神疾病的病人，通过工作、教育、社交训练，帮助病人重新融入社会，并尽可能发挥其能力与潜能，使其在社区中尽可能有独立且高质量的生活。社区精神康复内容主要包括生活行为、学习行为以及工作行为方面的训练。护士在精神康复中承担重要的角色，需要为不同康复阶段的社区精神障碍病人提供连续性护理。

3. 社区精神障碍病人护理的主要内容包括日常生活护理、各种心理社会技能训练、健康教育、帮助指导家庭护理等。

复习参考题

1. 社区精神卫生服务的主要内容有哪些？

2. 社区精神康复的内容有哪些？

3. 精神障碍病人家庭护理的护理措施有什么？

参考文献

<<<<<< 1.   冯怡.精神障碍护理学.浙江大学出版社,2013.

<<<<<< 2.   郝伟,于欣.精神病学.北京:人民卫生出版社,2013.

<<<<<< 3.   李凌江.精神科护理学.北京:人民卫生出版社,2008.

<<<<<< 4.   刘铁桥,王绪轶.精神病学学习指导与习题集.北京:人民卫生出版社,2013.

<<<<<< 5.   刘哲宁.精神科护理学.北京:人民卫生出版社,2013.

<<<<<< 6.   吕春明.精神科护理学.第 2 版.北京:人民卫生出版社,2013.

<<<<<< 7.   全国卫生专业技术资格考试专家委员会.2015 全国卫生专业技术资格考试指导:精神病学.北京:人民卫生出版社,2014.

<<<<<< 8.   余雨枫.精神科护理学.北京:人民卫生出版社,2016.

<<<<<< 9.   张聪沛,翟金国.精神病学.北京:高等教育出版社,2016.

索　引

NE/DA 摄取抑制剂（NDRIs） 065

Tourette 综合征（Tourette's syndrome） 182

A

阿尔茨海默病（Alzheimer's disease，AD） 081

C

超价观念（overvalued idea） 018

痴呆（dementia） 019

迟发性运动障碍（tardive dyskinesia，TD） 063

抽动障碍（tic disorder） 181

创伤后应激障碍（post traumatic stress disorder，PTSD） 152

错构（paramnesia） 019

错觉（illusion） 015

D

单胺氧化酶抑制剂（monoamine oxidase inhibitors，MAOIs） 065

电休克治疗（electric convulsive treatment，ECT） 072

定向力障碍（disorientation） 020

短暂性抽动障碍（transient tic disorder） 182

E

恶劣心境（dysthymia） 107

恶性综合征（malignant syndrome） 063

儿童孤独症（childhood autism） 169

儿童少年期情绪障碍（emotional disorders of childhood and adolescence） 185

F

分离性障碍（dissociative disorders） 130

G

感觉过敏（hyperesthesia） 014

感觉减退（hypoesthesia） 015

感知综合障碍（psychosensory disturbance） 016

个案管理（case management,CM） 212

广泛性焦虑障碍（general anxiety disorder，GAD） 117

H

汉密顿焦虑量表（Hamilton Anxiety Scale，HAMA） 031

汉密顿抑郁量表（Hamilton Depression Scale，HAMD） 031

护士用住院病人观察量表（Nurses' Observation Scale for Inpatient Evaluation，NOSIE） 031

环性心境障碍（cyclothymia） 107

幻觉（hallucination） 015

J

极重度精神发育迟滞（profound mental retardation） 164

急性肌张力障碍（acute dystonia） 062

急性应激障碍（acute stress disorders，ASD） 152

简明精神病评定量表（Brief Psychiatric Rating Scale，BPRS） 031

焦虑障碍（anxiety disorder） 117

戒断状态（withdrawal state）　190

进食障碍（eating disorders）　137

惊恐障碍（panic disorder）　117

精神病理学（psychopathology）　014

精神病学（psychiatry）　002

精神发育迟滞（mental retardation, MR）　163

精神分裂症（schizophrenia）　092

精神活性物质（psychoactive substance）　190

精神科护理学（psychiatric nursing）　002

精神运动性兴奋（psychomotor excitement）　023

精神运动性抑制（psychomotor inhibition）　023

精神障碍（mental disorder）　002, 009

静坐不能（akathisia）　062

K

抗焦虑药物（anxiolytic drugs）　066

抗精神病药物（antipsychotic drugs）　061

抗抑郁药（antidepressant drugs）　065

恐惧性焦虑障碍（phobia）　120

L

类帕金森症（Parkinsonian syndrome）　063

M

慢性运动或发声抽动障碍（chronic motor or voiced tic disorder）　182

梦魇（nightmare）　144

N

耐受性（tolerance）　190

内感性不适（senestopathia）　015

P

品行障碍（conduct disorder）　177

Q

器质性精神障碍（organic mental disorders）　078

强迫障碍（obsessive-compulsive disorder, OCD）　122

轻度精神发育迟滞（mild mental retardation）　164

情感障碍（affective disorder）　022

躯体形式障碍（somatoform disorders）　124

S

三环类抗抑郁药（tricyclic antidepressants, TCAs）　065

社会功能量表（Social Functional Rating Scale, SFRS）　031

社区康复（community-based rehabilitation）　208

神经性呕吐（psychogenic vomiting）　139

神经性贪食（bulimia nervosa）　138

神经性厌食（anorexia nervosa）　137

神经症性障碍（neurotic disorders）　116

失眠症（insomnia）　142

适应障碍（adjustment disorders）　153

嗜睡症（hypersomnia）　143

双相障碍（bipolar disorder）　107

睡眠-觉醒节律障碍（wake sleep rhythm disorder）　143

睡眠障碍（sleep disorders）　142

睡行症（sleep walking disorder）　144

思维形式障碍（disorder of the form of thought）　016

思维障碍（thinking disorder）　016

W

妄想（delusion）　017

无抽搐电休克治疗（Modified Electric Convulsive Treatment, MECT）　072

X

心境稳定剂（mood stabilizers）　066

心境障碍（mood disorder）　105

心理因素相关生理障碍（physiological disorders related to psychological factors）　137

心理治疗（psychotherapy）　069

性功能障碍（sexual dysfunctions）　146

性交疼痛（dyspareunia） 148

性乐高潮障碍（orgasm disorder） 147

性厌恶（sexual aversion） 147

性欲减退（sexual hypoactivity） 147

虚构（confabulation） 019

血管性痴呆（vascular dementia，VD） 081

Y

阳性与阴性症状量表（Positive and Negative Symptoms，PANSS） 031

夜惊（sleep terror） 144

依赖（dependence） 190

遗忘（amnesia） 019

抑郁发作（depressive episode） 106

阴道痉挛（vaginismus） 147

应激相关障碍（stress related disorders） 151

有害使用（harmful use） 190

Z

早泄（premature ejaculation） 147

躁狂发作（manic episode） 105

治疗副反应量表（Treatment Emergent Symptom Scale，TESS） 031

智能（intelligence） 019

中度精神发育迟滞（moderate mental retardation） 164

重度精神发育迟滞（sever mental retardation） 164

重复经颅磁刺激（repetitive transcranial magnetic stimulation，rTMS） 075

注意缺陷与多动障碍（attention deficit hyperactive disorder，ADHD） 173

锥体外系反应（extrapyramidal syndrome，EPS） 062

自我意识（self-consciousness） 021

自知力缺乏（lack of insight） 021